Controversies in Neuro-Ophthalmic Management
An Evidence and Case-Based Appraisal

神经眼科诊疗思辨

基于循证医学的病例荟萃

主　编　〔美〕　阿曼达·D.亨德森
　　　　　　　　安德鲁·R.凯里

主　译　　陈长征　苏　钰　易佐慧子

天津出版传媒集团

天津科技翻译出版有限公司

著作权合同登记号：图字：02-2022-155

图书在版编目(CIP)数据

神经眼科诊疗思辨：基于循证医学的病例荟萃 /
(美) 阿曼达·D.亨德森 (Amanda D. Henderson)，(美)
安德鲁·R.凯里 (Andrew R. Carey) 主编；陈长征，苏
钰，易佐慧子主译. — 天津：天津科技翻译出版有限公
司，2023.6
书名原文：Controversies in Neuro-Ophthalmic
Management:An Evidence and Case-Based Appraisal
ISBN 978-7-5433-4338-2

Ⅰ.①神… Ⅱ.①阿… ②安… ③陈… ④苏… ⑤易
… Ⅲ.①神经眼科学－病案 Ⅳ.①R774

中国国家版本馆CIP数据核字(2023)第052515号

First published in English under the title
Controversies in Neuro-Ophthalmic Management:An Evidence and Case-Based Appraisal
edited by Amanda D. Henderson and Andrew R.Carey
Copyright © Springer Nature Switzerland AG, 2021
This edition has been translated and published under licence from
Springer Nature Switzerland AG.

授权单位：Springer Nature Switzerland AG.
出　　版：天津科技翻译出版有限公司
出 版 人：刘子媛
地　　址：天津市南开区白堤路244号
邮政编码：300192
电　　话：(022)87894896
传　　真：(022)87893237
网　　址：www.tsttpc.com
印　　刷：天津新华印务有限公司
发　　行：全国新华书店
版本记录：787mm×1092mm　16开本　14.25印张　300千字
　　　　　2023年6月第1版　2023年6月第1次印刷
　　　　　定价：120.00元

(如发现印装问题，可与出版社调换)

译者名单

主　译

陈长征　　苏　钰　　易佐慧子

副主译

张　露　　陈　婷

译　者 （按姓氏汉语拼音排序）

陈　婷　　陈长征　　孟　阳　　苏　钰　　吴秋艳

徐永红　　易佐慧子　　元佳佳　　张　露

编者名单

Meleha T. Ahmad Wilmer Eye Institute, Johns Hopkins University School of Medicine, Baltimore, MD, USA

Thomas M. Bosley Division of Neuro-Ophthalmology, Wilmer Eye Institute, Johns Hopkins University School of Medicine, Baltimore, MD, USA

Andrew R. Carey Division of Neuro-Ophthalmology, Wilmer Eye Institute, Johns Hopkins University School of Medicine, Baltimore, MD, USA

Steven Carter Gavin Herbert Eye Institute, University of California, Irvine, Irvine, CA, USA

Daniel Crespo Department of Neurological Sciences, University of Nebraska Medical Center, Omaha, NE, USA

Alberto G. Distefano Division of Neuro-Ophthalmology, Boston University School of Medicine, Boston, MA, USA

Lilangi S. Ediriwickrema Gavin Herbert Eye Institute, University of California, Irvine, Irvine, CA, USA

Daniel R. Gold Department of Neurology, Johns Hopkins University School of Medicine, Baltimore, MD, USA

Sean M. Gratton Departments of Neurology and Ophthalmology, University of Missouri—Kansas City, Kansas City, MO, USA

Kemar E. Green Department of Neurology, Johns Hopkins University School of Medicine, Baltimore, MD, USA

Anna M. Gruener Department of Ophthalmology, Queen's Medical Centre, Nottingham University Hospitals NHS Trust, Nottingham, UK

Amanda D. Henderson Division of Neuro-Ophthalmology, Wilmer Eye Institute, Johns Hopkins University School of Medicine, Baltimore, MD, USA

Praveen Jeyaseelan Division of Neuro-Ophthalmology, Wilmer Eye Institute, Johns Hopkins University School of Medicine, Baltimore, MD, USA

Santi S. Karnam Department of Ophthalmology and Visual Sciences, Truhlsen Eye Institute, Omaha, NE, USA

Philip Kim Division of Neuro-Ophthalmology, Wilmer Eye Institute, Johns Hopkins University School of Medicine, Baltimore, MD, USA

Timothy J. McCulley Division of Oculoplastics and Division of Neuro-Ophthalmology, Wilmer Eye Institute, Johns Hopkins University School of Medicine, Baltimore, MD, USA

Emma C. McDonnell Division of Oculoplastics, Wilmer Eye Institute, Johns Hopkins University School of Medicine, Baltimore, MD, USA

David Merriott Gavin Herbert Eye Institute, University of California, Irvine, Irvine, CA, USA

Neil R. Miller Division of Neuro-Ophthalmology, Wilmer Eye Institute, Johns Hopkins University School of Medicine, Baltimore, MD, USA

Matthew V. Purbaugh Department of Neurological Sciences, University of Nebraska Medical Center, Omaha, NE, USA

Eric L. Singman Division of Neuro-Ophthalmology, Wilmer Eye Institute, Johns Hopkins University School of Medicine, Baltimore, MD, USA

Amrita-Amanda D. Vuppala Department of Ophthalmology and Visual Sciences, Truhlsen Eye Institute, Omaha, NE, USA

Department of Neurological Sciences, University of Nebraska Medical Center, Omaha, NE, USA

Kiel M. Woodward Department of Neurological Sciences, University of Nebraska Medical Center, Omaha, NE, USA

中文版前言

神经眼科学是一门涉及眼科、神经内科、神经外科、神经影像科、耳鼻喉头颈外科等多个专业的新兴交叉学科。神经眼科疾病所含范围广泛，狭义上说，可分为视觉传入系统疾病和视觉传出系统疾病；广义上说，各种神经系统疾病同时又具有眼部症状或体征者，均属于神经眼科范畴。在眼科临床工作中，我们不可避免地会接触到神经眼科疾病患者，许多患者临床表现复杂，严重者甚至威胁生命，正确、及时地诊治非常重要。由于神经眼科学具有学科交叉性、复杂性，神经眼科疾病通常比一般的眼科疾病更容易误诊、漏诊，因此，处理这类疾病往往需要医生同时兼具眼科学和神经科学等多学科知识储备。虽然我国的神经眼科学起步较晚，但目前越来越多的眼科医生表现出对神经眼科学的热爱。

众所周知，循证医学是现代医学的里程碑，标志着临床医学实践从经验走向理性。现代临床医学决策越来越看重医学证据的级别，慎重、准确地应用当前所能获得的最好的研究依据，同时结合医生的专业知识和临床经验，有助于制订出最佳治疗方案。在当今信息爆炸的时代，神经眼科领域与其他学科一样，日益涌现出大量新发表的专业数据，这些新的数据可能会加深或改变大家对疾病的认识，甚至影响医生的决策。但面对浩如烟海的专业数据，一一查阅并思考总结，往往会耗费临床医生很多精力。如果有一本相对简单易懂的神经眼科循证医学证据的汇总资料，无疑可以为神经眼科专业的临床医生提供很大的帮助。

有幸的是，我们发现了这样一本基于最新循证医学证据的神经眼科临床病例荟萃著作。认真拜读原著后，我们感到无比欣喜，并迫不及待地将此书翻译出来，与国内热爱神经眼科学的医生共同分享。

原著由来自美国及英国的多位眼科、神经科、神经眼科领域专家共同编撰而成，针对有争议的神经眼科疾病的诊疗及管理决策，提供循证医学证据。原著编写模式新颖，且很具特色。每一节的展开均以真实、经典的临床病例为引子，提出与之相关的诊疗问题，引发读者的思考，随后围绕此类病例，根据经典及最新的循证医学证据,展开阐述相关疾病的诊疗及管理,最后交代了每节开头描述的病例的治疗及转归,并提取要点、进行总结,这样的模式令读者印象更为深刻。此外,原著的编撰还做到了图文并茂。例如,在"多发性脑神经病变"一章,需要掌握相关的解剖知识,以更好地进行定位诊断。为了便于读者理解和记忆,作者除了用文字清晰地描述多对脑神经走行,还结合高清的海绵窦及眶尖MRI图像进行相应的展示。又如,在"短暂性复视"一节中,作者以清晰的表格形式汇总了与不同定位和机制有关的短暂性复视的具体病因。

著名翻译家傅雷先生说:"翻译是一种再创作。"我们在翻译过程中,对此深有体会。我们在尽量忠于原著、充分理解作者原意的基础上,采用相对贴切的中文将其表达出来。但由于国内外文化差异、语言本身限制等因素,本译著可能存在一定的局限性。尽管我们严格审查及反复推敲所翻译的内容,但由于学识、水平所限,内容仍然可能存在错误、不当之处,还望各位专家、同道批评指正,不吝赐教。在此深表谢意!

目 录

·高清大图
·交流社群
·推荐书单

扫码获取

第 **1** 部分
引　言

第 **1** 章

引言

Amanda D. Henderson, Andrew R. Carey

神经眼科疾病可能威胁患者的视力甚至生命，往往需要适当的诊疗以获取最佳临床效果。然而，由于许多神经眼科疾病较为罕见，医生个人乃至整个医学界对于其最佳的治疗方案都缺乏经验，相关的科学数据也不甚完善。此外，由于此类疾病的高风险性（误诊、漏诊或不当治疗均可能造成永久性视力丧失、神经功能障碍甚至死亡），部分眼科医护人员在处理这些患者时可能会感到束手无策或经验不足。

虽然神经眼科疾病患者多在眼科医生或验光师门诊进行初诊，但也可能在初级保健诊所、急诊科、神经科、内分泌科或耳鼻喉科就诊。因此，熟悉与神经眼科疾病定位诊断相关的解剖学知识，掌握哪些临床特征需要紧急检查或干预，对于广大医学从业者来说非常重要。许多神经通路是垂直走行的，但视觉通路（简称视路）主要在颅脑平面前后穿行，且常穿过或环绕重要的颅内结构，如海绵窦、垂体、脑干、第三

脑室和侧脑室。此外，超过 1/3 的大脑皮层与视觉有关，这使得神经眼科检查对于许多神经疾病的定位诊断至关重要。

与许多其他医学领域一样，在神经眼科领域，不同专家对于疾病的最佳诊疗方案可能持不同意见，一些新发表的专业数据也常会影响医生的首诊处置策略。在这个信息爆炸的时代，医生往往疲于应对不断涌现的学术信息，尤其是忙于诊治各种临床眼病的医生（如眼科住院医生、验光师、综合眼科医生）或其他科室的医生。因此，我们为在临床实践中可能遇到神经眼科疾病的相关医生撰写了此书。本书从经典病例出发，围绕此类病例展示相关神经眼科疾病的诊断思路和治疗方案，以及可读性强的循证医学证据，以此为广大临床医生提供一个简洁易懂的基于病例和循证医学的参考资源。

本书由神经眼科领域专家撰写，以循证方法解决有争议的诊疗决策，并以易于理解的、结合病例的形式呈现。本书聚焦于以下

主题:①既往最佳诊疗方案的困惑;②由于新的科学发现或创新疗法,传统的诊疗方案发生了转变;③由于病例的细微差别而采用不同的诊疗方案。若现有资料尚不足以提出诊疗共识,我们提供专家意见及相关数据(突出存在争议的地方),为临床医生的诊断提供参考。

本书来源于我们作为临床医生和带教老师的所见、所思、所想。我们每天在诊所里与学生、住院医生和同事共同思考、教学相长。在每章开头,我们将介绍一个或多个代表性病例,并且提出与之相关的诊疗难题。针对这些病例,我们讨论相关的诊断、评估及治疗问题,展示相关的科学证据,以及关于诊疗的专家意见。我们希望能指导读者正确判断患者的病情,为患者提供最佳治疗方案,并获得最佳疗效。此外,我们也强调建议与其他医学领域的从业者对患者进行共同管理。通过基于病例分析的方法,我们为临床决策提供思路,以用于患者的诊疗工作。

我们希望本书能帮助您提高对神经眼科疾病的认识,从容应对神经眼科问题。通过有效回顾现有证据,来指导神经眼科疾病的诊疗,并尽力提高患者的生存质量。

(孟阳 译)

第 2 部分
视神经疾病

第2章

非动脉炎性前部缺血性视神经病变

Amanda D. Henderson

病例1

一例65岁男性患者,患有糖尿病,其他病史不明显,3天前晨起发现右眼视力下降,不伴头痛、头皮压痛、咀嚼痛、肩和髋关节僵硬、发热和体重下降。眼科检查:右眼视力为20/30,左眼视力为20/20。右眼相对性瞳孔传入阻滞(RAPD)阳性。眼前节检查未见明显异常。散瞳眼底见右眼视盘弥漫性水肿伴数处视盘周围出血,左眼视盘边界清,色红,C/D=0.1。Humphrey视野计检查提示右眼下半视野缺损,左眼视野正常。

该患者最需要进行何种检查?

(A)头颅和眼眶MRI平扫+增强。

(B)血清红细胞沉降率(ESR)、C-反应蛋白(CRP)和血小板计数。

(C)腰椎穿刺。

(D)血清高凝试验。

(E)颞动脉活检。

假如上述检查结果为阴性,该患者视力

下降应该怎样治疗?

(A)静脉滴注类固醇药物。

(B)口服类固醇药物。

(C)暂不处理。

(D)局部用溴莫尼定。

(E)注射抗VEGF药物。

病例2

一例45岁女性患者,主诉左眼视力下降,既往疾病史无特殊。6天前,她发现打字时左眼看不到键盘,除轻度的左侧头痛外,无其他伴随症状。眼科检查:右眼视力为20/20,左眼视力为20/40,左眼RAPD(+),视野检查显示左眼下半视野缺损。眼前节检查未见明显异常,散瞳眼底右眼视盘边界清,C/D=0.15,左眼视盘水肿。

该患者最需要进行何种检查?

(A)头颅和眼眶MRI平扫+增强。

(B)ESR、CRP和血小板计数。

(C)腰椎穿刺。

(D)血清高凝试验。

(E)颞动脉活检。

疾病管理

在病例1中,该例老年患者有明确的血管性危险因素(糖尿病),急性视力下降,伴视盘水肿和下半视野缺损。此外,他的对侧眼有拥挤的视盘,即危险视盘。这种情况符合非动脉炎性前部缺血性视神经病变(NAION)的典型临床表现。但是,50岁及以上的缺血性视神经病变患者必须评估巨细胞动脉炎(GCA)的可能性。该病例中描述的患者无其他GCA症状,故GCA的可能性较小。然而,仍需进行(B)ESR、CRP和血小板计数的评估,因病例描述了前部缺血性视神经病变(AION)的典型表现,故进一步进行MRI检查、腰椎穿刺、血清高凝试验不是必需的。若患者血清炎症指标异常,需进行颞动脉活检排查GCA。若他的血液检查无特殊,则可确诊为NAION。但不幸的是,

(C)目前没有能明确改善NAION患者视功能预后的有效方法。

在病例2中,同样是一例视力下降伴视盘水肿和下半视野缺损的病例,但不同于病例1,病例2的患者更年轻,且无明确的血管性危险因素。另外,患者6天前出现急性视力丧失,但具体病程不清楚,因此,需要进行(A)头颅和眼眶MRI平扫+增强检查,以评估导致患者视力丧失的其他病因,包括炎症或压迫性病变。因患者较为年轻,GCA的可能性较小。在这一非典型性病例中,也应考虑进行腰椎穿刺检查和(或)血清高凝试验。

NAION是引起50岁以上人群急性单眼视神经相关视力下降的最常见疾病[1]。NAION的典型表现包括患眼视盘水肿,常伴有视盘周围出血(图2.1)。对侧眼视盘常表现为拥挤视盘,危险视盘被认为是NAION的一个诱发因素,可能是由于在这种解剖情况下轴浆流瘀滞,更易发生筋膜室综合征[7]。虽然NAION可以出现各种形态的视野缺损,但最常见的为下半视野缺损(图2.2)[8-11]。

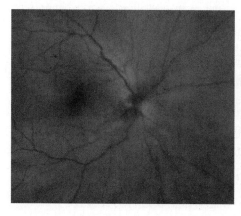
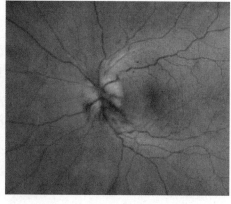

图2.1　眼底照相可见右眼视盘正常,左眼有NAION引起的视盘改变。右眼视盘拥挤无视杯,即危险视盘;左眼视盘360°水肿,伴有多处出血。(© AD Henderson 2021.All Rights Reserved.)

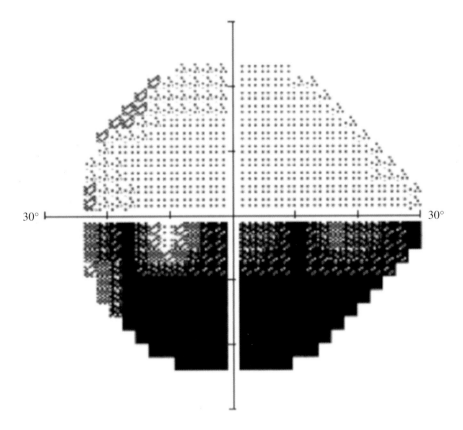

图2.2 Humphrey 视野计 24-2 模式显示左眼（NAION 眼）下半视野缺损。(© AD Henderson 2021. All Rights Reserved.)

当诊断为 AION 时，第一步要判断患者是非动脉炎性还是动脉炎性，尤其是 GCA。由于 GCA 患者的另一只眼通常在第一只眼发病后 2 周内有极高的发病风险，出现严重视力丧失，因此，及时诊断和治疗 GCA 非常重要[12]。应全面询问病史，尤其是 GCA 的常见症状，包括头痛、头皮压痛、下颌运动障碍、永久视野缺损之前出现短暂性视力丧失、发热、体重下降、乏力和风湿性多肌痛[13-15]。当出现严重视力丧失和苍白性视盘水肿时，也应怀疑动脉炎性 AION（AAION）[12,16]。所有 50 岁及以上的 AION 患者都需要进行血清 ESR、CRP 和血小板检测。如果根据病史、症状、体征和实验室检查仍然不能明确诊断，需要进行颞动脉活检。在

进行确诊期间，不能推迟类固醇的使用；即进行颞动脉活检的患者在等待活检结果的同时也应进行类固醇治疗。GCA 的相关介绍详见第 23 章。

AAION 被排除后，即可诊断为 NAION，此时的第一步是针对系统性危险因素相关的基础疾病进行治疗。所有 NAION 患者均需进行初级诊疗评估，包括评估和治疗高血压、糖尿病和高脂血症。对于任何不确定是否存在阻塞性睡眠呼吸暂停（OSA）的 NAION 患者，需进行睡眠试验以评估是否存在 OSA。OSA 不仅与 NAION 的发生有关[17]，未治疗的 OSA 也是另一只眼发生 NAION 的危险因素[18]。在高龄且有血管性危险因素的典型 NAION 病例中，高凝状态

检查不是必需的，然而，在 55 岁及以下、有个人或家族血栓栓塞病史的 NAION 患者中，即使没有任何血管性危险因素，基础的血栓性疾病可能更为常见[19]。因此，在这类患者中，进行高凝状态检查是合理的，尤其是检查凝血因子 V 突变（Leiden 突变）、抗凝血酶 III 突变、抗磷脂抗体、脂蛋白（a）、蛋白 C、蛋白 S、MTHFR 突变和同型半胱氨酸[20]。在典型 NAION 患者中，神经影像检查不是必需的，但若临床表现不典型，需要进行头颅和眼眶 MRI 平扫+增强检查以排除球后病变，如视神经炎或压迫性病变。

视盘玻璃疣是 NAION 的危险因素之一，尤其是在年轻的 NAION 患者中[11, 18, 21, 22]。然而，危险视盘和视盘玻璃疣都是无法改变的，因此，虽然知道视盘玻璃疣会增加对侧眼发生 NAION 的风险，但对于这类患者，无推荐治疗方法。

5-磷酸二酯酶（PDE-5）抑制剂，如西地那非、伐地那非、他达拉非和阿伐那非，最常用于治疗男性勃起功能障碍，也可以用于治疗肺动脉高压，因此男性和女性都可使用。虽然目前报道的由于 PDE-5 抑制剂的使用而导致 NAION 的病例非常少，但理论上，PDE-5 抑制剂吸收后数天内可导致 NAION 的发生[23, 24]。因此，需要询问所有诊断为 NAION 的患者前期 PDE-5 抑制剂的使用情况，并告知 PDE-5 抑制剂的使用可增加对侧眼发生 NAION 的风险。

夜间低血压能引起视神经灌注压下降，被认为是促使 NAION 发生的因素之一[25, 26]。然而，目前尚无夜间低血压与 NAION 存在相关性的确切证据[27, 28]。虽然避免夜间血压下降可以解决这个潜在的问题，但有数据表明，一些没有预期夜间血压下降的患者可能会增加心血管事件和死亡的风险[29-31]。因此，任何调整降血压药物的想法，如建议提前服药，都应在患者内科医生的参与下实施。

不幸的是，仍无已证实可改善 NAION 视功能预后的治疗方法。阿司匹林对 NAION 患眼的视功能改善无效[32]，同时，有关阿司匹林降低对侧眼发病风险的研究结论也不一致[33-35]。总之，目前尚无令人信服的证据表明阿司匹林能预防 NAION 的发生[36]。此外，经常出现的问题是，阿司匹林是否应该推荐给 NAION 患者，用于预防其他血管事件，如脑卒中或心肌梗死。虽然研究表明，服用阿司匹林对既往发生过心血管事件的患者进行二级预防是有效的[37]，但 NAION 患者通常不属于这类患者。阿司匹林在心血管事件中的一级预防作用仍不明确（即使是已知存在血管危险因素的情况下），且近期的研究表明，阿司匹林增加了大出血的风险，而并未明显降低心血管事件的风险[38]。因此，阿司匹林的使用需要对预防心血管疾病的益处和出血风险进行权衡。阿司匹林的使用应考虑个人情况和患者内科医生的建议，不推荐 NAION 患者常规使用阿司匹林。

目前，对于 NAION 患者是否使用口服类固醇存在争议。Hayreh 和 Zimmerman 进行了一项包含 696 只 NAION 眼的大样本队列研究，将口服类固醇治疗和未口服类固醇治疗的患者进行比较。值得注意的是，该研究的设计是患者自行选择治疗方式，也就意味着其无随机化和盲态，并非真正的对照研究。此研究发现，在发病 2 周内最初视力低于20/70的NAION眼中,与未使用类固醇治疗组相比,使用类固醇治疗组的视力更可能提高,主观评价的动态视野改善可能性更大[39]。但也有其他研究表明,口服类固醇治疗无益,且增加了类固醇治疗相关并发症的风险[35,40]。因此,我们不推荐常规使用类固醇治疗NAION。

使用促红细胞生成素治疗NAION也存在争议,且相关研究较少。一项干预性病例系列研究显示,在进行玻璃体腔注射促红细胞生成素治疗的NAION眼中,55%的眼视力改善至少3行,但在3个月后,最初改善的视力又逐渐下降[41]。该项研究中无对照组,但研究者认为,治疗眼的视力改善率优于已报道的NAION自然病程患眼(39.5%)[42]。另一项评估静脉滴注促红细胞生成素治疗NAION研究发现无视力改善作用[35]。因此,无强有力的证据支持促红细胞生成素在NAION治疗中的应用。

据报道,视神经鞘开窗术不仅对NAION患者的视力预后无效,而且可能会增加损害风险[42]。在动物模型中,溴莫尼定显示出具有保护神经节细胞的应用前景[43-46],但对NAION患者无效[47,48]。玻璃体腔抗VEGF治疗广泛,用于治疗视网膜缺血性疾病,最初被认为有希望用于NAION治疗[49],但在一项非随机对照研究中显示无效[50]。

一项在急性NAION患者中进行的前瞻性、随机、盲态、对照研究评估了玻璃体腔注射QPI-1007(小干扰RNA,抑制caspase 2的表达)的潜在作用[51]。该研究显示,与假注射组相比,治疗组的视力无明显改善。另外两项随机、盲态、对照试验研究皮下注射

RPh201(乳香胶提取物,可能具有免疫调节和神经保护作用)治疗既往NAION导致的视神经功能障碍患者,也未发现具有统计学意义的治疗作用[52]。其他干预如苯妥英钠[53]和高压氧[54]已被研究证明无效。

病例治疗及转归

不幸的是,病例1中的患者,在他就诊后2周内,右眼视力进一步下降至20/200。其右眼视盘水肿在6周后消退,残留视盘苍白。对其进行睡眠试验,诊断为中度OSA。于是开始进行睡眠时持续气道正压通气(CPAP)治疗,治疗后,患者诉其全身状态明显改善,两年后随访,其视功能维持稳定。

病例2中的患者做了全面的医疗检查,包括糖尿病、高血压、高脂血症、血液高凝状态、睡眠试验,发现除了胆固醇明显升高外,其他无明显异常。MRI也未见异常,无视神经强化或压迫性病变。患者的视盘水肿在1个月后消退,残留上半视盘苍白。她每年接受一次随诊,直至发生NAION10年后,双眼视功能仍维持稳定。

结论

总而言之,目前尚无强有力的证据支持存在改善NAION视力预后的治疗手段。对NAION患者的管理应该以评估和治疗可能导致对侧眼发病、引起其他系统性并发症的基础危险因素为主。

(陈婷 译)

参考文献

1. Hattenhauer MG, Leavitt JA, Hodge DO, Grill R, Gray DT. Incidence of nonarteritic anterior ischemic optic neuropathy. Am J Ophthalmol. 1997;123(1):103–7. https://doi.org/10.1016/s0002-9394(14)70999-7.

2. Hayreh SS. Pathogenesis of cupping of the optic disc. Br J Ophthalmol. 1974;58:863–76.

3. Beck RW, Savino PJ, Repka MX, Schatz NJ, Sergott RC. Optic disc structure in anterior ischemic optic neuropathy. Ophthalmology. 1984;91(11):1334–7. https://doi.org/10.1016/s0161-6420(84)34146-x.

4. Feit RH, Tomsak RL, Ellenberger C. Structural factors in the pathogenesis of ischemic optic neuropathy. Am J Ophthalmol. 1984;98(1):105–8. https://doi.org/10.1016/0002-9394(84)90196-x.

5. Doro S, Lessell S. Cup-disc ratio and ischemic optic neuropathy. Arch Ophthalmol. 1985;103(8):1143–4.

6. Jonas JB, Gusek GC, Naumann GO. Anterior ischemic optic neuropathy: nonarteritic form in small and giant cell arteritis in normal sized optic discs. Int Ophthalmol. 1988;12(2):119–25.

7. Burde RM. Optic disk risk factors for nonarteritic anterior ischemic optic neuropathy. Am J Ophthalmol. 1993;116(6):759–64. https://doi.org/10.1016/s0002-9394(14)73478-6.

8. Miller GR, Lawton Smith J. Ischemic optic neuropathy. Am J Ophthalmol. 1966;62(1):103–15. https://doi.org/10.1016/0002-9394(66)91685-0.

9. Rizzo JF 3rd, Lessell S. Optic neuritis and ischemic optic neuropathy. Overlapping clinical profiles. Arch Ophthalmol. 1991;109(12):1668–72.

10. Traustason OI, Feldon SE, Leemaster JE, Weiner JM. Anterior ischemic optic neuropathy: classification of field defects by Octopus automated static perimetry. Graefes Arch Clin Exp Ophthalmol. 1988;226(3):206–12.

11. Hamann S, Malmqvist L, Wegener M, Biousse V, Bursztyn L, Citirak G, Costello F, Crum AV, Digre K, Fard MA, Fraser JA, Huna-Baron R, Katz B, Lawlor M, Newman NJ, Peragallo JH, Petzold A, Sibony PA, Subramanian PS, Warner JE, Wong SH, Fraser CL, Optic Disc Drusen Studies Consortium. Young adults with anterior ischemic optic neuropathy: a multicenter optic disc drusen study. Am J Ophthalmol. 2020;217:174–81. https://doi.org/10.1016/j.ajo.2020.03.052.

12. Hayreh SS, Podhajsky PA, Zimmerman B. Ocular manifestations of giant cell arteritis. Am J Ophthalmol. 1998;125(4):509–20.

13. Tuckwell K, Collinson N, Dimonaco S, Klearman M, Blockmans D, Brouwer E, Cid MC, Dasgupta B, Rech J, Salvarani C, Unizony SH, Stone JH, Gi AI. Newly diagnosed vs. relapsing giant cell arteritis: baseline data from the GiACTA trial. Semin Arthritis Rheum. 2017;46(5):657–64. https://doi.org/10.1016/j.semarthrit.2016.11.002.

14. Hunder GG, Bloch DA, Michel BA, Stevens MB, Arend WP, Calabrese LH, Edworthy SM, Fauci AS, Leavitt RY, Lie JT, Lightfoot RW Jr, Masi AT, McShane DJ, Mills JA, Wallace SL, Zvaifler NJ. The American College of Rheumatology 1990 criteria for the classification of giant cell arteritis. Arthritis Rheum. 1990;33(8):1122–8.

15. Myklebust G, Gran JT. A prospective study of 287 patients with polymyalgia rheumatica and temporal arteritis: clinical and laboratory manifestations at onset of disease and at the time of diagnosis. Br J Rheumatol. 1996;35(11):1161–8.

16. Hayreh SS. Anterior ischaemic optic neuropathy. Differentiation of arteritic from non-arteritic type and its management. Eye. 1990;4:25–41.

17. Sun MH, Lee CY, Liao YJ, Sun CC. Nonarteritic anterior ischaemic optic neuropathy and its association with obstructive sleep apnoea: a health insurance database study. Acta Ophthalmol. 2019;97(1):e64–70. https://doi.org/10.1111/aos.13832.

18. Chang MY, Keltner JL. Risk factors for fellow eye involvement in nonarteritic anterior ischemic optic neuropathy. J Neuroophthalmol. 2019;39(2):147–52. https://doi.org/10.1097/WNO.0000000000000715.

19. Kuhli-Hattenbach C, Scharrer I, Luchtenberg M, Hattenbach LO. Selective thrombophilia screening of patients with nonarteritic anterior ischemic optic neuropathy. Graefes Arch Clin Exp Ophthalmol. 2009;247(4):485–90. https://doi.org/10.1007/s00417-008-0987-0.

20. Francis CE, Patel VR. Should a hypercoagulable work-up be performed on young patients with nonarteritic anterior ischemic optic neuropathy? J Neuroophthalmol. 2019;39(4):523–8.

21. Fraser JA, Ruelokke LL, Malmqvist L, Hamann S. Prevalence of optic disc drusen in young patients with nonarteritic anterior ischemic optic neuropathy: a 10-year retrospective study. J Neuroophthalmol. 2020; https://doi.org/10.1097/WNO.0000000000000974.

22. Ruelokke LL, Malmqvist L, Wegener M, Hamann S. Optic disc drusen associated ante-

rior ischemic optic neuropathy: prevalence of comorbidities and vascular risk factors. J Neuroophthalmol. 2020;40(3):356–61. https://doi.org/10.1097/WNO.0000000000000885.

23. Pomeranz HD. The relationship between phosphodiesterase-5 inhibitors and nonarteritic anterior ischemic optic neuropathy. J Neuroophthalmol. 2016;36(2):193–6. https://doi.org/10.1097/WNO.0000000000000299.

24. Campbell UB, Walker AM, Gaffney M, Petronis KR, Creanga D, Quinn S, Klein BE, Laties AM, Lewis M, Sharlip ID, Kolitsopoulos F, Klee BJ, Mo J, Reynolds RF. Acute nonarteritic anterior ischemic optic neuropathy and exposure to phosphodiesterase type 5 inhibitors. J Sex Med. 2015;12(1):139–51. https://doi.org/10.1111/jsm.12726.

25. Hayreh SS, Podhajsky P, Zimmerman MB. Role of nocturnal arterial hypotension in optic nerve head ischemic disorders. Ophthalmologica. 1999;213(2):76–96.

26. Hayreh SS, Zimmerman MB, Podhajsky P, Alward WLM. Nocturnal arterial hypotension and its role in optic nerve head and ocular ischemic disorders. Am J Ophthalmol. 1994;117(5):603–24. https://doi.org/10.1016/s0002-9394(14)70067-4.

27. Landau K, Winterkorn JM, Mailloux LU, Vetter W, Napolitano B. 24-hour blood pressure monitoring in patients with anterior ischemic Optic neuropathy. Arch Ophthalmol. 1996;114(5):570–5.

28. Cestari DM, Arnold A. Does nocturnal hypotension play a causal role in nonarteritic anterior ischemic optic neuropathy? J Neuroophthalmol. 2016;36(3):329–33.

29. Minutolo R, Agarwal R, Borrelli S, Chiodini P, Bellizzi V, Nappi F, Cianciaruso B, Zamboli P, Conte G, Gabbai FB, De Nicola L. Prognostic role of ambulatory blood pressure measurement in patients with nondialysis chronic kidney disease. Arch Intern Med. 2011;171(12):1090–8.

30. Fujiwara T, Hoshide S, Kanegae H, Kario K. Prognostic value of a riser pattern of nighttime blood pressure in very elderly adults of ≥80 years: a general practice-based prospective SEARCH study. Am J Hypertens. 2020;33(6):520–7. https://doi.org/10.1093/ajh/hpz197.

31. Ohkubo T, Imai Y, Tsuji I, Nagai K, Watanabe N, Minami N, Kato J, Kikuchi N, Nishiyama A, Aihara A, Sekino M, Satoh H, Hisamichi S. Relation between nocturnal decline in blood pressure and mortality. The Ohasama study. Am J Hypertens. 1997;10(11):1201–7.

32. Botelho PJ, Johnson LN, Arnold AC. The effect of aspirin on the visual outcome of nonarteritic anterior ischemic optic neuropathy. Am J Ophthalmol. 1996;121(4):450–1. https://doi.org/10.1016/s0002-9394(14)70448-9.

33. Beck RW, Hayreh SS, Podhajsky PA, Tan E-S, Moke PS. Aspirin therapy in nonarteritic anterior ischemic optic neuropathy. Am J Ophthalmol. 1997;123(2):212–7. https://doi.org/10.1016/s0002-9394(14)71038-4.

34. Kupersmith MJ, Frohman L, Sanderson M, Jacobs J, Hirschfeld J, Ku C, Warren FA. Aspirin reduces the incidence of second eye NAION: a retrospective study. J Neuroophthalmol. 1997;17(4):250–3.

35. Pakravan M, Esfandiari H, Hassanpour K, Razavi S, Pakravan P. The effect of combined systemic erythropoietin and steroid on non-arteritic anterior ischemic optic neuropathy: a prospective study. Curr Eye Res. 2017;42(7):1079–84. https://doi.org/10.1080/02713683.2016.1270328.

36. Arnold AC. Aspirin should not be recommended to prevent second eye involvement in patients with nonarteritic anterior ischemic optic neuropathy. J Neuroophthalmol. 2020;40(2):271–3.

37. Collaboration AT. Collaborative meta-analysis of randomised trials of antiplatelet therapy for prevention of death, myocardial infarction, and stroke in high risk patients. BMJ. 2002;324(7329):71–86.

38. McNeil JJ, Wolfe R, Woods RL, Tonkin AM, Donnan GA, Nelson MR, Reid CM, Lockery JE, Kirpach B, Storey E, Shah RC, Williamson JD, Margolis KL, Ernst ME, Abhayaratna WP, Stocks N, Fitzgerald SM, Orchard SG, Trevaks RE, Beilin LJ, Johnston CI, Ryan J, Radziszewska B, Jelinek M, Malik M, Eaton CB, Brauer D, Cloud G, Wood EM, Mahady SE, Satterfield S, Grimm R, Murray AM, ASPREE Investigator Group. Effect of aspirin on cardiovascular events and bleeding in the healthy elderly. N Engl J Med. 2018;379(16):1509–18. https://doi.org/10.1056/NEJMoa1805819.

39. Hayreh SS, Zimmerman MB. Non-arteritic anterior ischemic optic neuropathy: role of systemic corticosteroid therapy. Graefes Arch Clin Exp Ophthalmol. 2008;246(7):1029–46. https://doi.org/10.1007/s00417-008-0805-8.

40. Rebolleda G, Perez-Lopez M, Casas LP, Contreras I, Munoz-Negrete FJ. Visual and anatomical outcomes of non-arteritic anterior ischemic optic neuropathy with high-dose systemic corticosteroids. Graefes Arch Clin Exp Ophthalmol. 2013;251(1):255–60. https://doi.org/10.1007/s00417-012-1995-7.

41. Modarres M, Falavarjani KG, Nazari H, Sanjari MS, Aghamohammadi F, Homaii M, Samiy

N. Intravitreal erythropoietin injection for the treatment of non-arteritic anterior ischaemic optic neuropathy. Br J Ophthalmol. 2011;95(7):992–5. https://doi.org/10.1136/bjo.2010.191627.

42. The Ischemic Optic Neuropathy Decompression Trial Research Group. Optic nerve decompression surgery for nonarteritic anterior ischemic optic neuropathy (NAION) is not effective and may be harmful. JAMA. 1995;273(8):625–32.

43. Dong C-J, Guo Y, Agey P, Wheeler L, Hare WA. α2 adrenergic modulation of NMDA receptor function as a major mechanism of RGC protection in experimental glaucoma and retinal excitotoxicity. Invest Ophthalmol Vis Sci. 2008;49(10):4515–22.

44. Ma K, Xu L, Zhang H, Zhang S, Pu M, Jonas JB. Effect of brimonidine on retinal ganglion cell survival in an optic nerve crush model. Am J Ophthalmol. 2009;147(2):326–31. https://doi.org/10.1016/j.ajo.2008.08.005.

45. Goldenberg-Cohen N, Dadon-Bar-El S, Hasanreisoglu M, Avraham-Lubin BC, Dratviman-Storobinsky O, Cohen Y, Weinberger D. Possible neuroprotective effect of brimonidine in a mouse model of ischaemic optic neuropathy. Clin Exp Ophthalmol. 2009;37(7):718–29. https://doi.org/10.1111/j.1442-9071.2009.02108.x.

46. Hernandez M, Urcola JH, Vecino E. Retinal ganglion cell neuroprotection in a rat model of glaucoma following brimonidine, latanoprost or combined treatments. Exp Eye Res. 2008;86(5):798–806. https://doi.org/10.1016/j.exer.2008.02.008.

47. Fazzone HE, Kupersmith MJ, Leibmann J. Does topical brimonidine tartrate help NAION? Br J Ophthalmol. 2003;87(9):1193–4.

48. Wilhelm B, Ludtke H, Wilhelm H, Group BS. Efficacy and tolerability of 0.2% brimonidine tartrate for the treatment of acute non-arteritic anterior ischemic optic neuropathy (NAION): a 3-month, double-masked, randomised, placebo-controlled trial. Graefes Arch Clin Exp Ophthalmol. 2006;244(5):551–8. https://doi.org/10.1007/s00417-005-0102-8.

49. Bennett JL, Thomas S, Olson JL, Mandava N. Treatment of nonarteritic anterior ischemic optic neuropathy with intravitreal bevacizumab. J Neuroophthalmol. 2007;27(3):238–40.

50. Rootman DB, Gill HS, Margolin EA. Intravitreal bevacizumab for the treatment of nonarteritic anterior ischemic optic neuropathy: a prospective trial. Eye (Lond). 2013;27(4):538–44. https://doi.org/10.1038/eye.2012.296.

51. Solano ECR, Kornbrust DJ, Beaudry A, Foy JWD, Schneider DJ, Thompson JD. Toxicological and pharmacokinetic properties of QPI-1007, a chemically modified synthetic siRNA targeting caspase 2 mRNA, following intravitreal injection. Nucleic Acid Ther. 2014;24(4):258–66. https://doi.org/10.1089/nat.2014.0489.

52. Rath EZ, Hazan Z, Adamsky K, Solomon A, Segal ZI, Levin LA. Randomized controlled phase 2a study of RPh201 in previous nonarteritic anterior ischemic optic neuropathy. J Neuroophthalmol. 2019;39(3):291–8. https://doi.org/10.1097/WNO.0000000000000786.

53. Ellenberger CJ, Burde RM, Keltner JL. Acute optic neuropathy. Treatment with diphenylhydantoin. Arch Ophthalmol. 1974;91(6):435–8.

54. Arnold AC, Hepler RS, Lieber M, Alexander JM. Hyperbaric oxygen therapy for nonarteritic anterior ischemic optic neuropathy. Am J Ophthalmol. 1996;122(4):535–41. https://doi.org/10.1016/s0002-9394(14)72114-2.

第 **3** 章

放射性视神经病变

Amanda D. Henderson

病例

一例 64 岁男性患者,因左眼视力丧失 2 周就诊。既往史:1 年前诊断为多形性胶质母细胞瘤,为此患者接受了左侧颞叶病变切除术、替莫唑胺化学治疗(简称"化疗")和共 30 次总剂量为 60 Gy 的全脑外放射治疗(简称"放疗")。眼科检查:右眼视力为 20/20,左眼视力指数/1 英尺(1 英尺 = 0.3048 米)。左眼 RAPD 阳性。双眼前节未见明显异常。扩瞳检查:右眼眼底未见明显异常,左眼视盘苍白。Humphrey 视野计检查显示右眼齐垂直中线的颞侧视野缺损,左眼上方视野缺损,鼻侧较颞侧重(图 3.1)。为鉴别放射性视神经病变(RON)与肿瘤进展,对患者进行 MRI 检查。MRI 显示左侧视交叉前视神经强化(图 3.2)。此外,MRI 可见既往左侧颞叶手术区域存在脑软化灶,伴邻近病灶的结节状增强。周围实质显示 T2/FLAIR 高信号。

哪项治疗方案适合该患者?

(A)玻璃体腔内注射(IVT)类固醇激素。
(B)静脉滴注(IV)类固醇激素。
(C)IVT 贝伐珠单抗。
(D)IV 贝伐珠单抗。
(E)高压氧治疗。

疾病管理

该患者最可能的诊断为左眼 RON。其临床表现与早期视交叉受累有关,这可以解释右眼轻度颞侧视野缺损。虽然目前 RON 还没有 Ⅰ 级证据支持的疗法,但现有数据表明(D)IV 贝伐珠单抗为本病例最恰当的治疗方式。

RON 是视神经放疗后的迟发性缺血性并发症,常导致严重的不可逆性视力丧失[1,2]。中枢神经系统(CNS)放射性损伤的发病机制包括内皮细胞损伤导致的毛细血管通透性增加、血脑屏障破坏、局部血管内皮生长因子(VEGF)水平升高、炎症反应,以

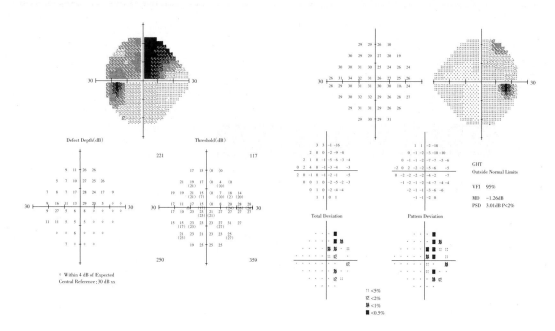

图3.1 Humphrey视野计24-2模式显示右眼齐垂直中线的颞侧视野缺损,左眼上方视野缺损,鼻侧较颞侧重。右眼采用Ⅲ号视标;左眼视力差,采用Ⅴ号视标。(© AD Henderson 2021.All Rights Reserved.)

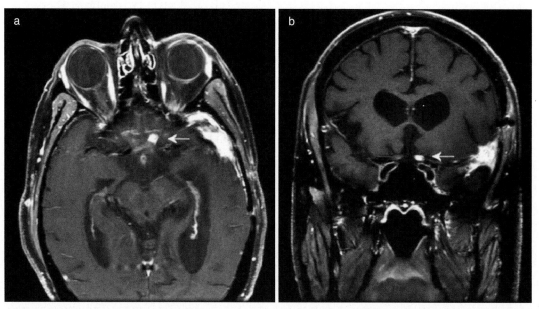

图3.2 轴位(a)及冠状位(b)T1加权增强MRI显示左侧视交叉前视神经节段性强化(箭头所示)。(© AD Henderson 2021.All Rights Reserved.)

及神经胶质和神经干细胞损伤[3]。RON可以发生在前部或后部。前部RON常继发于视网膜或葡萄膜肿瘤的敷贴放疗或质子放疗之后,主要表现为视神经肿胀,后部RON多由鼻旁窦或颅底肿瘤放疗所致,视神经无肿胀[4]。后部RON在MRI上的典型表现为受累视神经明显强化。如本病例所示,视交叉前方受累视神经节段性扩张和强化是 RON 最典型的标志[5,6]。RON 患者的发病时间存在很大差异,放疗后 1 个月至 14 年均有报道[7,8]。有报道称,视盘旁脉络膜黑色素瘤行质子放疗者,RON 的发病率高达 68%[9]。然而,在一项回顾性研究中,400 例接受钯-103 眼部敷贴放疗的患者中只有 6% 出现 RON[10]。前部 RON 的发生风险随着视盘所受辐射剂量的增加而增加[11,12]。前部 RON 的预后可能比后部 RON 好[9]。后部 RON 的发生风险也具有剂量依赖性,常规放疗时,总剂量<50 Gy,RON 发病率低,总剂量为 50~60 Gy 时,RON 发病率约为 5%,总剂量>60 Gy 时,RON 发病率可高达 30%[4]。单次放疗剂量的大小也与 RON 的发病风险有关,单次放疗剂量较高时,RON 的发病率也较高。Parsons 等报道,在放疗总剂量≥60 Gy 的患者中,单次放疗剂量≤1.9 Gy 者,RON 的 15 年发病率为 11%,而单次放疗剂量≥1.9 Gy 者,该发病率则高达 47%[7]。对于立体定向放射外科治疗,视路的放疗剂量的推荐上限分别为 10 Gy(单次)、20 Gy(3 次)和 25 Gy(5 次)。在上述放疗剂量下,发生 RON 的风险< 1%[13]。此外,年龄增长、糖尿病、化疗、肢端肥大症、外源性肿瘤压迫视神经等因素均可增加 RON 的风险[2,4,6,7]。

虽然目前尚无关于 RON 治疗的随机对照试验(RCT),但已有多种疗法在动物研究、病例报告、病例系列,以及回顾性研究中进行了评价。全身性使用类固醇激素常用于治疗 CNS 的放射性坏死,类固醇激素可能通过减轻水肿和炎症、预防 CNS 脱髓鞘而使患者获益[1,14]。尽管类固醇激素可以用于治疗 CNS 的放射性坏死,但尚无证据表明其可使 RON 患者获益[1,2]。由于缺乏证据,同时考虑到使用类固醇激素可能带来的全身副作用,类固醇不适用于 RON 的治疗。

有人提出血管紧张素转换酶(ACE)抑制剂雷米普利可能用于高危 RON 患者的预防性治疗。这一建议源于几项对辐射暴露损伤大鼠的研究,这些研究表明,早期大剂量雷米普利治疗对后期 RON 进展具有保护作用[15,16]。然而,在推荐广泛使用雷米普利作为预防 RON 进展的药物之前,还需要在人体中进行进一步研究。

己酮可可碱是一种甲基黄嘌呤衍生物,用于改善循环和血液黏度[17]。在体外试验中,己酮可可碱与维生素 E 联合使用可减少活性氧的产生,以及减轻受损组织纤维化。此外,己酮可可碱已被证明可以减少动物非神经性缺血组织坏死,可能是由于其对微循环和炎症介质产生了影响[18]。一项 RCT 表明,己酮可可碱和维生素 E 联合使用治疗人体浅表非神经组织的放射性纤维化具有一定的前景[19]。然而,总体数据尚无定论[17]。己酮可可碱被认为可能是 RON 的潜在疗法;然而,相关的科学证据很少。在一项病例报告中,一例患者在接受己酮可可碱联合维生素 E 及地塞米松治疗后患眼视力改善[20]。总体而言,目前尚无己酮可可碱治疗 RON 获益的明确证据。

高压氧已被用于 RON 的探索性治疗。有病例系列报告,若在视力丧失后的 72 小时内开始高压氧治疗(氧浓度 100%,2.4~2.8atm),RON 相关的视力丧失可能有所改善[21,22]。然而,若在 72 小时的治疗时间窗外才开始高压氧治疗,则无明显疗效[22,23]。

实际上，患者在RON继发视力丧失的72小时内就诊的情况并不多见，在该时间窗内进行高压氧治疗的情况更为少见。因此，高压氧难以成为RON治疗的切实选择。

已有研究证明，在CNS放射性坏死动物模型中存在VEGF表达增加[24]。贝伐珠单抗作为VEGF的人源化单克隆抗体，被认为是CNS放射性坏死的潜在治疗方法，其原理是阻断VEGF可减少血管内皮渗漏及其导致的水肿[25]。在几项回顾性研究、一项使用历史数据作为对照的前瞻性研究、一篇系统评价和几项RCT中，静脉滴注贝伐珠单抗在临床表现及影像学表现方面均显示对CNS放射性坏死的治疗有益[25-30]。在一项RCT中，Levin等报道了5例CNS放射性坏死的患者在接受贝伐珠单抗静脉滴注治疗后，临床表现和影像学方面均有一定的改善，而安慰剂组患者无任何改善。随后，在交叉组中，最初接受安慰剂治疗的7例患者在接受贝伐珠单抗静脉滴注治疗后，病情均有所改善[28]。在另一项比较贝伐珠单抗与类固醇激素静脉滴注的RCT中，65.5%的患者在接受贝伐珠单抗治疗后病情有所改善，而仅有31.5%的患者在接受类固醇激素治疗后病情有所改善。然而，贝伐珠单抗停药后，疗效未能保持[29]。在做出治疗决策时必须考虑到贝伐珠单抗的不良反应，包括高血压、出血、血栓栓塞、头痛、恶心、呕吐、肠穿孔、白细胞减少症、中性粒细胞减少症、肌肉疼痛和乏力[1]。贝伐珠单抗治疗相关的不良反应导致癌症患者死亡的情况较罕见[31]。在Levin等报道的RCT研究中，有3例接受贝伐珠单抗治疗的患者出现了严重的不良事件，包括吸入性肺炎、上矢状窦血栓形成和肺栓塞[28]。

然而，在一项系统评价中，125例CNS放射性坏死患者中，仅有2.4%报告了严重不良事件，其风险-潜在获益比是可以接受的[27]。

由于RON较为罕见，评估其治疗方法的RCT难以开展。虽然目前还没有使用贝伐珠单抗治疗RON的RCT研究，但相关病例报告和病例系列均提示，在适当时间窗内使用贝伐珠单抗可使RON患者获益。对于葡萄膜黑色素瘤敷贴放疗引起的前部RON，贝伐珠单抗IVT（单用或联合曲安奈德IVT）可能有一定前景[12,32,33]。然而，最近发表的一项回顾性研究发现，对于葡萄膜黑色素瘤质子放疗后继发前部RON的患者，贝伐珠单抗IVT并不比类固醇激素IVT效果更好。该研究认为，相较于对照组（仅观察、随访），IVT治疗并不会使患者获益[34]。对于脉络膜黑色素瘤质子放疗继发的RON，预防性使用贝伐珠单抗IVT治疗者，2年内的视力保持率较高，并且小、中型肿瘤患者放射性黄斑病变及前部RON的发生率均有所降低[35]。但敷贴放疗后预防性使用贝伐珠单抗IVT对前部RON的发生率并无影响[36]。需要特别指出的是，大约1/3的前部RON患者可能出现自发性视力改善，所以尚不清楚贝伐珠单抗IVT是否真正能使前部RON患者长期获益[9]。

通过玻璃体腔给药是治疗前部RON的合理选择，但对于累及视神经眶内段或颅内段的RON来说，仅仅在玻璃体腔内注射药物可能是不够的。在这种情况下，人们开始探讨贝伐珠单抗静脉给药的方式。Dutta等报告了3例静脉滴注贝伐珠单抗后视力改善的RON患者，患者在视力丧失后4~7周内开始治疗，初始治疗剂量为5mg/kg，然后每两周按 10 mg/kg 的剂量治疗 1 次，直至出现视力改善或治疗满 6 次[37]。Farooq 等报告了 1 例静脉滴注贝伐珠单抗治疗的双眼 RON 病例，患者在视力丧失 4 周后，以 7.5mg/kg 的剂量进行治疗，每 3 周给药 1 次，共治疗 3 次。该患者同时接受地塞米松和己酮可可碱治疗。在治疗 4 周后，该患者的视力、色觉、视野显著改善，并在 3 年的随访期内保持稳定[38]。结合上述报告，以及笔者使用贝伐珠单抗静脉滴注治疗后部 RON 的经验，该疗法具有潜在治疗效益。若没有接受贝伐珠单抗静脉滴注，这些患者可能预后不佳。

病例治疗及转归

本病例中的患者接受了贝伐珠单抗

10mg/kg 静脉滴注治疗，每 2 周 1 次，共计 4 次。在 13 个月后的最后一次随访时，患者的右眼视力为 20/40，左眼视力指数/2 英尺，双眼视野保持稳定。总体而言，自初诊以来，患者的视功能基本稳定，视功能未继续损害，但也无明显改善。

结论

鉴于 RON 的视力预后通常不佳，且没有其他治疗方案使患者明确获益，我们建议采用贝伐珠单抗静脉滴注治疗 RON 引起的视力丧失。然而，贝伐珠单抗静脉滴注治疗 RON 的疗效证据目前仅限于病例报告和病例系列研究，且尚未确定最佳治疗方案和剂量。

（孟阳 译）

参考文献

1. Indaram M, Ali FS, Levin MH. In search of a treatment for radiation-induced optic neuropathy. Curr Treat Options Neurol. 2015;17(1):325. https://doi.org/10.1007/s11940-014-0325-2.
2. Miller NR. Radiation-induced optic neuropathy: still no treatment. Clin Exp Ophthalmol. 2004;32(3):233–5.
3. Rahmathulla G, Marko NF, Weil RJ. Cerebral radiation necrosis: a review of the pathobiology, diagnosis and management considerations. J Clin Neurosci. 2013;20(4):485–502. https://doi.org/10.1016/j.jocn.2012.09.011.
4. Jiang GL, Tucker SL, Guttenberger R, Peters LJ, Morrison WH, Garden AS, Ha CS, Ang KK. Radiation-induced injury to the visual pathway. Radiother Oncol. 1994;30:17–25.
5. Archer EL, Liao EA, Trobe JD. Radiation-induced optic neuropathy: clinical and imaging profile of twelve patients. J Neuroophthalmol. 2019;39(2):170–80. https://doi.org/10.1097/WNO.0000000000000670.
6. Guy J, Mancuso A, Beck R, Moster ML, Sedwick LA, Quisling RG, Rhoton ALJ, Protzko EE, Schiffman J. Radiation-induced optic neuropathy: a magnetic resonance imaging study. J Neurosurg. 1991;74(3):426–32.
7. Parsons JT, Bova FJ, Fitzgerald CR, Mendenhall WM, Million RR. Radiation optic neuropathy after megavoltage external-beam irradiation: analysis of time-dose factors. Int J Radiat Oncol Biol Phys. 1994;30(4):755–63.
8. Forrest APM, Brown DAP, Morris SR, Illingworth CFW. Pituitary radon implant for advanced cancer. Lancet. 1956;270(6920):399–401.
9. Kim IK, Lane AM, Egan KM, Munzenrider J, Gragoudas ES. Natural history of radiation papillopathy after proton beam irradiation of parapapillary melanoma. Ophthalmology. 2010;117(8):1617–22. https://doi.org/10.1016/j.ophtha.2009.12.015.
10. Finger PT, Chin KJ, Duvall G, Palladium-103 for Choroidal Melanoma Study G. Palladium-103 ophthalmic plaque radiation therapy for choroidal melanoma: 400 treated patients. Ophthalmology. 2009;116(4):790–6. https://doi.org/10.1016/j.ophtha.2008.12.027.
11. Puusaari I, Heikkonen J, Kivela T. Effect of radiation dose on ocular complications after iodine brachytherapy for large uveal melanoma: empirical data and simulation of collimating plaques.

Invest Ophthalmol Vis Sci. 2004;45(10):3425–34. https://doi.org/10.1167/iovs.04-0066.

12. Roelofs K, Larocque MP, Murtha A, Weis E. The use of intravitreal anti-VEGF and triamcinolone in the treatment of radiation papillopathy. Ocul Oncol Pathol. 2018;4(6):395–400. https://doi.org/10.1159/000487543.

13. Milano MT, Grimm J, Soltys SG, Yorke E, Moiseenko V, Tomé WA, Sahgal A, Xue J, Ma L, Solberg TD, Kirkpatrick JP, Constine LS, Flickinger JC, Marks LB, El Naqa I. Single- and multi-fraction stereotactic radiosurgery dose tolerances of the optic pathways. Int J Radiat Oncol Biol Phys. 2018;S0360-3016(18):30125-1. https://doi.org/10.1016/j.ijrobp.2018.01.053.

14. Zhuo X, Huang X, Yan M, Li H, Li Y, Rong X, Lin J, Cai J, Xie F, Xu Y, Chen K, Tang Y. Comparison between high-dose and low-dose intravenous methylprednisolone therapy in patients with brain necrosis after radiotherapy for nasopharyngeal carcinoma. Radiother Oncol. 2019;137:16–23. https://doi.org/10.1016/j.radonc.2019.04.015.

15. Kim JH, Brown SL, Kolozsvary A, Jenrow KA, Ryu S, Rosenblum ML, Carretero OA. Modification of radiation injury by ramipril, inhibitor of angiotensin-converting enzyme, on optic neuropathy in the rat. Radiat Res. 2004;161(2):137–42.

16. Ryu S, Kolozsvary A, Jenrow KA, Brown SL, Kim JH. Mitigation of radiation-induced optic neuropathy in rats by ACE inhibitor ramipril: importance of ramipril dose and treatment time. J Neuro-Oncol. 2007;82(2):119–24. https://doi.org/10.1007/s11060-006-9256-4.

17. Nieder C, Zimmermann FB, Adam M, Molls M. The role of pentoxifylline as a modifier of radiation therapy. Cancer Treat Rev. 2005;31(6):448–55. https://doi.org/10.1016/j.ctrv.2005.07.007.

18. Adams JG, Dhar A, Shukla SD, Silver D. Effect of pentoxifylline on tissue injury and platelet-activating factor production during ischemia-reperfusion injury. J Vasc Surg. 1995;21(5):742–9.

19. Delanian S, Porcher R, Balla-Mekias S, Lefaix JL. Randomized, placebo-controlled trial of combined pentoxifylline and tocopherol for regression of superficial radiation-induced fibrosis. J Clin Oncol. 2003;21(13):2545–50. https://doi.org/10.1200/JCO.2003.06.064.

20. Chahal HS, Lam A, Khaderi SK. Is pentoxifylline plus vitamin E an effective treatment for radiation-induced optic neuropathy? J Neuroophthalmol. 2013;33(1):91–3.

21. Borruat F-X, Schatz NJ, Glaser JS, Feun LG, Matos L. Visual recovery from radiation-induced optic neuropathy. The role of hyperbaric oxygen therapy. J Clin Neuroophthalmol. 1993;13(2):98–101.

22. Guy J, Schatz NJ. Hyperbaric oxygen in the treatment of radiation-induced optic neuropathy. Ophthalmology. 1986;93(8):1083–8. https://doi.org/10.1016/s0161-6420(86)33617-0.

23. Roden D, Bosley TM, Fowble B, Clark J, Savino PJ, Sergott RC, Schatz NJ. Delayed radiation injury to the retrobulbar optic nerves and chiasm. Ophthalmology. 1990;97(3):346–51. https://doi.org/10.1016/s0161-6420(90)32582-4.

24. Kim JH, Chung YG, Kim CY, Kim HK, Lee HK. Upregulation of VEGF and FGF2 in normal rat brain after experimental intraoperative radiation therapy. J Korean Med Sci. 2004;19(6):879–86.

25. Gonzalez J, Kumar AJ, Conrad CA, Levin VA. Effect of bevacizumab on radiation necrosis of the brain. Int J Radiat Oncol Biol Phys. 2007;67(2):323–6. https://doi.org/10.1016/j.ijrobp.2006.10.010.

26. Bodensohn R, Hadi I, Fleischmann DF, Corradini S, Thon N, Rauch J, Belka C, Niyazi M. Bevacizumab as a treatment option for radiation necrosis after cranial radiation therapy: a retrospective monocentric analysis. Strahlenther Onkol. 2019;196(1):70–6. https://doi.org/10.1007/s00066-019-01521-x.

27. Delishaj D, Ursino S, Pasqualetti F, Cristaudo A, Cosottini M, Fabrini MG, Paiar F. Bevacizumab for the treatment of radiation-induced cerebral necrosis: a systematic review of the literature. J Clin Med Res. 2017;9(4):273–80. https://doi.org/10.14740/jocmr2936e.

28. Levin VA, Bidaut L, Hou P, Kumar AJ, Wefel JS, Bekele BN, Grewal J, Prabhu S, Loghin M, Gilbert MR, Jackson EF. Randomized double-blind placebo-controlled trial of bevacizumab therapy for radiation necrosis of the central nervous system. Int J Radiat Oncol Biol Phys. 2011;79(5):1487–95. https://doi.org/10.1016/j.ijrobp.2009.12.061.

29. Xu Y, Rong X, Hu W, Huang X, Li Y, Zheng D, Cai Z, Zuo Z, Tang Y. Bevacizumab monotherapy reduces radiation-induced brain necrosis in nasopharyngeal carcinoma patients: a randomized controlled trial. Int J Radiat Oncol Biol Phys. 2018;101(5):1087–95. https://doi.org/10.1016/j.ijrobp.2018.04.068.

30. Furuse M, Nonoguchi N, Kuroiwa T, Miyamoto S, Arakawa Y, Shinoda J, Miwa K, Iuchi T, Tsuboi K, Houkin K, Terasaka S, Tabei Y, Nakamura H, Nagane M, Sugiyama K, Terasaki M, Abe T, Narita Y, Saito N, Mukasa A, Ogasawara K, Beppu T, Kumabe T, Nariai T, Tsuyuguchi N, Nakatani E, Kurisu S, Nakagawa Y, Miyatake SI. A prospective, multicentre, single-arm

clinical trial of bevacizumab for patients with surgically untreatable, symptomatic brain radiation necrosis. Neurooncol Pract. 2016;3(4):272–80. https://doi.org/10.1093/nop/npv064.

31. Ranpura V, Hapani S, Wu S. Treatment-related mortality with bevacizumab in cancer patients: a meta-analysis. JAMA. 2011;305(5):487–94.

32. Finger PT. Anti-VEGF bevacizumab (Avastin) for radiation optic neuropathy. Am J Ophthalmol. 2007;143(2):335–8. https://doi.org/10.1016/j.ajo.2006.09.014.

33. Finger PT, Chin KJ. Antivascular endothelial growth factor bevacizumab for radiation optic neuropathy: secondary to plaque radiotherapy. Int J Radiat Oncol Biol Phys. 2012;82(2):789–98. https://doi.org/10.1016/j.ijrobp.2010.11.075.

34. Eckstein D, Riechardt AI, Heufelder J, Zeitz O, Boker A, Brockmann C, Joussen AM, Seibel I. Radiation-induced optic neuropathy – observation versus intravitreal treatment. Am J Ophthalmol. 2019;208:289–94. https://doi.org/10.1016/j.ajo.2019.07.004.

35. Kim IK, Lane AM, Jain P, Awh C, Gragoudas ES. Ranibizumab for the prevention of radiation complications in patients treated with proton beam irradiation for choroidal melanoma. Trans Am Ophthalmol Soc. 2016;114:T2.

36. Shah SU, Shields CL, Bianciotto CG, Iturralde J, Al-Dahmash SA, Say EAT, Badal J, Mashayekhi A, Shields JA. Intravitreal bevacizumab at 4-month intervals for prevention of macular edema after plaque radiotherapy of uveal melanoma. Ophthalmology. 2014;121(1):269–75. https://doi.org/10.1016/j.ophtha.2013.08.039.

37. Dutta P, Dhandapani S, Kumar N, Gupta P, Ahuja C, Mukherjee KK. Bevacizumab for radiation induced optic neuritis among aggressive residual/recurrent suprasellar tumors: more than a mere antineoplastic effect. World Neurosurg. 2017;107:1044, e1045–1044 e1010. https://doi.org/10.1016/j.wneu.2017.07.111.

38. Farooq O, Lincoff NS, Saikali N, Prasad D, Miletich RS, Mechtler LL. Novel treatment for radiation optic neuropathy with intravenous bevacizumab. J Neuroophthalmol. 2012;32(4):321–4. https://doi.org/10.1097/WNO.0b013e3182607381.

第 **4** 章

视神经炎

Amanda D. Henderson

病例1

一例22岁女性患者,右眼视物模糊伴眼球转动痛1天就诊。既往体健。眼科检查:右眼视力为20/50,左眼为20/20。右眼RAPD阳性。右眼色觉较左眼有所下降。眼前节检查无明显异常。眼底视盘未见明显异常(图4.1)。MRI显示右侧视神经节段性增强,符合单侧视神经炎(ON)表现(图4.2)。

当处理单眼急性球后视神经炎时,为确定潜在病因,最需要进行的检查是什么?

(A)无须进一步检查。

(B)头颅CT增强扫描,髓鞘少突胶质细胞糖蛋白(MOG)-IgG,水通道蛋白-4(aqp4)-IgG。

(C)眼眶及头颅MRI平扫+增强,MOG-IgG,aqp4-IgG。

(D)眼眶及头颅MRI平扫+增强。

(E)腰椎穿刺术以检测寡克隆带。

病例2

一例27岁女性患者,左眼视物模糊2天就诊。眼科检查:右眼视力为20/25,左眼视力指数/1英尺。左眼RAPD阳性。双眼前、后节检查无明显异常。MRI显示左侧视神经纵向广泛增强,累及整个球后段、管内段和视交叉前或颅内段(图4.3)。

MRI上显示视神经纵向广泛增强,并延伸至颅内段的急性单侧ON,为确定其潜在病因,最需要进行的检查是什么?

(A)无须进一步检查。

(B)头颅CT增强扫描。

(C)眼眶及头颅MRI平扫+增强,MOG-IgG,aqp4-IgG。

(D)眼眶及头颅MRI平扫+增强。

(E)腰椎穿刺术以检测寡克隆带。

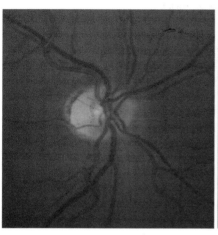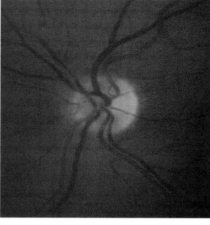

图4.1 双眼视盘边界清晰,色淡红,未见明显肿胀或苍白。(© AD Henderson 2021. All Rights Reserved.)

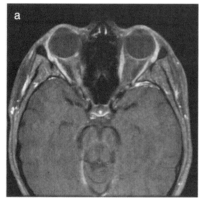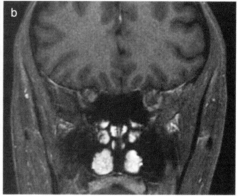

图4.2 (a)轴位和(b)冠状位T1加权增强MRI显示右侧视神经球后段强化。(© AD Henderson 2021. All Rights Reserved.)

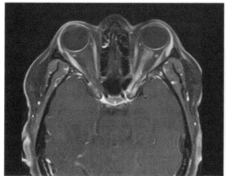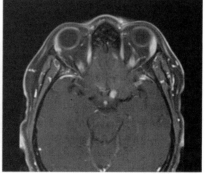

图4.3 MRI轴位T1加权增强后显示左侧视神经的纵向广泛强化,包括球后段、管内段和视交叉前(颅内)段。(© AD Henderson 2021.All Rights Reserved.)

病例3

一例49岁女性患者,双眼眼痛1周,眼球转动时加重,伴视物模糊2天。既往体健。眼科检查:右眼视力为20/70,左眼为20/50。RAPD阴性。眼前节检查无明显异常。双眼视盘水肿(图4.4)。MRI显示双侧视神经球后段纵向广泛增强(图4.5)。

当处理伴双眼视盘水肿及广泛的球后视神经强化的急性ON时,为确定潜在病因,最需要进行的检查是什么?

(A)无须进一步检查。

(B)头颅CT增强扫描。

(C)眼眶及头颅MRI平扫+增强,MOG-IgG,aqp4-IgG。

(D)眼眶及头颅MRI平扫+增强。

(E)腰椎穿刺术以检测寡克隆带。

病例1是典型的单侧球后视神经炎,(D)MRI头颅和眼眶平扫及增强是评估此病最基本的检查项目,特别是可能提示存在多发性硬化症(MS)的白质病变(图4.6)[1]。然而,对于非典型ON,病例2具有累及颅内段的纵向广泛视神经增强,病例3具有双侧受

累和视盘肿胀,需要进一步检查,包括(C)MRI头颅和眼眶平扫+增强,MOG-IgG和aqp4-IgG检测。可能还需要进行脊髓MRI、其他炎症和感染(包括梅毒、巴尔通体、莱姆病和肺结核)检查,以及腰椎穿刺脑脊液(CSF)分析等。

视神经炎是青壮年最常见的急性视神经病变,本章重点介绍成年患者的视神经炎。急性视神经炎的发病率为每年每10万人中1.1~5.1人[2,3]。女性比男性更易受累。视神经炎可以是孤立的,但通常与潜在的系统性疾病相关,包括MS、视神经脊髓炎谱系疾病(NMOSD)、MOG-IgG相关疾病(MOGAD)和其他病症,如结缔组织病、肉芽肿病和感染。视神经炎通常发生于年轻女性,伴有急性视力丧失和相关疼痛,这种疼痛会因眼球运动而加剧,但临床表现可因潜在的病因而异。除非是双侧对称性发病,否则会出现RAPD阳性。经典的视野表现为中心或旁中心暗点。总体而言,在成年视神经炎患者中,2/3的病例视盘外观正常,1/3的病例视盘肿胀,但视盘外观也因基础疾病而不同。表4.1显示了与MS、血清阳性的NMOSD和MOGAD

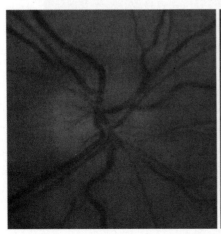
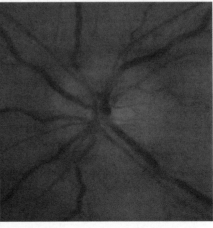

图4.4 双眼视盘水肿。(©AD Henderson 2021.All Rights Reserved.)

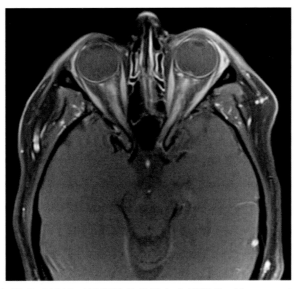

图 4.5 MRI轴位T1加权增强后显示双侧视神经的纵向广泛强化。(©AD Henderson 2021.All Rights Reserved.)

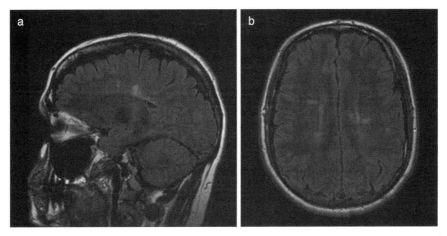

图 4.6 (a)矢状位和(b)轴位T2加权FLAIR MRI显示MS脑室周围白质病变的典型分布,垂直于侧脑室,胼胝体受累。(© AD Henderson 2021. All Rights Reserved.)

表 4.1 多发性硬化症(MS)、血清阳性视神经脊髓炎谱系障碍(NMOSD)和髓鞘少突胶质细胞糖蛋白IgG相关疾病(MOGAD)中视神经炎的临床和MRI表现比较

	急性期视盘外观[13,23-25,35]	单侧或双侧受累[13-15,19]	病灶长度[9,13,15,19]	MRI上病灶位置[9,13,14,23,25]
MS	正常	通常单侧	短节段	球后/管内段
血清阳性的 NMOSD	通常正常	通常双侧	纵向广泛	延伸至眼后节(视交叉前、视交叉、视束)
MOGAD	通常肿胀	通常双侧	纵向广泛	球后段

相关的视神经炎的临床和MRI特征。虽然儿童ON不在本章讨论的范围内,但与成年人相比,儿童ON患者双侧受累和视盘急性肿胀的比例更高,眼痛的发生率更低[4-7]。

多发性硬化症

继发于MS的ON被认为是一种"典型的"ON,通常表现为视盘外观正常,急性发作时单侧受累[8]。最常见的是,视神经受累是局灶性的,仅限于视路的眶内段部分[9]。所有的视神经炎,包括典型病例,都应该行头颅MRI平扫和增强,以评估可能提示的潜在病变。许多情况下还需要进行颈椎MRI检查。根据修订后的McDonald标准,对临床孤立综合征(如视神经炎)的患者诊断MS,需要:①空间多发性,这可以通过临床或MRI放射影像上证实在包括脑室周围、皮质或皮质旁、幕下和脊髓在内的4个中枢神经系统区域中的至少两个区域有一处或多处T2高信号病变。②时间多发性,可在临床上证实多次发作;或在MRI上出现新的T2和(或)增强病灶,或任何时间同时存在无症状的增强和非增强病灶;或通过CSF特异性寡克隆带证实[10]。虽然MS是视神经炎患者最常见的潜在病因,但排除易混淆疾病非常重要。

视神经脊髓炎谱系疾病

在非典型ON,以及没有MS神经影像学证据的病例中,应做进一步的评估。NMOSD以前被认为是MS的一种变异类型,现在已被定性为一种独立的疾病,通常与aqp4-IgG的存在有关。在aqp4-IgG血清反应阳性的情况下,诊断NMOSD还需要以下至少一个核心临床特征:①ON;②急性脊髓炎;③极后区综合征;④急性脑干综合征;⑤症状性睡眠发作或急性间脑临床综合征伴典型MRI病变;⑥症状性大脑综合征伴典型MRI病变[11]。aqp4-IgG引起自身免疫性星形细胞病,由于星形胶质细胞的原发性破坏而发生中枢神经系统脱髓鞘。aqp4-IgG血清检测对NMOSD诊断的敏感性为33%~91%,特异性为85%~100%,具体取决于用于检测的方法[12]。基于细胞的检测方法具有较高的敏感性,因此,建议尽可能使用此方法检测aqp4-IgG[11]。在aqp4-IgG阳性的NMOSD中,30%~82%的病例会出现双侧受累[13,14]。纵向广泛的视神经增强是这种疾病的特征[9,15]。颅内视神经通路受累也很常见[9,13,14]。除了aqp4-IgG血清反应阳性外,NMOSD患者常有脊髓脱髓鞘病变。与MS相比,脊髓受累通常局限于外周白质束,并跨越一个或更少的椎体节段,相反,aqp4-IgG阳性的脊髓受累是纵向广泛的,跨越3个或更多的椎体节段,主要累及中央灰质,伴中央索扩张(图4.7)[11,16]。在美国,aqp4-IgG阳性仅占ON病例的一小部分(例如,在明尼苏达州以高加索人为主的人群中占3%),但据报道它在亚洲更为常见[17,18]。

髓鞘少突胶质细胞糖蛋白相关疾病

MOGAD可能表现为孤立的视神经炎、复发性视神经炎、伴有横贯性脊髓炎和ON的NMOSD,或急性播散性脑脊髓炎[19]。尽管MOGAD在临床上与继发于aqp4-IgG阳性的NMOSD相似,但它已被证明是一种独立的疾病[15]。值得注意的是,MOG-IgG与大部分以前被描述为慢性复发性炎症性视神经病变(CRION)的病例相关,这种视神经病变对类固醇药物有反应,并在停用类固醇后复发[20,21]。虽然典型的ON(即与MS相关的ON)最常见于年轻人,但MOGAD的发病年龄分布更广,从婴儿至老年人均可发病[15]。与MS相关的ON一样,MOG-IgG相关的ON通常表现为眼球转动痛[19]。MOG-IgG相关的ON在46%~94%的病例中表现为视盘肿胀,且通常同时累及双侧[13,15,19,22-25]。在MRI上,视神经及其周围强化很常见,但视神经周围强化也可以单独出现(图4.8)[19,20,24,26]。视神经增强通常是纵向广泛的(在一份报告中显示,80%的病例累及了50%以上的视神经),并且增强通常涉及视神经的球后

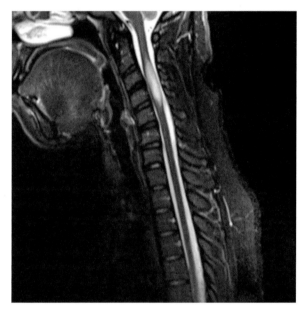

图4.7 矢状位STIR MRI显示脊髓颈段向广泛的脱髓鞘病变,并伴随脊髓中央索扩张,这是NMOSD相关病变的典型特征。(© AD Henderson 2021. All Rights Reserved.)

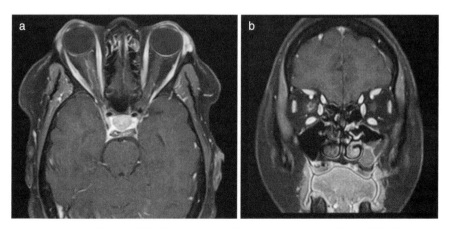

图4.8 (a)轴位和(b)冠状位T1加权增强MRI显示,在已知MOGAD患者复发的情况下,右侧神经周围增强,视神经本身不受影响。(© AD Henderson 2021.All Rights Reserved.)

段[13,19,23]。当检查视神经炎治疗试验(ONTT)的177例患者血液样本时,只有3例患者为血清MOG-IgG阳性。这三人在ON发病时均表现出视神经肿胀,其中两人在随访期间出现复发性视神经炎,均未发展为MS[22]。关于脑脊液分析,MOGAD患者可能表现出细胞增多和蛋白升高,但他们很少有MS中经常出现的寡克隆带阳性[19,20,27,28]。虽然来自ONTT的血清分析表明,MOGAD在美国可能是相对罕见的ON原因,但在某些人群中可能是更常见的原因。例如,最近一份来自日本的531例视神经炎病例的报告表明,其中10%的患者表现为MOG-IgG阳性[29]。

疾病管理

区分MS、继发于aqp4-IgG阳性的NMOSD和MOGAD至关重要,因为这些疾病的预后和治疗方法不同。aqp4-IgG阳性预示着比MOGAD或MS更差的视力预后[13-15,21,23,25,29-33]。虽然MOGAD每次ON发作视力恢复较好,但MOG-IgG阳性患者有比aqp4-IgG阳性或MS更高的复发风险[21,34]。

对于急性ON的治疗,ONTT评估了3种治疗方案:静脉滴注大剂量类固醇(甲泼尼龙250mg Ⅳ,每6小时1次,连续3天),随后改为口服中等剂量类固醇(泼尼松每天1mg/kg开始),并逐渐减量治疗、单独的口服中等剂量类固醇治疗,以及安慰剂治疗。该研究报告认为,静脉滴注大剂量类固醇可加速急性ON的恢复,但不影响最终视力预后[8,35]。此外,静脉滴注大剂量类固醇降低了ON发作后头两年内发生MS的风险,但这种获益并未持续到两年后[8]。有趣的是,与高剂量类

固醇和安慰剂治疗相比,低剂量类固醇治疗可能会增加ON复发的风险,因此,治疗急性ON时应避免使用[35]。虽然ONTT提供了大剂量类固醇静脉滴注的治疗依据,但并没有比较大剂量类固醇口服与静脉滴注的疗效。最近的研究表明,当典型ON接受静脉滴注和口服等量类固醇时,其结果、耐受性和复发率相似[36,37]。口服与静脉滴注类固醇相比,具有低成本、更方便,以及更便捷的优势,因此,口服治疗是许多典型ON病例的合理选择[37]。值得注意的是,由于口服大剂量类固醇可能伴随胃肠道副作用,因此,在口服大剂量类固醇治疗期间需要使用质子泵抑制剂(如奥美拉唑)或H_2受体阻滞剂(如法莫替丁)。虽然可采用口服大剂量类固醇治疗(如泼尼松1250mg/d,连续5天)MS相关的典型ON,但静脉滴注大剂量类固醇(甲泼尼龙每天1g,持续5天)之后改为口服逐渐减量方案,对血清反应阳性的NMOSD病例更适合[38]。此外,早期使用血浆置换,而不是将其作为对类固醇治疗反应不佳后的抢救疗法,可能会改善继发于NMOSD的ON患者的视力预后[39]。在这种情况下,早期血浆置换可与静脉滴注类固醇治疗同时使用。

在对ON进行紧急治疗后,通常需要对潜在疾病过程进行长期管理,准确识别病因对于疾病管理是必要的。现在有许多针对MS有效的治疗方法,并且可以根据病例进行个性化选择[40]。但是,针对MS的治疗方法不仅对NMOSD和MOGAD无效,而且可能引起这些疾病的恶化[41-45]。由于NMOSD复发通常造成很严重的后果,因此需要长期进行免疫抑制。任何aqp4-IgG血清反应阳性的患者都应被认为有复发的风险,因此,

建议维持免疫抑制治疗。利妥昔单抗是一种导致B细胞耗竭的CD20单克隆抗体,可以降低复发率和致残率,并具有良好的安全性和耐受性,被认为是NMOSD的一线治疗药物[38,46,47]。然而,2019年,依库珠单抗(C5补体抑制剂)成为美国食品药品监督管理局(FDA)批准的第一个用于治疗aqp4-IgG血清反应阳性的NMOSD的药物,此前,该药物在一项随机、对照试验中证明可降低复发率[48]。2020年,伊奈利珠单抗(一种抗CD19抗体)和萨特利珠单抗(一种抗白细胞介素6受体抗体)也获得批准[49,50]。

MOG-IgG阳性患者的复发率比aqp4-IgG阳性的更高,但是有些患者终身仅发病一次。持续的MOG-IgG血清反应阳性可能与复发风险有关[51]。由于某些MOGAD病例的表型与CRION相似,停用类固醇后ON复发,因此,建议在急性期大剂量治疗后的慢性期口服类固醇缓慢减量(超过3个月)[52]。MOGAD应考虑预防性长期免疫抑制治疗,特别是在视神经炎发作后视力恢复不佳的情况下[27,52]。然而,MOG-IgG血清反应阴性的患者复发风险较低,可能无法从免疫抑制治疗中获益[51]。常用的免疫抑制剂或免疫调节剂包括利妥昔单抗、硫唑嘌呤、霉酚酸酯和静脉注射免疫球蛋白(IVIg)[52]。据报道,托珠单抗对难治性MOGAD也有效[53]。尽管IVIg在预防复发方面可能比其他药物更有效,但MOGAD免疫抑制的最佳选择尚不清楚[54]。需要注意的是,对MS有效的缓解疗法可能会导致MOGAD患者的疾病活动性增加,因此应避免使用[27,54]。

病例治疗及转归

回到病例,病例1中的患者最终被诊断为MS,病例2中的患者为血清反应阳性NMOSD,病例3中的患者为MOGAD。正如这些病例所示,除非患者有绝对禁忌证,否则所有ON病例都需要行头颅及眼眶MRI平扫+增强的神经影像学检查。

结论

如上所述,ON的神经影像学特征,包括病变的位置、长度、是否存在相关的视神经周围强化,以及任何与脑或脊髓病变有关的特征,可用于指导临床寻找潜在的病因。对于临床表现典型的ON,如单侧受累、眼球转动痛、急性期视盘外观正常,以及MRI显示节段的视神经增强,特别是在头颅MRI上看到提示MS的白质病变时,则不需要进一步检查。对于非典型表现,包括双侧受累、视盘肿胀、无眼球转动痛、纵向广泛的视神经强化、神经周围受累或不提示MS的脑或脊髓病变,则需要进一步检查。检查内容包括MOG-IgG和aqp4-IgG。鉴于NMOSD的预后较差和MOGAD的高复发率,以及这两种疾病治疗方案不同,明确aqp4-IgG和MOG-IgG的结果至关重要。此外,基于细胞的检测方法具有非常高的特异性,假阳性的可能性很低。总体而言,我们同意其他人的观点,即由于缺乏治疗而导致疾病反复发作的风险超过了假阳性检测带来的风险[55]。因此,在所有ON病例中检测aqp4-IgG和MOG-IgG也是合理的。最后,建议常规排除相似的疾病,以及可能因免疫抑制治疗而加剧的潜在感染。结合患者的病史和临床表现，对莱姆病、巴尔通体、梅毒和肺结核等传染病进行鉴别；对副肿瘤综合征进行排除；对于 IgG4 相关疾病和结节病等炎症疾病也需要排除。

（苏钰　译）

参考文献

1. Optic Neuritis Study Group. Multiple sclerosis risk after optic neuritis: final optic neuritis treatment trial follow-up. Arch Neurol. 2008;65(6):727–32.
2. Taylor BV, Lucas RM, Dear K, Kilpatrick TJ, Pender MP, van der Mei IA, Chapman C, Coulthard A, Dwyer T, McMichael AJ, Valery PC, Williams D, Ponsonby AL. Latitudinal variation in incidence and type of first central nervous system demyelinating events. Mult Scler. 2010;16(4):398–405. https://doi.org/10.1177/1352458509359724.
3. Rodriguez M, Siva A, Cross SA, O'Brien PC, Kurland LT. Optic neuritis: a population-based study in Olmsted County, Minnesota. Neurology. 1995;45(2):244–50.
4. Wan MJ, Adebona O, Benson LA, Gorman MP, Heidary G. Visual outcomes in pediatric optic neuritis. Am J Ophthalmol. 2014;158(3):503–7. e502. https://doi.org/10.1016/j.ajo.2014.05.036.
5. Ambika S, Padmalakshmi K, Venkatraman V, Noronha OV. Visual outcomes and clinical manifestations of pediatric optic neuritis in Indian population: an institutional study. J Neuroophthalmol. 2018;38(4):462–5. https://doi.org/10.1097/WNO.0000000000000646.
6. Averseng-Peaureaux D, Mizzi M, Colineaux H, Mahieu L, Pera MC, Brassat D, Chaix Y, Berard E, Deiva K, Cheuret E, Kidbiosep study group. Paediatric optic neuritis: factors leading to unfavourable outcome and relapses. Br J Ophthalmol. 2018;102(6):808–13. https://doi.org/10.1136/bjophthalmol-2016-309978.
7. Waldman AT, Stull LB, Galetta SL, Balcer LJ, Liu GT. Pediatric optic neuritis and risk of multiple sclerosis: meta-analysis of observational studies. J AAPOS. 2011;15(5):441–6. https://doi.org/10.1016/j.jaapos.2011.05.020.
8. Beck RW, Cleary PA, Trobe JD, Kaufman DI, Kupersmith MJ, Paty DW, Brown CH. The effect of corticosteroids for acute optic neuritis on the subsequent development of multiple sclerosis. The Optic Neuritis Study Group. N Engl J Med. 1993;329(24):1764–9.
9. Mealy MA, Whetstone A, Orman G, Izbudak I, Calabresi PA, Levy M. Longitudinally extensive optic neuritis as an MRI biomarker distinguishes neuromyelitis optica from multiple sclerosis. J Neurol Sci. 2015;355(1–2):59–63. https://doi.org/10.1016/j.jns.2015.05.013.
10. Thompson AJ, Banwell BL, Barkhof F, Carroll WM, Coetzee T, Comi G, Correale J, Fazekas F, Filippi M, Freedman MS, Fujihara K, Galetta SL, Hartung HP, Kappos L, Lublin FD, Marrie RA, Miller AE, Miller DH, Montalban X, Mowry EM, Sorensen PS, Tintoré M, Traboulsee AL, Trojano M, Uitdehaag BMJ, Vukusic S, Waubant E, Weinshenker BG, Reingold SC, Cohen JA. Diagnosis of multiple sclerosis: 2017 revisions of the McDonald criteria. Lancet Neurol. 2018;17(2):162–73. https://doi.org/10.1016/s1474-4422(17)30470-2.
11. Wingerchuk DM, Banwell B, Bennett JL, Cabre P, Carroll W, Chitnis T, de Seze J, Fujihara K, Greenberg B, Jacob A, Jarius S, Lana-Peixoto M, Levy M, Simon JH, Tenembaum S, Traboulsee AL, Waters P, Wellik KE, Weinshenker BG, International Panel for NMO Diagnosis. International consensus diagnostic criteria for neuromyelitis optica spectrum disorders. Neurology. 2015;85(2):177–89.
12. Jarius S, Wildemann B. AQP4 antibodies in neuromyelitis optica: diagnostic and pathogenetic relevance. Nat Rev Neurol. 2010;6(7):383–92. https://doi.org/10.1038/nrneurol.2010.72.
13. Ramanathan S, Prelog K, Barnes EH, Tantsis EM, Reddel SW, Henderson AP, Vucic S, Gorman MP, Benson LA, Alper G, Riney CJ, Barnett M, Parratt JD, Hardy TA, Leventer RJ, Merheb V, Nosadini M, Fung VS, Brilot F, Dale RC. Radiological differentiation of optic neuritis with myelin oligodendrocyte glycoprotein antibodies, aquaporin-4 antibodies, and multiple sclerosis. Mult Scler. 2016;22(4):470–82.
14. Song H, Zhou H, Yang M, Wang J, Liu H, Sun M, Xu Q, Wei S. Different characteristics of aquaporin-4 and myelin oligodendrocyte glycoprotein antibody-seropositive male optic neuritis in China. J Ophthalmol. 2019;2019:4015075. https://doi.org/10.1155/2019/4015075.
15. Akaishi T, Sato DK, Takahashi T, Nakashima I. Clinical spectrum of inflammatory central nervous system demyelinating disorders associated with antibodies against myelin oligodendrocyte glycoprotein. Neurochem Int. 2019;130:104319. https://doi.org/10.1016/j.neuint.2018.10.016.

16. Scott TF, Kassab SL, Pittock SJ. Neuromyelitis optica IgG status in acute partial transverse myelitis. Arch Neurol. 2006;63(10):1398–400.

17. Hassan MB, Stern C, Flanagan EP, Pittock SJ, Kunchok A, Foster RC, Jitprapaikulsan J, Hodge DO, Bhatti MT, Chen JJ. Population based incidence of optic neuritis in the era of aquaporin-4 and myelin oligodendrocyte glycoprotein antibodies. Am J Ophthalmol. 2020;220:110–4. https://doi.org/10.1016/j.ajo.2020.07.014.

18. Kang H, Chen T, Li H, Xu Q, Cao S, Wei S. Prognostic factors and disease course in aquaporin-4 antibody-positive Chinese patients with acute optic neuritis. J Neurol. 2017;264(10):2130–40. https://doi.org/10.1007/s00415-017-8606-9.

19. Chen JJ, Flanagan EP, Jitprapaikulsan J, Lopez-Chiriboga ASS, Fryer JP, Leavitt JA, Weinshenker BG, McKeon A, Tillema JM, Lennon VA, Tobin WO, Keegan BM, Lucchinetti CF, Kantarci OH, McClelland CM, Lee MS, Bennett JL, Pelak VS, Chen Y, VanStavern G, Adesina OO, Eggenberger ER, Acierno MD, Wingerchuk DM, Brazis PW, Sagen J, Pittock SJ. Myelin oligodendrocyte glycoprotein antibody-positive optic neuritis: clinical characteristics, radiologic clues, and outcome. Am J Ophthalmol. 2018;195:8–15. https://doi.org/10.1016/j.ajo.2018.07.020.

20. Liu H, Zhou H, Wang J, Xu Q, Wei S. Antibodies to myelin oligodendrocyte glycoprotein in chronic relapsing inflammatory optic neuropathy. Br J Ophthalmol. 2019;103(10):1423–8. https://doi.org/10.1136/bjophthalmol-2018-313142.

21. Jitprapaikulsan J, Chen JJ, Flanagan EP, Tobin WO, Fryer JP, Weinshenker BG, McKeon A, Lennon VA, Leavitt JA, Tillema JM, Lucchinetti C, Keegan BM, Kantarci O, Khanna C, Jenkins SM, Spears GM, Sagan J, Pittock SJ. Aquaporin-4 and myelin oligodendrocyte glycoprotein autoantibody status predict outcome of recurrent optic neuritis. Ophthalmology. 2018;125(10):1628–37. https://doi.org/10.1016/j.ophtha.2018.03.041.

22. Chen JJ, Tobin WO, Majed M, Jitprapaikulsan J, Fryer JP, Leavitt JA, Flanagan EP, McKeon A, Pittock SJ. Prevalence of myelin oligodendrocyte glycoprotein and aquaporin-4-IgG in patients in the optic neuritis treatment trial. JAMA Ophthalmol. 2018;136(4):419–22. https://doi.org/10.1001/jamaophthalmol.2017.6757.

23. Zhao Y, Tan S, Chan TCY, Xu Q, Zhao J, Teng D, Fu H, Wei S. Clinical features of demyelinating optic neuritis with seropositive myelin oligodendrocyte glycoprotein antibody in Chinese patients. Br J Ophthalmol. 2018;102(10):1372–7. https://doi.org/10.1136/bjophthalmol-2017-311177.

24. Akaishi T, Sato DK, Nakashima I, Takeshita T, Takahashi T, Doi H, Kurosawa K, Kaneko K, Kuroda H, Nishiyama S, Misu T, Nakazawa T, Fujihara K, Aoki M. MRI and retinal abnormalities in isolated optic neuritis with myelin oligodendrocyte glycoprotein and aquaporin-4 antibodies: a comparative study. J Neurol Neurosurg Psychiatry. 2016;87(4):446–8.

25. Peng Y, Liu L, Zheng Y, Qiao Z, Feng K, Wang J. Diagnostic implications of MOG/AQP4 antibodies in recurrent optic neuritis. Exp Ther Med. 2018;16(2):950–8. https://doi.org/10.3892/etm.2018.6273.

26. Lopez-Chiriboga AS, Van Stavern G, Flanagan EP, Pittock SJ, Fryer J, Bhatti MT, Chen JJ. Myelin oligodendrocyte glycoprotein antibody (MOG-IgG)-positive optic perineuritis. Neuro-Ophthalmology. 2019;44(1):1–4. https://doi.org/10.1080/01658107.2019.1607883.

27. Jarius S, Ruprecht K, Kleiter I, Borisow N, Asgari N, Pitarokoili K, Pache F, Stich O, Beume LA, Hummert MW, Ringelstein M, Trebst C, Winkelmann A, Schwarz A, Buttmann M, Zimmermann H, Kuchling J, Franciotta D, Capobianco M, Siebert E, Lukas C, Korporal-Kuhnke M, Haas J, Fechner K, Brandt AU, Schanda K, Aktas O, Paul F, Reindl M, Wildemann B, cooperation with the Neuromyelitis Optica Study Group (NEMOS). MOG-IgG in NMO and related disorders: a multicenter study of 50 patients. Part 2: epidemiology, clinical presentation, radiological and laboratory features, treatment responses, and long-term outcome. J Neuroinflammation. 2016;13(1):280. https://doi.org/10.1186/s12974-016-0718-0.

28. Salama S, Pardo S, Levy M. Clinical characteristics of myelin oligodendrocyte glycoprotein antibody neuromyelitis optica spectrum disorder. Mult Scler Relat Disord. 2019;30:231–5. https://doi.org/10.1016/j.msard.2019.02.023.

29. Ishikawa H, Kezuka T, Shikishima K, Yamagami A, Hiraoka M, Chuman H, Nakamura M, Hoshi K, Goseki T, Mashimo K, Mimura O, Yoshitomi T, Tanaka K, Working Group on Diagnostic Criteria for Refractory Optic Neuritis Based on Neuroimmunological Perspective. Epidemiologic and clinical characteristics of optic neuritis in Japan. Ophthalmology. 2019;126(10):1385–98. https://doi.org/10.1016/j.ophtha.2019.04.042.

30. Fernandes DB, Ramos Rde I, Falcochio C, Apostolos-Pereira S, Callegaro D, Monteiro ML. Comparison of visual acuity and automated perimetry findings in patients with neuromyelitis optica or multiple sclerosis after single or multiple attacks of optic neuritis. J

Neuroophthalmol. 2012;32(2):102–6. https://doi.org/10.1097/WNO.0b013e31823a9ebc.

31. Matiello M, Lennon VA, Jacob A, Pittock SJ, Lucchinetti CF, Wingerchuk DM, Weinshenker BG. NMO-IgG predicts the outcome of recurrent optic neuritis. Neurology. 2008;70(23):2197–200.

32. Martinez-Hernandez E, Sepulveda M, Rostasy K, Hoftberger R, Graus F, Harvey RJ, Saiz A, Dalmau J. Antibodies to aquaporin 4, myelin-oligodendrocyte glycoprotein, and the glycine receptor alpha1 subunit in patients with isolated optic neuritis. JAMA Neurol. 2015;72(2):187–93. https://doi.org/10.1001/jamaneurol.2014.3602.

33. Sotirchos ES, Filippatou A, Fitzgerald KC, Salama S, Pardo S, Wang J, Ogbuokiri E, Cowley NJ, Pellegrini N, Murphy OC, Mealy MA, Prince JL, Levy M, Calabresi PA, Saidha S. Aquaporin-4 IgG seropositivity is associated with worse visual outcomes after optic neuritis than MOG-IgG seropositivity and multiple sclerosis, independent of macular ganglion cell layer thinning. Mult Scler. 2019;26(11):1360–71.

34. Pache F, Zimmermann H, Mikolajczak J, Schumacher S, Lacheta A, Oertel FC, Bellmann-Strobl J, Jarius S, Wildemann B, Reindl M, Waldman A, Soelberg K, Asgari N, Ringelstein M, Aktas O, Gross N, Buttmann M, Ach T, Ruprecht K, Paul F, Brandt AU. MOG-IgG in NMO and related disorders: a multicenter study of 50 patients. Part 4: afferent visual system damage after optic neuritis in MOG-IgG-seropositive versus AQP4-IgG-seropositive patients. J Neuroinflammation. 2016;13(1):282. https://doi.org/10.1186/s12974-016-0720-6.

35. Beck RW, Cleary PA, Anderson MMJ, Keltner JL, Shults WT, Kaufman DI, Buckley EG, Corbett JJ, Kupersmith MJ, Miller NR, Savino PJ, Guy JR, Trobe JD, McCrary JAI, Smith CH, Chrousos GA, Thompson HS, Katz BJ, Brodsky MC, Goodwin JA, Atwell CW, Group TONS. A randomized, controlled trial of corticosteroids in the treatment of acute optic neuritis. The Optic Neuritis Study Group. N Engl J Med. 1992;326(9):581–8.

36. Morrow SA, Fraser JA, Day C, Bowman D, Rosehart H, Kremenchutzky M, Nicolle M. Effect of treating acute optic neuritis with bioequivalent Oral vs intravenous corticosteroids: a randomized clinical trial. JAMA Neurol. 2018;75(6):690–6. https://doi.org/10.1001/jamaneurol.2018.0024.

37. Le Page E, Veillard D, Laplaud DA, Hamonic S, Wardi R, Lebrun C, Zagnoli F, Wiertlewski S, Deburghgraeve V, Coustans M, Edan G, Neuroscience CiWNfEi. Oral versus intravenous high-dose methylprednisolone for treatment of relapses in patients with multiple sclerosis (COPOUSEP): a randomised, controlled, double-blind, non-inferiority trial. Lancet. 2015;386(9997):974–81.

38. Trebst C, Jarius S, Berthele A, Paul F, Schippling S, Wildemann B, Borisow N, Kleiter I, Aktas O, Kumpfel T, Neuromyelitis Optica Study Group (NEMOS). Update on the diagnosis and treatment of neuromyelitis optica: recommendations of the Neuromyelitis Optica Study Group (NEMOS). J Neurol. 2014;261(1):1–16. https://doi.org/10.1007/s00415-013-7169-7.

39. Bonnan M, Valentino R, Debeugny S, Merle H, Fergé J-L, Mehdaoui H, Cabre P. Short delay to initiate plasma exchange is the strongest predictor of outcome in severe attacks of NMO spectrum disorders. J Neurol Neurosurg Psychiatry. 2018;89(4):346–51. https://doi.org/10.1136/jnnp-2017-316286.

40. Burton JM, Freedman MS. The shifting landscape of disease-modifying therapies for relapsing multiple sclerosis. J Neuroophthalmol. 2018;38(2):210–6. https://doi.org/10.1097/WNO.0000000000000659.

41. Barnett MH, Prineas JW, Buckland ME, Parratt JD, Pollard JD. Massive astrocyte destruction in neuromyelitis optica despite natalizumab therapy. Mult Scler. 2012;18(1):108–12. https://doi.org/10.1177/1352458511421185.

42. Min J-H, Kim BJ, Lee KH. Development of extensive brain lesions following fingolimod (FTY720) treatment in a patient with neuromyelitis optica spectrum disorder. Mult Scler J. 2011;18(1):113–5. https://doi.org/10.1177/1352458511431973.

43. Palace J, Leite MI, Nairne A, Vincent A. Interferon beta treatment in neuromyelitis optica: increase in relapses and aquaporin 4 antibody titers. Arch Neurol. 2010;67:1016–7. https://doi.org/10.1136/jnnp.2009.

44. Papeix C, Vidal JS, de Seze J, Pierrot-Deseilligny C, Tourbah A, Stankoff B, Lebrun C, Moreau T, Vermersch P, Fontaine B, Lyon-Caen O, Gout O. Immunosuppressive therapy is more effective than interferon in neuromyelitis optica. Mult Scler. 2007;13(2):256–9.

45. Tanaka M, Tanaka K, Komori M. Interferon-beta(1b) treatment in neuromyelitis optica. Eur Neurol. 2009;62(3):167–70. https://doi.org/10.1159/000227277.

46. Cabre P, Mejdoubi M, Jeannin S, Merle H, Plumelle Y, Cavillon G, Smadja D, Marignier R, Francophone Society of Multiple Sclerosis and OFSEP investigators. Treatment of neuromyelitis optica with rituximab: a 2-year prospective multicenter study. J Neurol.

2018;265(4):917–25. https://doi.org/10.1007/s00415-018-8771-5.

47. Shaygannejad V, Fayyazi E, Badihian S, Mirmosayyeb O, Manouchehri N, Ashtari F, Asgari N. Long-term tolerability, safety and efficacy of rituximab in neuromyelitis optica spectrum disorder: a prospective study. J Neurol. 2019;266(3):642–50. https://doi.org/10.1007/s00415-019-09180-9.

48. Pittock SJ, Berthele A, Fujihara K, Kim HJ, Levy M, Palace J, Nakashima I, Terzi M, Totolyan N, Viswanathan S, Wang KC, Pace A, Fujita KP, Armstrong R, Wingerchuk DM. Eculizumab in aquaporin-4-positive neuromyelitis optica spectrum disorder. N Engl J Med. 2019;381(7):614–25. https://doi.org/10.1056/NEJMoa1900866.

49. Cree BAC, Bennett JL, Kim HJ, Weinshenker BG, Pittock SJ, Wingerchuk DM, Fujihara K, Paul F, Cutter GR, Marignier R, Green AJ, Aktas O, Hartung H-P, Lublin FD, Drappa J, Barron G, Madani S, Ratchford JN, She D, Cimbora D, Katz E. Inebilizumab for the treatment of neuromyelitis optica spectrum disorder (N-MOmentum): a double-blind, randomised placebo-controlled phase 2/3 trial. Lancet. 2019;394(10206):1352–63. https://doi.org/10.1016/s0140-6736(19)31817-3.

50. Traboulsee A, Greenberg BM, Bennett JL, Szczechowski L, Fox E, Shkrobot S, Yamamura T, Terada Y, Kawata Y, Wright P, Gianella-Borradori A, Garren H, Weinshenker BG. Safety and efficacy of satralizumab monotherapy in neuromyelitis optica spectrum disorder: a randomised, double-blind, multicentre, placebo-controlled phase 3 trial. Lancet Neurol. 2020;19(5):402–12. https://doi.org/10.1016/s1474-4422(20)30078-8.

51. Oliveira LM, Apóstolos-Pereira SL, Pitombeira MS, Bruel Torretta PH, Callegaro D, Sato DK. Persistent MOG-IgG positivity is a predictor of recurrence in MOG-IgG-associated optic neuritis, encephalitis and myelitis. Mult Scler. 2019;25(14):1907–14.

52. Chen JJ, Bhatti MT. Clinical phenotype, radiological features, and treatment of myelin oligodendrocyte glycoprotein-immunoglobulin G (MOG-IgG) optic neuritis. Curr Opin Neurol. 2019;33(1):47–54. https://doi.org/10.1097/WCO.0000000000000766.

53. Novi G, Gastaldi M, Franciotta D, Pesce G, Benedetti L, Uccelli A. Tocilizumab in MOG-antibody spectrum disorder: a case report. Mult Scler Relat Disord. 2019;27:312–4. https://doi.org/10.1016/j.msard.2018.11.012.

54. Chen JJ, Flanagan EP, Bhatti MT, Jitprapaikulsan J, Dubey D, Lopez Chiriboga ASS, Fryer JP, Weinshenker BG, McKeon A, Tillema JM, Lennon VA, Lucchinetti CF, Kunchok A, McClelland CM, Lee MS, Bennett JL, Pelak VS, Van Stavern G, Adesina OO, Eggenberger ER, Acierno MD, Wingerchuk DM, Lam BL, Moss H, Beres S, Gilbert AL, Shah V, Armstrong G, Heidary G, Cestari DM, Stiebel-Kalish H, Pittock SJ. Steroid-sparing maintenance immunotherapy for MOG-IgG associated disorder. Neurology. 2020;95(2):e111–20. https://doi.org/10.1212/WNL.0000000000009758.

55. Seay M, Rucker JC. Neuromyelitis Optica: review and utility of testing aquaporin-4 antibody in typical optic neuritis. Asia Pac J Ophthalmol. 2018;7(4):229–34. https://doi.org/10.22608/APO.2018170.

第 5 章

外伤性视神经病变

Neil R. Miller

病例

　　一例25岁的健康男性,在清晨的一场车祸中受伤。伤后他出现意识丧失,随后昏迷数小时。入院后行CT检查,显示除右侧视神经管骨折外,其余正常。苏醒后,患者诉右眼视力丧失。该检查显示右眼视力光感,左眼视力为20/15。右眼RAPD阳性。眼底外观正常,无视盘水肿。

　　对该患者应给予何种治疗?

　　(A)观察不干预。

　　(B)全身超大剂量皮质类固醇。

　　(C)全身高剂量皮质类固醇。

　　(D)视神经管减压术。

疾病管理

　　该患者可能的诊断是右侧外伤性视神经病变(TON)。TON可分为前部,即损伤位于眼眶前部或中部的视神经,和后部,即损

伤位于眼眶后部、视神经管和(或)颅内段视神经。前部TON的典型表现为视盘水肿,同时存在视神经病变的其他证据,例如,视力丧失、色觉降低或丧失、视野缺损和RAPD阳性(损伤是单侧或非对称性时)。前部TON通常伴有伴行的血管损伤。因此,这反过来又会引起视网膜缺血或梗死、视网膜中央静脉阻塞、前部缺血性视神经病变,有时这些疾病会同时出现。后部TON的典型表现除眼底检查见视盘正常外,还存在视神经病变的临床证据。无论损伤视神经的哪个部位,TON的治疗都不是治疗原发损伤,重点在于通过减轻继发损伤来改善视力预后。无论治疗的时机和手段如何,视神经直接损伤(如贯通伤)的视力预后都非常差,其他间接损伤(如钝挫伤、非贯通伤)也是如此。若在影像学上看到蛛网膜下隙或硬膜下隙血肿位于视神经前部眶内段(前部TON)周围,此时行紧急视神经鞘开窗术可能获益[1]。

　　目前由钝挫伤导致的后部TON(即间

接损伤的后部 TON)的治疗策略包括观察无干预、口服或静脉滴注不同剂量的皮质类固醇、手术，以及手术和类固醇联合治疗[2]。但这些治疗方法尚无大样本、前瞻性、随机临床试验的证据支持[3,4]。因此，TON 患者的最佳治疗方案仍然未知[5-7]。

观察

观察不干预是 TON 患者有效的治疗选择之一，许多患者(在某些病例系列中>50%的患者)会出现自发视力提高[8-11]，甚至有报道无光感的患者在不治疗的情况下也可提高到有用的视力[9,12-14]。确实，目前无令人信服的证据表明药物或手术干预优于观察。观察不干预在患者无意识或无法进行知情同意时是一个非常好的选择。因为RAPD 在 20/20 的视力时也可能是阳性，同时，RAPD 阳性不仅会在视神经损伤时出现，在对侧视束或脑干损伤时也会出现。RAPD 阳性不一定表明眼底正常的患者存在视神经病变，也不能表明视功能损伤的严重程度，除非瞳孔直接对光反射消失，间接对光反射存在，此种情况下方能确定患眼无光感。目前，TON 仅观察不治疗的研究多为小样本的回顾性研究，且存在选择偏倚；关于如发病时视力较好的患者会倾向于选择观察，而这类患者无论如何治疗，视力恢复的可能性更高[8,10,11,14,15]。

皮质类固醇

在 20 世纪 80 年代早期，皮质类固醇被认为能减少损伤后的水肿和继发的炎症反应，因而被普遍用于后部 TON 的治疗[16]。因此，各种不同剂量的类固醇治疗方案被应用于治疗，从低剂量(每天 1~2mg/kg)口服或静脉滴注，到高剂量(1000mg/d)甲泼尼龙单次或分次，再到超大剂量(甲泼尼龙单次剂量 30mg/kg，随后的 24~48 小时，每小时 5.4mg/kg)。

基本上所有关于类固醇治疗 TON 患者的潜在有效性数据都不是来自 TON 研究本身，而是来自另一个中枢神经系统白质束——脊髓的急性损伤治疗试验[19]。1984年，Bracken 等发表了第一项国家急性脊髓损伤研究(NASCIS Ⅰ)的结果，该研究是一项前瞻性、随机试验，旨在通过比较每日高剂量甲泼尼龙(1000mg)与每日标准剂量甲泼尼龙(100mg)的治疗方案对神经系统的作用，来评估甲泼尼龙在治疗急性脊髓损伤中的作用[20]。结果发现，两组患者在神经系统结果方面无差异，但高剂量组的患者伤口感染率明显升高。

第二项美国国家急性脊髓损伤研究(NASCIS Ⅱ)是一项前瞻性、随机、安慰剂对照试验，依然主要评估甲泼尼龙在治疗急性脊髓损伤中的作用[18]。该研究中，试验组方案为脊髓损伤 8 小时内给予 30mg/kg 甲强龙，随后的 23 小时持续滴注 4mg/(kg·h)甲泼尼龙；对照组为安慰剂。研究发现，在 6 个月时超大剂量甲泼尼龙治疗组神经系统结果稍好一点儿。[译者注：此处参考文献有问题，原引用文献为 Bracken MB, Shepard MJ, Collins WF, Holford TR, Young W, Baskin DS, Eisenberg HM, Flamm E, Leo-Summers L, Maroon J, et al. A randomized, controlled trial of methylprednisolone or naloxone in the treatment of acute spinal-cord injury. Results of the Second National Acute Spinal Cord Injury Study. N Engl J Med. 1990 May 17;322(20):1405-11;原文剂量应为5.4mg/(kg·h);原文研究发现6个月时,在损伤8小时内给予超大剂量甲泼尼龙治疗组患者的神经系统较安慰剂组显著改善。损伤超过8小时再给予纳洛酮或甲泼尼龙治疗的患者,其神经系统结果与安慰剂组比较无差异。]

第三项研究(NASCIS Ⅲ)也表明,超大剂量类固醇治疗对急性脊髓损伤有益,但该研究无安慰剂对照[21]。虽然缺乏安慰剂对照,但许多专家认为,这项研究进一步强化和阐明了超大剂量类固醇在急性脊髓损伤中的应用(并推断其在TON中的应用)[19]。

NASCIS系列研究结果发表后,许多作者发表了病例报告,或小的、回顾性病例的系列研究,表明类固醇在TON的治疗中是有效的。但不幸的是,这些研究缺乏科学性,同时有多种类型的偏倚。为了解决这个问题,国际视神经外伤研究(IONTS)应运而生。

IONTS是最大的前瞻性TON治疗方案研究,包括16个国家的76个研究中心。研究最初的设计是分为两组:高剂量类固醇(1000 mg/d)组与去除视神经管以进行视神经减压的手术组。该研究没有设立对照(观察)组,因为研究设计者认为,不进行干预不符合伦理要求。不幸的是,2年后研究者发现,即使再继续进行几年研究,入组的患者数量仍难以满足研究检验效能。因此,该研究转变为一项对间接性TON受伤7天内接受治疗的观察性研究。133例患者纳入研究,其中127例(95%)患者为单侧视神经损伤。在这133例患者中,9例患者未接受治

疗,85例患者接受了不同剂量的类固醇治疗,33例患者接受了不同术式的视神经管减压术(其中32例患者同时给予了不同剂量的类固醇)。试验的主要终点为评估治疗至少1个月后的最后一次视力检查结果,视力提高至少3行定义为治疗有效。最终,104例(78%)患者在治疗至少1个月后进行了评估,研究者发现,3组间视力改善无明显的统计学差异。具体来说,就类固醇治疗而言,在仅接受类固醇治疗的患者中,52%的患者视力提高了至少3行,而在观察组中,57%的患者视力同样提高至少3行[8]。

近期在英国进行的一项针对TON的监测研究与IONTS的研究结果一致,在该项研究的121例TON患者中,20%未治疗组患者和24%治疗组患者视力改善至少3行[10]。

2000年,在IONTS结果发表后不久,另一项前瞻性、随机、安慰剂对照试验的结果也发表了,该试验的目的是比较急性脊髓损伤患者使用超大剂量类固醇治疗和不治疗(仅观察)的有效性[22]。该项研究在法国纳入了106例患者,研究结果表明,在急性脊髓损伤的患者中,使用超大剂量类固醇(参照NASCIS Ⅱ的使用指南)的患者与未治疗的患者神经系统结果无差别,且使用超大剂量类固醇的患者发生并发症的比例增加。因此,作者建议使用超大剂量类固醇治疗急性脊髓损伤的方案应进行修订。同时,对早期NASCIS试验结果的质疑不断增加,包括统计学方法、回顾性研究带来的偏倚、数据的不公开降低了试验结果的可信度,因此,不推荐类固醇用于急性脊髓损伤的治疗[23,24]。

不久后,在严重脑外伤后皮质类固醇随机(CRASH)试验中,学者们研究了超大剂

量类固醇在脑外伤治疗中的作用(即,负荷剂量为2g甲泼尼龙或安慰剂,随后48小时内每小时0.4g甲泼尼龙作为维持剂量)。该试验为针对脑外伤最大的临床试验,纳入了格拉斯昏迷评分量表≤14的10 008例成年脑外伤患者,所有患者在伤后8小时内开始治疗,且在48小时的治疗期内,患者被随机分配到皮质类固醇组或安慰剂组。该试验的最初目标是纳入20 000例脑外伤患者,但因发现无论受伤的严重程度如何,甲泼尼龙治疗组的死亡率均明显增加,该试验被提前终止[25, 26]。

基于法国[22]和CRASH试验[25, 26]的结果,神经外科医生大会在2013年公开发表了一份声明,谴责在创伤性脊髓损伤中使用超大剂量类固醇,同时因考虑到"出版数据的遗漏"和"回顾性事后分析",将许多支持超大剂量皮质类固醇使用的证据从Ⅰ级降至Ⅲ级[19]。作者还表示了对这些研究数据的担忧,这些研究显示,接受更高剂量皮质类固醇治疗的受试者有并发症和死亡率增加的趋势。

2013年,一项详尽的Cochrane综述仅找到了一项小的前瞻性、随机、安慰剂对照试验,研究全身用皮质类固醇在TON中的治疗作用[3]。Entezari等进行了该项研究,报道了31例TON患者的31只眼在伤后7天内随机分为治疗组(16只眼)和安慰剂组(15只眼),并比较了两组的视力预后结果。治疗组每6小时静脉滴注250 mg甲泼尼龙,连续3天,随后改为口服泼尼松龙1 mg/(kg·d),共14天。安慰剂组每6小时静脉滴注50 mL生理盐水,共3天,随后改为口服安慰剂,共14天。视力改善的定义为,在3个月时最终视力提高至少0.4 logMAR。虽然与最初视力相比,两组的最终视力明显改善(治疗组P<0.001;安慰剂组P =0.010),但两组间最终视力的差异无显著的统计学意义。类固醇组中68.8%的患者视力明显改善,而安慰剂组中53.3%的患者视力明显改善(P = 0.38)[15]。

根据当前已有的证据,超大剂量类固醇在TON治疗中似乎无用,高剂量甲泼尼龙在TON中使用的证据较少。

手术

尚缺乏手术治疗TON的前瞻性、随机、安慰剂对照试验[3]。理论上,因视神经直接损伤导致的视力丧失,这种情况下轴突横断,无法通过任何当前的手术技术逆转。同样,除硬膜下隙或蛛网膜下腔出血引起的视神经受压(此时视神经完整)可通过视神经鞘开窗术治疗外,其他前部间接性TON也不会从手术中获益[1]。

多种机制可导致后部间接性TON。弥漫性眶内出血、多处眼眶或后部视神经鞘血肿和眶气肿这些情况虽然不是常见的导致视神经间接损伤的机制,但被广泛认可。发生这些情况时,尤其当有证据表明存在迟发或进行性视力丧失时,应进行手术治疗,包括视神经鞘开窗术、局部血肿或空气去除术、外眦切开术、根据假定的损伤机制通过外侧或中部进行眶减压术[1, 27, 28]。

不幸的是,在后部间接性TON中,视神经的最常受损部位位于视神经管。因管内段视神经通过硬脑膜固定到管内的骨膜上,导致管内段视神经是外伤最易损伤的部位。理论上,管内段视神经对压迫和

(或)骨折、血肿扩张、水肿等导致的剪切力也很敏感。因此,当管内段视神经损伤时,有时建议进行视神经管减压术。如有手术指征,应在伤后立即或48小时内手术治疗[29];然而,迄今为止尚无有力的研究证据表明视神经管减压术的益处[8,10]。IONTS研究显示,视神经管减压组有32%的单眼TON患者视力提高3行及以上,而观察组和类固醇组分别为57%和52%[8]。各组间差异无显著统计学意义。此外,该项研究不是随机对照试验,因此存在治疗选择偏倚,如严重视力丧失且其他神经系统完好的患者比视力下降不严重且存在其他神经系统损伤的患者更有可能接受手术治疗。在一项非随机化研究中,Fukado报道了进行视神经管减压术的TON患者视力明显改善的比例非常高[30];然而,此结果与其他大多数研究结果不一致。同样,一些非随机研究也报道了进行视神经管减压术的TON患者视力明显改善的情况,鉴于潜在的选择偏倚、时间偏倚,以及其他方法学错误,这些研究很难令人信服[31-33]。

鉴于视神经管减压术的治疗效果不明,故进行视神经管减压术应慎重,仅在如下情况下进行减压术治疗:患者伤后视力正常、随后恶化或明显进行性视力下降;影像学检查清晰显示视神经管骨折;后筛窦和(或)蝶窦的损伤与视神经相邻。最重要的一点是,患者在充分了解视神经管减压术的治疗效果不确定,且存在潜在的风险(例如,视力进一步下降,损伤其他神经血管组织)后,仍然同意视神经管减压术治疗[34]。如前所述,对于无意识的患者,一般不应进行视神经管减压术,因患者不能进行知情同意,也无法评估患者的视力,但患眼瞳孔直接光反射消失而间接光反射存在时例外。然而,此种情况下,也有人会质疑患者此时视力极差,不应尝试手术治疗。此外,若在这种情况下进行了手术,患者醒来后发现视力丧失,即使家属签署了知情同意,患者及其家属也可能会质疑治疗的适当性。因此,在这种情况下,术前的视觉诱发电位检查(VEP)可能是有益的,如果患眼VEP无波形,而另一眼VEP波形正常,就会让患者及其家属相信术前患眼确实失明。

有多种术式可对视神经管内的视神经进行减压,最常用的是经筛骨路径[29,35],包括鼻内镜[36]、鼻外筛窦切除或经颈入路[37]。使用这种方法,可以去除视神经管的中下壁[38]。这是创伤性最小的手术方式。另一种方法是经眶上额下入路,去除视神经管的顶部。此种方法在前床突骨折时最有用,同时还可以开放镰状硬脑膜皱襞[39]。

Sofferman提供了充分实施视神经管减压术的标准,包括:①至少要去除50%的视神经管骨性周长;②沿着视神经管的整个骨头都要移除;③全纵切包括Zinn环在内的硬脑膜鞘[40,41]。然而,我们对第三项建议持怀疑态度。

结论

鉴于目前对最佳的TON治疗方案认识不足,无论患眼视力损伤程度如何,对部分甚至所有TON患者进行观察均是合适的。另外,提倡"类固醇无害"的观念是不正确的,尤其是"超大剂量"类固醇。虽然没有证据表明高剂量类固醇(如1000 mg/d甲泼尼龙)对TON患者的视力恢复有害,但确定的是,没有证据证明其有益。就手术而言,有极少的患者眼眶或视神经鞘内会出现筋膜室综合征,尤其是新发的和(或)进行性的,应立即进行视神经开窗术。在确定或推断视神经管内段受损时,尤其是出现迟发视力下降或视力下降进行性加重时,立即进行视神经管减压术是合理的,但仍应和患者及其家属进行充分的讨论和知情同意。除了瞳孔直接对光反射消失、间接对光反射存在的患者,对其他无意识患者不应采取任何治疗措施。而对于瞳孔直接对光反射消失、间接对光反射存在的无意识患者,需进行术前VEP检查,若患眼无任何波形,而对侧眼有正常波形反应,则提示患眼确实失明,且治疗不太可能改善视力[42-45]。

针对治疗外伤性和缺血性CNS损伤的各种机制,研发神经保护药物是神经科学梦寐以求的目标。然而,经历了数十年的研究,尽管已很好地理解了细胞凋亡和死亡通路,仍缺乏临床验证有效的治疗外伤性CNS损伤(包括TON)的神经保护或再生手段[46,47]。此外,不同类型的损伤对不同的治疗反应也不同。进行大样本、前瞻性、随机、安慰剂对照试验,探索治疗TON的最佳方法难度较大,IONTS的失败就说明了设计和实施上的技术困难。尽管如此,由于不同的原发损伤、继发损伤甚至细胞损伤和凋亡的三级机制的融合通路在TON中的作用越来越清晰,我们对出现新的治疗方案充满希望。在此之前,治疗TON的亘古不变的主题应是"宁缺毋滥"。

(陈婷 译)

参考文献

1. Mauriello JA, DeLuca J, Krieger A, Schulder M, Frohman L. Management of traumatic optic neuropathy–a study of 23 patients. Br J Ophthalmol. 1992;76:349–52.
2. Steinsapir KD, Goldberg RA. Traumatic optic neuropathy: an evolving understanding. Am J Ophthalmol. 2011;151:928–33.
3. Yu-Wai-Man P, Griffiths PG. Steroids for traumatic optic neuropathy. Cochrane Database Syst Rev. 2013;6:CD006032.
4. Yu-Wai-Man P, Griffiths PG. Surgery for traumatic optic neuropathy. Cochrane Database Syst Rev. 2013;6:CD005024.
5. Arnold A. Symposium on the treatment of traumatic optic neuropathy resolved: corticosteroids should not be used. The 2nd World Congress on Controversies in Ophthalmology (COPHy), Barcelona, Spain, March 3–6, 2011. Available at: http://www.comtecmed.com/cophy/2011/Uploads/assets/arnold.pdf
6. Berestka JS, Rizzo JFI. Controversy in the management of traumatic optic neuropathy. Int Ophthalmol Clin. 1994;34:87.
7. Volpe NJ, Levin L. How should patients with indirect traumatic optic neuropathy be treated? J Neuroophthalmol. 2011;31:169–74.
8. Levin L, Beck RW, Joseph MP, Seiff S, Kraker R. The treatment of traumatic optic neuropathy. Ophthalmology. 1999;106:1268–77.
9. Hughes BB. Indirect injury of the optic nerves and chiasma. Bull Johns Hopkins Hosp. 1962;111:98–126.
10. Lee V, Ford RL, Xing W, Bunce C, Foot B. Surveillance of traumatic optic neuropathy in the UK. Eye (Lond). 2010;24:240–50.
11. Yip C-C, Chng N-W, Au Eong K-G, Heng W-J, Lim T-H, Lim W-K. Low-dose intravenous methylprednisolone or conservative treatment in the management of traumatic optic neuropathy. Eur J Ophthalmol. 2002;12:309–14.
12. Lessell S. Indirect optic nerve trauma. Arch Ophthalmol. 1989;107:382.
13. Hooper RS. Orbital complications of head injury. Br J Surg. 1951;39:126–38.
14. Wolin MJ, Lavin PJ. Spontaneous visual recovery from traumatic optic neuropathy after blunt

head injury. Am J Ophthalmol. 1990;109:430–5.

15. Entezari M, Rajavi Z, Sedighi N, Daftarian N, Sanagoo M. High-dose intravenous methyl-prednisolone in recent traumatic optic neuropathy; a randomized double-masked placebo-controlled clinical trial. Graefes Arch Clin Exp Ophthalmol. 2007;245:1267–71.

16. Anderson RL, Panje WR, Gross CE. Optic nerve blindness following blunt forehead trauma. Ophthalmology. 1982;89:445–55.

17. Seiff SR. High dose corticosteroids for treatment of vision loss due to indirect injury to the optic nerve. Ophthalmic Surg. 1990;21:389–95.

18. Bracken MB, Shepard MJ, Collins WF, Holford TR, Young W, Baskin DS, et al. A randomized, controlled trial of methylprednisolone or naloxone in the treatment of acute spinal-cord injury. N Engl J Med. 1990;323:1207–9.

19. Hurlbert RJ, Hadley MN, Walters BC, Arabi B, Dhall S, Gelb DE, et al. Pharmacological therapy for acute spinal cord injury. Neurosurgery. 2013;72:93–105.

20. Bracken MB, Collins WF, Freeman DF, Shepard MJ, Wagner FW, Silten RM, et al. Efficacy of methylprednisolone in acute spinal cord injury. JAMA. 1984;251:45.

21. Bracken MB, Shepard MJ, Holford TR, Leo-Summers L, Aldrich EF, Fazl M, et al. Administration of methylprednisolone for 24 or 48 hours or tirilazad mesylate for 48 hours in the treatment of acute spinal cord injury. Results of the third national acute spinal cord injury randomized controlled trial. National Acute Spinal Cord Injury Study. JAMA. 1997;277:1597–604.

22. Pointillart V, Petitjean ME, Wiart L, Vital JM, Lassié P, Thicoipé M, et al. Pharmacological therapy of spinal cord injury during the acute phase. Spinal Cord. 2000;38:71–6.

23. Coleman WP, Benzel E, Cahill DW, Ducker T, Geisler F, Green B, et al. A critical appraisal of the reporting of the National Acute Spinal Cord Injury Studies (II and III) of methylprednisolone in acute spinal cord injury. J Spinal Disord. 2000;13:185.

24. Hurlbert RJ. Methylprednisolone for acute spinal cord injury: an inappropriate standard of care. J Neurosurg. 2000;93(Suppl 1):1–7.

25. Roberts I, Yates D, Sandercock P, Farrell B, Wasserberg J, Lomas G, et al. Effect of intravenous corticosteroids on death within 14 days in 10008 adults with clinically significant head injury (MRC CRASH trial): randomised placebo-controlled trial. Lancet. 2004;364(9442):1321–8.

26. Edwards P, Arango M, Balica L, Cottingham R, El-Sayed H, Farrell B, et al. Final results of MRC CRASH, a randomised placebo-controlled trial of intravenous corticosteroid in adults with head injury-outcomes at 6 months. Lancet. 2005;365:1957–9.

27. Jordan DR, White GL, Anderson RL, Thiese SM. Orbital emphysema: a potentially blinding complication following orbital fractures. Ann Emerg Med. 1988;17:853–5.

28. Liu D. A simplified technique of orbital decompression for severe retrobulbar hemorrhage. Am J Ophthalmol. 1993;116:34–7.

29. Wohlrab T-M, Maas S, De Carpentier JP. Surgical decompression in traumatic optic neuropathy. Acta Ophthalmol Scand. 2002;80:287–93.

30. Fukado Y. Results in 400 cases of surgical decompression of the optic nerve. Mod Probl Ophthalmol. 1975;14:474–81.

31. Niho S, Niho M, Niho K. Decompression of the optic canal by the transethmoidal route and decompression of the superior orbital fissure. Can J Ophthalmol. 1970;5:22–40.

32. Matsuzaki H, Kunita M, Kawai K. Optic nerve damage in head trauma: clinical and experimental studies. Jpn J Ophthalmol. 1982;26:447–61.

33. Joseph MP. Extracranial optic nerve decompression for traumatic optic neuropathy. Arch Ophthalmol. 1990;108:1091.

34. Onofrey CB, Tse DT, Johnson TE, Neff AG, Dubovy S, Buck BE, et al. Optic canal decompression: a cadaveric study of the effects of surgery. Ophthal Plast Reconstr Surg. 2007;23:261–6.

35. Goldberg RA, Steinsapir KD. Extracranial optic canal decompression: indications and technique. Ophthal Plast Reconstr Surg. 1996;12:163.

36. Horiguchi K, Murai H, Hasegawa Y, Mine S, Yamakami I, Saeki N. Endoscopic endonasal trans-sphenoidal optic nerve decompression for traumatic optic neuropathy--technical note. Neurol Med Chir (Tokyo). 2010;50:518–22.

37. Sofferman RA. Transnasal approach to optic nerve decompression. Oper Tech Otolaryngol Head Neck Surg. 1991;2:150–6.

38. Levin LA, Joseph MP, Rizzo JF, Lessell S. Optic canal decompression in indirect optic nerve trauma. Ophthalmology. 1994;101:566–9.

39. Steinsapir KD, Goldberg RA. Traumatic optic neuropathy. Surv Ophthalmol. 1994;38:487–518.

40. Sofferman RA. An extracranial microsurgical approach to the optic nerve. J Microsurg. 1979;1:195–202.

41. Sofferman RA. Sphenoethmoid approach to the optic nerve. Laryngoscope. 1981;91:184–96.

42. Mahapatra AK, Bhatia R. Predictive value of visual evoked potentials in unilateral optic nerve injury. Surg Neurol. 1989;31:339–42.

43. Mahapatra AK. Visual evoked potentials in optic nerve injury. Does it merit a mention? Acta Neurochir (Wien). 1991;112:47–9.

44. Agarwal A, Mahapatra AK. Visual outcome in optic nerve injury patients without initial light perception. Indian J Ophthalmol. 1999;47:233–6.

45. Holmes MD, Sires BS. Flash visual evoked potentials predict visual outcome in traumatic optic neuropathy. Ophthal Plast Reconstr Surg. 2004;20:342–6.

46. Levin L. Traumatic optic neuropathy. In: Roy FH, Fraunfelder FW, Fraunfelder FT, editors. Roy and Fraunfelder's Current Ocular Therapy. 6th ed. Philadephia: Saunders; 2007;587–8.

47. Miller NR. Optic nerve protection, regeneration, and repair in the 21st century: LVIII Edward Jackson Memorial lecture. Am J Ophthalmol. 2001;132:811–8.

第 **6** 章

视乳头水肿

Andrew R. Carey

病例

一例19岁男性患者,因双眼视乳头水肿转诊。该患者因皮疹服用米诺环素,一个月后每天都出现剧烈的头痛。头痛呈搏动性,伴有恶心、呕吐。患者否认搏动性耳鸣、短暂性视物模糊和复视。患者的体重指数(BMI)值为36.8。双眼视力1.0,色觉正常,自动视野计显示双眼生理盲点扩大(图6.1),双眼视乳头水肿Frisen分级为4级(图6.2)。

下一步最重要的处理是什么?

(A)彩色眼底摄影。

(B)腰穿脑脊液压力测定及脑脊液分析。

(C)血管造影神经影像检查。

(D)视盘光学相干断层扫描(OCT)。

(E)药物治疗头痛。

疾病管理

结合病史,该患者是典型的药物引起的颅内压升高,但同时该患者较为肥胖,提示其可能有潜在的特发性颅内高压,以及其他继发性原因需要排除。正确答案是(C)血管造影神经影像检查,这是评估视乳头水肿的第一步,目的是确认是否存在颅内占位性病变或静脉窦血栓,以及明确颅内压(ICP)升高的征象。应迅速施行神经影像学检查;但是对于有慢性症状、轻度视乳头水肿和典型的特发性颅内高压人口学特征的患者,可于1~2周内在门诊检查。该患者接受了头颅MRI平扫和增强扫描,以及磁共振静脉造影,结果显示横向硬脑膜窦血栓形成。高凝状态检查结果为阴性,血栓形成被认为是继发于药物引起的颅内压升高。

假性视乳头水肿

区分真假视乳头水肿以确定哪些患者需要进行进一步检查至关重要。一项对34例怀疑视盘水肿而转诊的儿童的研究发现,

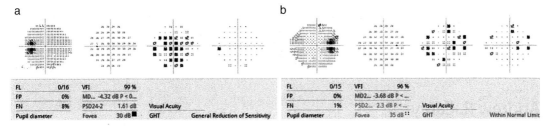

图6.1 右眼（a）和左眼（b）的自动视野检查显示双眼生理盲点扩大，左眼视敏度普遍降低。（©AR Carey 2020. All Rights Reserved.）

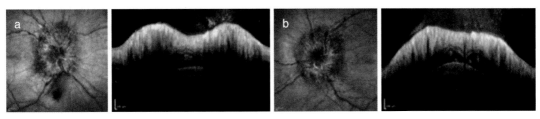

图6.2 右眼（a）和左眼（b）的视神经红外成像及海德堡OCT显示双眼重度视盘水肿和严重的弥漫性视盘周围视网膜神经纤维层增厚。（©AR Carey 2020. All Rights Reserved.）

94%的儿童存在假性视乳头水肿，真性视乳头水肿仅有6%[1]。假性视乳头水肿可由视盘倾斜、胶质增生、有髓神经纤维和视盘玻璃疣所致。第17章将讨论视盘玻璃疣。假性视乳头水肿的临床表现包括自发的静脉搏动；无视盘出血和Paton线。视盘边缘血管清晰；小视盘；正常厚度的视网膜神经纤维层，尤其是视盘鼻侧变薄，颞侧增厚提示倾斜视盘；缺乏颅内压升高的临床症状。然而，即使两者鉴别点如此之多，一些早期真性视乳头水肿也难以与假性视乳头水肿区分开。需要密切随访或行神经影像学检查，以排除颅内占位和颅内压升高（图6.3）。彩色眼底摄影和（或）OCT可用于监测视乳头水肿的变化及分级（图6.4）。

除假性视乳头水肿外，双眼前部视神经炎是引起视乳头水肿误诊的一种重要疾病。儿童视神经炎通常是双侧的（比例高达72%），且儿童（约50%）较成年人（33%）更容易出现视盘水肿[2]。虽然93%的成年视神经炎患者有眼球转动痛，但只有33%的儿童可能出现这种情况[2]。而且，28%的视神经炎患儿的颅内压可能>28cmH$_2$O，这使前部视神经炎和视乳头水肿的鉴别诊断更为困难[3]。因此，对于双眼视盘水肿的患儿，视神经炎是需要鉴别诊断的疾病之一。视神经炎特征性的临床症状是视力和色觉下降，而这在视乳头水肿中较晚出现[2]。视神经炎的处理在本书第4章中讨论。

脑室性因素

许多先天性因素可引起颅内压升高和视乳头水肿，其中最常见的原因是脑积水（HCP）[4]。先天性脑积水最典型的病因是脑导水管畸形，通常采用脑室腹腔分流术来治疗。Chiari畸形Ⅰ型也可出现HCP和视乳头水肿的表现，通常以枕下减压术治疗。

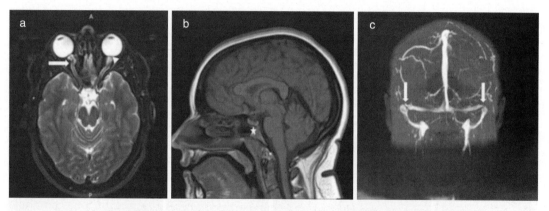

图 6.3 颅内压升高的 MRI 检查结果。(a)T2 加权脂肪饱和轴位图像显示视神经鞘扩张和迂曲(箭头所示)，眼球后部增宽(三角箭头所示)。(b)T1 加权矢状位图像显示垂体凹陷，提示空蝶鞍(星标所示)。(c)冠状位磁共振静脉造影显示双侧横静脉窦狭窄(箭头所示)。(©AR Carey 2020. All Rights Reserved.)

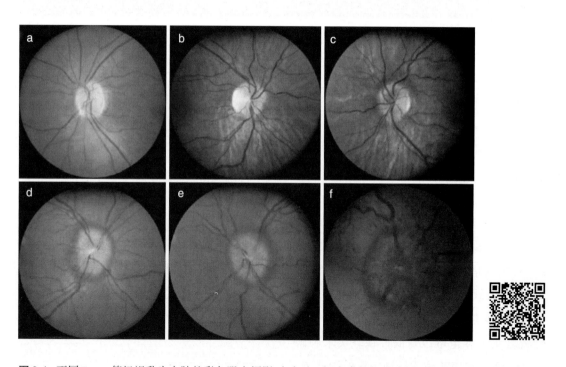

图 6.4 不同 Frisen 等级视乳头水肿的彩色眼底摄影。(a)0 级：视盘鼻侧轻度模糊。(b)1 级：270°视盘边缘模糊，但颞侧视盘边界清晰。(c)2 级：360°视盘边缘模糊，但未遮蔽血管。(d)3 级：360°视盘边缘模糊及遮蔽小血管，1/4 象限视盘边缘的大血管被遮蔽。(e)4 级：360°视盘水肿，多个象限视盘大血管被遮蔽。(f)5 级：视盘上的所有血管都被遮蔽。(©AR Carey 2020. All Rights Reserved.)

HCP和Chiari畸形Ⅰ型可能到成年后才会发病,但延迟发病的因素尚不明确。第三种可能造成小儿HCP的原因是颅缝早闭,通常以颅骨成形术进行治疗[5]。视乳头水肿在小儿HCP中的发病率不一,可能与年龄(在1岁以下的患者中,低至25%)[5]及病因有关[6]。如果颅骨成形术后视乳头水肿持续存在(1%~5%的病例)[5],则需要进行CSF分流术。

获得性小儿HCP最常见的原因是颅内肿瘤(59%)、先天性异常(19%)、颅内出血(13%)或感染(9%)[7]。虽然视乳头水肿可能会在脑肿瘤治疗后得以缓解,但是高达66%的患者仍持续存在,可能是由于术后组织碎片堵塞了CSF流出口,需要行CSF分流术[8]。

成年人肿瘤可通过多种机制导致颅内压升高:肿瘤和继发性脑水肿占据颅内空间,脑室系统或中脑导水管受压导致HCP,静脉流出系统受压,蛛网膜绒毛堵塞影响CSF的吸收。在这些情况下,HCP可以通过CSF分流或第三脑室造瘘术进行治疗,但是上述手术方式可能引起恶性颅内肿瘤的腹腔种植,需要引起关注。

血管性因素

硬脑膜静脉高压可影响CSF的重吸收,从而导致ICP升高,可由血栓形成、狭窄、动静脉瘘、外部压迫静脉系统所致,很少由颅外静脉窦血栓形成或颈静脉、上腔静脉狭窄引起。

与成年人相比,儿童硬脑膜静脉窦血栓形成(DVST)的发生率更高,可能因为儿童有更高的中耳炎罹患率。中耳炎症可通过颞骨岩尖进入邻近的乙状窦[9]。在土耳其的一项研究中,30%的颅内高压患儿存在DVST[10]。14%的儿童隐匿性DVST与特发性颅内高压的临床表现相似[11]。儿童DVST可能会出现急性头痛、视物模糊、外斜或复视,并可出现严重的视乳头水肿。值得注意的是,40%的病例可能发生在新生儿期,表现为发热、癫痫发作和意识水平低下[9]。超急性表现包括癫痫发作、意识丧失、脑出血和脑疝,这些患者有10%的永久性严重残疾风险和33%的死亡风险[12]。

成年人的其他危险因素包括产褥期、血液系统恶性肿瘤、贫血和颅骨骨折[12,13]。MRI和CT可发现DVST的征象,但MR静脉造影和CT静脉造影对DVST的敏感性更高(或相等)。传统的血管造影检查对DVST的确诊是不必要的[12]。

DVST的急性期治疗包括抗凝治疗[12]。抗凝治疗应持续3~12个月[12]。并发的中耳炎需要使用抗生素治疗。89%的神经白塞病可并发DVST,但是对于没有免疫因素的疾病,没有证据表明类固醇可以改善疗效[12,14]。腰大池引流术和CSF分流术尚未显示能改善由DVST引起的严重表现的患者预后;但是,视乳头水肿引起严重视力丧失的患者可能仍需要腰大池引流术或CSF分流术,而即将发生脑疝的患者需要颅骨减压术[12]。动脉内溶栓和静脉血栓切除的血管内治疗是试验性的,对于静脉抗凝后临床症状恶化的患者可以考虑使用[15]。与IIH类似的是,3级以上视乳头水肿的DVST患者,其不可逆性视力丧失风险将增加[16],因此,也可能需要药物治疗降低ICP。

94%的IIH患者和3%的正常人可出现双侧硬脑膜静脉窦狭窄。其中最常见的部位是横窦和横窦-乙状窦交界处[17]。横窦狭窄在 Chiari 畸形Ⅰ型患者中也有发现,并与更扁平的垂体相关,提示其与 ICP 有一定关联[18]。然而,34%~100%的慢性头痛患者可能出现双侧横窦狭窄,在一项研究中,这些头痛患者中只有 14%的患者 ICP>25 cmH₂O,43%的患者处于临界值[19]。对于高 ICP 的情况,目前尚不清楚静脉窦狭窄是一种既有的情况,还是一种刺激因素,抑或是继发于 ICP 升高引起的蛛网膜颗粒外源性压迫。在一些患者中,可能存在一个以上的致病因素。但是不管血管狭窄的病因是什么,静脉测压检查通常会发现整个血管狭窄处有明显的压差,并在支架植入术后得到解决。此外,在支架植入术中同时进行的 ICP 监测表明,支架植入术后,ICP 几乎瞬间降低[20-21]。一项对接受支架植入术患者进行的 Meta 分析显示,50%的患者视乳头水肿可治愈,另外 20%的患者视乳头水肿得到改善[22]。49%的患者 OCT 检查显示视盘周围 RNFL 厚度正常化,80%的患者视野好转,73%的患者头痛改善[22]。接受支架植入术的患者需要接受双重抗血小板治疗,最好在手术前 1 周开始,并在支架植入术后继续用药 3~6 个月,然后再进行阿司匹林单药治疗 6 个月或更长时间,以防止支架血栓形成[22]。支架植入的并发症可能包括 14%的患者出现新型头痛,1%的患者出现支架血栓(可能是致命的),2%的患者出现支架内狭窄,9%~32%的患者出现支架邻近处狭窄(需要额外治疗)。很少有小儿 IIH 的支架植入治疗的报道。然而,有报道用支架植入成功治疗 IIH 引起的严重的视乳头水肿,7 例患者中有 6 例得到改善[23,24]。还有研究表明,支架植入治疗可成功治疗脑

膜瘤导致的外源性血管狭窄[25]。据报道,支架植入术适用于急性和慢性 DVST,其中 20%有手术并发症,5 个急性病例的失败率为 40%,17 个慢性病例的并发症率为 12%,其中一个病例的并发症是致命的[26,27]。

硬脑膜动静脉瘘(DAVF)占颅内动静脉畸形的 15%,每年的发病率为 10 万分之 0.15~0.3,是 ICP 升高和视乳头水肿的罕见病因[28]。后天性动静脉瘘在男性中更常见,与头部创伤有关。ICP 升高可能是多因素造成的,如动脉压力传入静脉系统、硬脑膜窦狭窄和(或)血栓形成[28]。使用 CT 或 MR 的无创血管成像可以显示出血、脑水肿和静脉充血、狭窄或闭塞。但是传统的血管造影仍然是金标准,可以提供有关动脉供血、血流途径和静脉引流的重要信息[28]。98.5%的无皮质静脉引流的 DAVF(Borden 1 型)是良性的(不包括有海绵窦引流的 DAVF)。有皮质静脉引流的 DAVF(Borden 2 型或 3 型)表现为更严重的病程,其颅内出血和临床症状因皮质静脉引流位置不同而异[28]。治疗可能包括支架植入、立体定向放疗和栓塞治疗[29]。

药物性因素

药物引起继发性颅内高压的确切机制尚不清楚。常见的高风险药物是痤疮药物,如四环素(及其衍生物多西环素和米诺环素)和维生素 A 衍生物(维 A 酸)[30]。此外,环孢素(常用于骨髓和器官移植的免疫抑制药物)和锂(情绪稳定剂)也被认为与视乳头水肿有关[31]。一些患者在停药后可能会迅速恢复,但有些患者则会出现慢性病程。伴有严重症状、视力丧失或高度视乳头水肿的患

者需要用降低ICP的药物进行治疗。确定药物与颅内压升高的作用关系较为困难。在没有其他风险因素的情况下，若患者在开始用药后突然出现ICP升高的相关症状，可以据此推断两者之间有密切关联。但是有些患者可能有潜在的轻度IIH，而药物治疗是一个加重因素，还有患者可能有明显的IIH，只是恰好使用了引起颅内压升高的高风险药物。

脑脊液性因素

如前所述，蛛网膜绒毛（对CSF起重新吸收的作用）可因肿瘤性或炎症性碎片（如细胞、蛋白质和血液）堵塞而受损。在诊断IIH之前，CSF分析是排除这些疾病的金标准。细菌性脑膜炎通常表现为急性，而莱姆病、梅毒和隐球菌则引起更缓慢的病程。这些疾病的相关内容将在第8章中讨论。慢性炎症性脑膜炎需要对基础疾病进行治疗，并可能需要对升高的ICP进行处理。

成年IIH患者中大约95%是女性。90%的成年IIH患者超重或肥胖，视力丧失的风险与BMI有关。发病的高峰年龄为33岁[32,33]。成年人IIH的发病率在普通人群中为10万分之0.9，在肥胖女性中为10万分之19[11]。65%~85%的患者出现的症状是头痛，其次是偶发性视乳头水肿（30%~48%）。视乳头水肿通常为双眼，因此，单眼视盘水肿应考虑其他诊断。但是，双眼视乳头水肿可不对称，4%的患者Frisen分级相差2级或以上[34]。1985年Dandy标准修订版的IIH诊断标准包括ICP升高的症状和体征、无局部神经功能障碍（展神经麻痹除外）、CSF压力升高（成年人>25 cmH$_2$O）且CSF检查正常、神经影像学检查正常（除ICP升高的征象）、精神状态正常。此外，2002年Friedman和Jacobson建议排除上述血管病变和药物因素，此外，还要评估是否存在艾迪生病和服用引起高碳酸血症的药物[35]。

单纯减重已被证明是治疗IIH的有效方法，其目标是在6~12个月内减少起始体重的6%~10%[33]。患者如果参加6个月内至少14次的生活方式调整计划，达到减重目标的概率将增加2倍[33]。FDA批准的减肥药还没有专门针对IIH的研究。2016年的一篇系统综述从回顾性研究中确定了65例接受减肥手术治疗的患者（67%为Roux-en-Y分流术），并报告100%的患者视乳头水肿缓解和90%的患者头痛改善[36]。一项关于减肥手术与社区减肥计划的随机对照试验目前正在进行中，计划招募随访5年的64例受试者，主要结果是在评定1年时脑脊液的压力情况[37]。

特发性颅内高压治疗试验（IIHTT）是一项双盲安慰剂对照的随机研究，对患有IIH和轻至中度视野缺损（平均偏差−2~−7dB）的成年患者进行乙酰唑胺+强化减重干预与单独强化减重干预的比较。有165例受试者入选（98%为女性，平均年龄29岁，平均BMI39.9，100%超重，88%肥胖；65%为白种人，25%为黑人，10%为其他种族)[38]。在基线水平，84%表现头痛，68%表现短暂性视力模糊（TVO），52%表现搏动性耳鸣，其中2/3的耳鸣患者表现为双侧耳鸣[38]。乙酰唑胺的耐受性测定结果显示，最大剂量为每天4g，44%的患者能耐受这一剂量。平均耐受剂量为每天2.5g，8%的患者因不耐受而停药，2%的患者因妊娠而停药[39,40]。6个月内，两组患者都没有Frisen 2级或以下视盘水肿或视力丧失。视力丧失的危险因素包括3级以上（含3级）视乳头水肿（OR值为9）、每月超过30次TVO（OR值为11）、男性（OR值为26），以及基线时视力丧失[41]。乙酰唑胺组在6个月时视野平均偏差值有更大的改善，然而，两组差异<1dB，且在6个月时两组的视野改善、稳定或恶化的百分比没有统计学差异[39,42]。乙酰唑胺组有更多的体重减轻和生活质量的改善[43]，但两组在头痛改善方面没有显著差异，1/3的患者在6个月的随访中仍有明显的头痛[44]。因此，有明显头痛的患者可能需要在降低ICP的治疗外联合其他治疗方案。乙酰唑胺组有1%的患者出现了需要住院治疗的肾功能不全，5%的患者出现了轻度低钾血症，1%的患者白细胞计数明显下降，并退出了研究（因为乙酰唑胺在极少数情况下会导致再生障碍性贫血，发生率为1/18 000）[40,45]。

也有其他药物研究用于治疗IIH，但支持其使用的证据不太充分。托吡酯是一种抗癫痫药，其碳酸酐酶的活性与乙酰唑胺相似，并被FDA批准用于治疗偏头痛，以及与苯丁胺联合用于减重。一项开放随机前瞻性研究比较了每天服用托吡酯100～150mg和乙酰唑胺1000～1500mg的区别，发现了两组对视野（主要结果）的改善，以及对头痛、TVO、复视和视乳头水肿（次要结果）的改善是相似的，但是托吡酯组的体重下降更多[46]。对于视野较好、主要症状为头痛的轻度视乳头水肿患者，托吡酯可能是理想的一线治疗药物。呋塞米和其他髓袢利尿剂可作为二线或三线治疗药物，但需要关注肾功能损害和低钾血症（可导致心律失常）的发生[47]。1993年，皮下注射奥曲肽在3个IIH

病例中作为一种可能的治疗方法首次被报道，该药物迅速缓解头痛，同时视乳头水肿、视野和CSF压力一并得到改善[48]。随后，在26例患者中进行了一项开放前瞻性研究，结果显示92%的患者得到了快速改善，CSF压力平均降低了21 cmH₂O，并且在停止治疗后3年内没有视乳头水肿复发[49]。第三份报告描述了奥曲肽成功治疗5例难治性IIH患者[50]。但仍需进一步研究，以确定奥曲肽治疗的风险-收益情况。在药物妊娠期分级中，托吡酯是X级，同时可降低口服避孕药的有效性。因此，需告知育龄女性在服用托吡酯时有效避孕的重要性。呋塞米和乙酰唑胺在药物妊娠期分级中是C级，但根据文献报道和笔者的临床经验，乙酰唑胺在妊娠期间是安全的[7,51,52]。奥曲肽在药物妊娠期分级中是B级，这增加了人们对该药研究的兴趣。

对于无法耐受药物治疗、视力逐渐下降，或虽经最大限度的药物治疗仍无法控制症状的患者，可以选择手术治疗。对于头痛程度较轻、不对称视乳头水肿或视力丧失的患者来说，视神经鞘开窗术可能是一个理想的选择。然而，双眼视力丧失的患者很可能需要进行双眼手术，而且非视力相关的症状不太可能仅通过视神经鞘开窗术得到缓解，只有44%的患者头痛得到改善[53]。腰大池引流术的失败率高于脑室分流术，平均7年内需进行两次手术。目前还没有评价手术方案的随机对照试验。2015年，一项对病例系列的Meta分析比较了视神经鞘开窗术、脑室分流术和硬脑膜静脉窦支架植入术的疗效，认为与分流术相比，支架植入术对改善视力和视乳头水肿的疗效更好，并发症更少,对头痛的疗效相似,二次手术及主要并发症的发生率与视神经鞘开窗术相当[53]。对于急性重度视乳头水肿患者,在等待药物治疗或手术治疗的同时,腰大池引流术被认为是一种有效的暂时的处理方法[54]。

在接受CSF分流术的患者中,过度引流导致医源性低颅压的风险很低。低颅压除了引起直立性头痛和外展神经麻痹外,还可因跨筛板压差逆转引起青光眼样视神经病变,出现视杯扩大和周边视野缺失[55]。患者通常有严重的头痛,在站立时加重,并有认知障碍,但幼儿和本身存在认知障碍的患者(如脑外伤者)可能不会主诉这些症状[55]。特征性的影像学表现为眼球凹陷和蝶骨及鼻旁窦的扩张[55]。

小儿IIH可能是儿童视乳头水肿最常见的原因。一项儿童视乳头水肿研究报告称,42%的病例为IIH,而18%的病例为颅缝早闭,16%为肿瘤,5%为原发性脑积水,3%为横窦血栓形成[56]。小儿IIH的患病率为每10万名儿童中有0.6人,可分为两组:青春期前和青春期[11]。肥胖和性别似乎不是青春期前IIH的重要影响因素,但青春期的IIH遵循成年人IIH的人口学特征。此外,青春期前的IIH患儿较少出现头痛(14%的儿童可能没有头痛),5%~31%的患儿可能完全没有症状;因此,许多患儿是在眼科检查时偶然被发现的,或因出现视力模糊或复视被发现[11]。基于一些研究结果,对于肥胖儿童或者需要镇静的儿童,脑脊液压力正常上限调整为28cmH$_2$O[11]。虽然在儿童中没有前瞻性随机对照试验,但乙酰唑胺是作为一线药物使用的,从每天20mg/kg的总剂量开始,分2~3次服用,可以根据需要调整到

最大剂量400mg/(kg·d)(每天不超过4g),不过很少有患儿需要这个剂量[11]。在青春期前的非肥胖患儿中,减重可能没有作用,而在肥胖患儿中,减重的目标与成年人相似[11]。但是对于儿童来说,往往需要家庭生活方式的干预才能成功减重,与此同时重要的是避免引起饮食结构紊乱[11]。呋塞米(每天0.3~0.6mg/kg)和托吡酯(每天1.5~3mg/kg)治疗IIH的研究在儿童中少于成年人,但它们可能是乙酰唑胺有效的替代药物[11]。儿童的手术干预包括CSF分流和视神经鞘开窗术,但儿童的CSF分流术的失败率可能比成年人高(因为儿童在成长发育)[11]。由于儿童颅内高压症状的出现率较低(更易漏诊),他们可能会有更严重的视力丧失,并且治疗失败容易被忽视,这两种情况都可能导致更差的视功能[11]。此外,儿童通常在症状缓解后的第一年内复发,复发率为18%[57]。

病例治疗及转归

该患者除了使用乙酰唑胺治疗外,同时皮下注射依诺肝素,并过渡到口服阿哌沙班以治疗急性DVST,共持续6个月。患者的视乳头水肿在3个月内得到缓解。乙酰唑胺减量后,患者头痛复发,但视乳头水肿并未复发。再次行磁共振静脉造影显示血栓已解除,但腰椎穿刺显示脑脊液压力是30cmH$_2$O。再次恢复乙酰唑胺用量后,患者的头痛得到缓解。

结论

引起视乳头水肿的原因很多。治疗的

第一步是确定病因。根据视力丧失的病因和严重程度,治疗方法包括改变生活方式、去除不良因素、药物治疗和(或)手术治疗。

同一例患者根据不同的临床情况,可能需要联合多种治疗方案。

(张露　译)

参考文献

1. Kovarik JJ, Doshi PN, Collinge JE, et al. Outcome of pediatric patients referred for papilledema. J AAPOS. 2015;19:344–8.
2. Yeh EA, Graves JS, Benson LA, Wassmer E, Waldman A. Pediatric optic neuritis. Neurology. 2016;87(9 Suppl 2):S53–8. https://doi.org/10.1212/WNL.0000000000002822.
3. Narula S, Liu GT, Avery RA, Banwell B, Waldman AT. Elevated cerebrospinal fluid opening pressure in a pediatric demyelinating disease cohort. Pediatr Neurol. 2015;52(4):446–9. https://doi.org/10.1016/j.pediatrneurol.2015.01.002.
4. Rhoades W, Heidary G. Etiologies and visual outcomes in secondary pediatric intracranial hypertension (abstract). Invest Ophthalmol Vis Sci. 2013;54:1.
5. Christian EA, Imahiyerobo TA, Nallapa S, Urata M, McComb JG, Krieger MD. Intracranial hypertension after surgical correction for craniosynostosis: a systematic review. Neurosurg Focus. 2015;38(5):E6. https://doi.org/10.3171/2015.2.FOCUS14853.
6. Florisson JM, van Veelen ML, Bannink N, et al. Papilledema in isolated single-suture craniosynostosis: prevalence and predictive factors. J Craniofac Surg. 2010;21(1):20–4. https://doi.org/10.1097/SCS.0b013e3181c3465e.
7. Lee HJ, Phi JH, Kim SK, Wang KC, Kim SJ. Papilledema in children with hydrocephalus: incidence and associated factors. J Neurosurg Pediatr. 2017;19(6):627–31. https://doi.org/10.3171/2017.2.PEDS16561.
8. Liu Y, Abongwa C, Ashwal S, Deming DD, Winter TW. Referral for ophthalmology evaluation and visual sequelae in children with primary brain tumors. JAMA Netw Open. 2019;2(8):e198273. https://doi.org/10.1001/jamanetworkopen.2019.8273.
9. Jackson BF, Porcher FK, Zapton DT, Losek JD. Cerebral sinovenous thrombosis in children: diagnosis and treatment. Pediatr Emerg Care. 2011;27(9):874–83. https://doi.org/10.1097/PEC.0b013e31822c9ccc.
10. Kılıç B, Güngör S. Clinical features and the role of magnetic resonance imaging in pediatric patients with intracranial hypertension. Acta Neurol Belg. 2020; https://doi.org/10.1007/s13760-020-01415-1.
11. Gaier ED, Heidary G. Pediatric idiopathic intracranial hypertension. Semin Neurol. 2019;39(6):704–10. https://doi.org/10.1055/s-0039-1698743.
12. Ferro JM, Bousser MG, Canhão P, et al. European Stroke Organization guideline for the diagnosis and treatment of cerebral venous thrombosis – endorsed by the European Academy of Neurology. Eur J Neurol. 2017;24(10):1203–13. https://doi.org/10.1111/ene.13381.
13. Slasky SE, Rivaud Y, Suberlak M, et al. Venous sinus thrombosis in blunt trauma: incidence and risk factors. J Comput Assist Tomogr. 2017;41(6):891–7. https://doi.org/10.1097/RCT.0000000000000620.
14. Uluduz D, Kürtüncü M, Yapıcı Z, et al. Clinical characteristics of pediatric-onset neuro-Behçet disease. Neurology. 2011;77(21):1900–5. https://doi.org/10.1212/WNL.0b013e318238edeb.
15. Gala NB, Agarwal N, Barrese J, Gandhi CD, Prestigiacomo CJ. Current endovascular treatment options of dural venous sinus thrombosis: a review of the literature. J Neurointerv Surg. 2013;5(1):28–34. https://doi.org/10.1136/neurintsurg-2011-010117.
16. Liu KC, Bhatti MT, Chen JJ, et al. Presentation and progression of papilledema in cerebral venous sinus thrombosis. Am J Ophthalmol. 2020;213:1–8. https://doi.org/10.1016/j.ajo.2019.12.022.
17. Morris PP, Black DF, Port J, Campeau N. Transverse sinus stenosis is the most sensitive MR imaging correlate of idiopathic intracranial hypertension. AJNR Am J Neuroradiol. 2017;38(3):471–7. https://doi.org/10.3174/ajnr.A5055.
18. Saindane AM, Bruce BB, Desai NK, Roller LA, Newman NJ, Biousse V. Transverse sinus stenosis in adult patients with Chiari malformation type I. AJR Am J Roentgenol. 2014;203(4):890–6. https://doi.org/10.2214/AJR.14.12528.
19. Favoni V, Pierangeli G, Cirillo L, et al. Transverse sinus stenosis in refractory chronic head-

ache patients: an observational study. Front Neurol. 2019;10:1287. https://doi.org/10.3389/fneur.2019.01287.

20. Fargen KM, Velat GJ, Lewis SB, Hoh BL, Mocco J, Lawson MF. Concomitant intracranial pressure monitoring during venous sinus stenting for intracranial hypertension secondary to venous sinus stenosis. J Neurointerv Surg. 2013;5(4):e22. https://doi.org/10.1136/neurintsurg-2012-010371.

21. Ding D, Starke RM, Durst CR, Crowley RW, Liu KC. Venous stenting with concurrent intracranial pressure monitoring for the treatment of pseudotumor cerebri. Neurosurg Focus. 2014;37(1 Suppl):1. https://doi.org/10.3171/2014.V2.FOCUS14162.

22. Dinkin M, Oliveira C. Men are from Mars, idiopathic intracranial hypertension is from venous: the role of venous sinus stenosis and stenting in idiopathic intracranial hypertension. Semin Neurol. 2019;39(6):692–703. https://doi.org/10.1055/s-0039-3399506.

23. Dinkin MJ, Patsalides A. Venous sinus stenting in idiopathic intracranial hypertension: results of a prospective trial. J Neuroophthalmol. 2017;37(2):113–21. https://doi.org/10.1097/WNO.0000000000000426.

24. Elder BD, Goodwin CR, Kosztowski TA, et al. Venous sinus stenting is a valuable treatment for fulminant idiopathic intracranial hypertension. J Clin Neurosci. 2015;22(4):685–9. https://doi.org/10.1016/j.jocn.2014.10.012.

25. Hartmann AJPW, Latting MW, Lee MS, et al. Papilloedema from dural venous sinus compression by meningiomas. Neuroophthalmology. 2018;43(3):171. https://doi.org/10.1080/01658107.2018.1524499.

26. Levitt MR, Albuquerque FC, Gross BA, et al. Venous sinus stenting in patients without idiopathic intracranial hypertension. J Neurointerv Surg. 2017;9(5):512–5. https://doi.org/10.1136/neurintsurg-2016-012405.

27. Lu G, Shin JH, Song Y, Lee DH. Stenting of symptomatic lateral sinus thrombosis refractory to mechanical thrombectomy. Interv Neuroradiol. 2019;25(6):714–20. https://doi.org/10.1177/1591019919852168.

28. Elhammady MS, Ambekar S, Heros RC. Epidemiology, clinical presentation, diagnostic evaluation, and prognosis of cerebral dural arteriovenous fistulas. Handb Clin Neurol. 2017;143:99–105. https://doi.org/10.1016/B978-0-444-63640-9.00009-6.

29. Guo WY, Lee CJ, Lin CJ, et al. Quantifying the cerebral hemodynamics of dural arteriovenous fistula in transverse sigmoid sinus complicated by sinus stenosis: a retrospective cohort study. AJNR Am J Neuroradiol. 2017;38(1):132–8. https://doi.org/10.3174/ajnr.A4960.

30. Friedman DI. Medication-induced intracranial hypertension in dermatology. Am J Clin Dermatol. 2005;6(1):29–37. https://doi.org/10.2165/00128071-200506010-00004.

31. Thon OR, Gittinger JW Jr. Medication-related pseudotumor cerebri syndrome. Semin Ophthalmol. 2017;32(1):134–43. https://doi.org/10.1080/08820538.2016.1228415.

32. Blanch RJ, Vasseneix C, Liczkowski A, et al. Differing presenting features of idiopathic intracranial hypertension in the UK and US. Eye (Lond). 2019;33(6):1014–9. https://doi.org/10.1038/s41433-019-0359-5.

33. Subramaniam S, Fletcher WA. Obesity and weight loss in idiopathic intracranial hypertension: a narrative review. J Neuroophthalmol. 2017;37(2):197–205. https://doi.org/10.1097/WNO.0000000000000448.

34. Bidot S, Bruce BB, Saindane AM, Newman NJ, Biousse V. Asymmetric papilledema in idiopathic intracranial hypertension. J Neuroophthalmol. 2015;35(1):31–6. https://doi.org/10.1097/WNO.0000000000000205.

35. Friedman DI, Jacobson DM. Diagnostic criteria for idiopathic intracranial hypertension. Neurology. 2002;59(10):1492–5. https://doi.org/10.1212/01.wnl.0000029570.69134.1b.

36. Manfield JH, Yu KK, Efthimiou E, Darzi A, Athanasiou T, Ashrafian H. Bariatric surgery or non-surgical weight loss for idiopathic intracranial hypertension? A systematic review and comparison of meta-analyses. Obes Surg. 2017;27(2):513–21. https://doi.org/10.1007/s11695-016-2467-7.

37. Ottridge R, Mollan SP, Botfield H, et al. Randomised controlled trial of bariatric surgery versus a community weight loss programme for the sustained treatment of idiopathic intracranial hypertension: the Idiopathic Intracranial Hypertension Weight Trial (IIH:WT) protocol. BMJ Open. 2017;7(9):e017426. https://doi.org/10.1136/bmjopen-2017-017426.

38. Wall M, Kupersmith MJ, Kieburtz KD, et al. The idiopathic intracranial hypertension treatment trial: clinical profile at baseline. JAMA Neurol. 2014;71(6):693–701. https://doi.org/10.1001/jamaneurol.2014.133.

39. NORDIC Idiopathic Intracranial Hypertension Study Group Writing Committee, Wall M, MP MD, Kieburtz KD, Corbett JJ, Feldon SE, Friedman DI, Katz DM, Keltner JL, Schron EB,

Kupersmith MJ. Effect of acetazolamide on visual function in patients with idiopathic intracranial hypertension and mild visual loss: the idiopathic intracranial hypertension treatment trial. JAMA. 2014;311(16):1641–51. https://doi.org/10.1001/jama.2014.3312.

40. ten Hove MW, Friedman DI, Patel AD, et al. Safety and tolerability of acetazolamide in the idiopathic intracranial hypertension treatment trial. J Neuroophthalmol. 2016;36(1):13–9. https://doi.org/10.1097/WNO.0000000000000322.

41. Wall M, Falardeau J, Fletcher WA, et al. Risk factors for poor visual outcome in patients with idiopathic intracranial hypertension. Neurology. 2015;85(9):799–805. https://doi.org/10.1212/WNL.0000000000001896.

42. Wall M, Johnson CA, Cello KE, et al. Visual field outcomes for the idiopathic intracranial hypertension treatment trial (IIHTT). Invest Ophthalmol Vis Sci. 2016;57(3):805–12. https://doi.org/10.1167/iovs.15-18626.

43. Bruce BB, Digre KB, McDermott MP, Schron EB, Wall M, NORDIC Idiopathic Intracranial Hypertension Study Group. Quality of life at 6 months in the idiopathic intracranial hypertension treatment trial. Neurology. 2016;87(18):1871–7. https://doi.org/10.1212/WNL.0000000000003280.

44. Friedman DI, Quiros PA, Subramanian PS, Mejico LJ, Gao S, McDermott M, Wall M, the NORDIC IIHTT Study Group. Headache in idiopathic intracranial hypertension: findings from the idiopathic intracranial hypertension treatment trial. Headache. 2017;57(8):1195–205. https://doi.org/10.1111/head.13153. Epub 2017 Jul 28. PMID: 28752894; PMCID: PMC5799151.

45. Keisu M, Wiholm BE, Ost A, Mortimer O. Acetazolamide-associated aplastic anaemia. J Intern Med. 1990;228(6):627–32. https://doi.org/10.1111/j.1365-2796.1990.tb00290.x.

46. Celebisoy N, Gökçay F, Sirin H, Akyürekli O. Treatment of idiopathic intracranial hypertension: topiramate vs acetazolamide, an open-label study. Acta Neurol Scand. 2007;116(5):322–7. https://doi.org/10.1111/j.1600-0404.2007.00905.x.

47. Schoeman JF. Childhood pseudotumor cerebri: clinical and intracranial pressure response to acetazolamide and furosemide treatment in a case series. J Child Neurol. 1994;9(2):130–4. https://doi.org/10.1177/088307389400900205.

48. Antaraki A, Piadites G, Vergados J, Andreou A, Chlouverakis C. Octreotide in benign intracranial hypertension. Lancet. 1993;342(8880):1170. https://doi.org/10.1016/0140-6736(93)92150-r.

49. Panagopoulos GN, Deftereos SN, Tagaris GA, et al. Octreotide: a therapeutic option for idiopathic intracranial hypertension. Neurol Neurophysiol Neurosci. 2007;2007:1.

50. House PM, Stodieck SR. Octreotide: the IIH therapy beyond weight loss, carbonic anhydrase inhibitors, lumbar punctures and surgical/interventional treatments. Clin Neurol Neurosurg. 2016;150:181–4. https://doi.org/10.1016/j.clineuro.2016.09.016.

51. Falardeau J, Lobb BM, Golden S, Maxfield SD, Tanne E. The use of acetazolamide during pregnancy in intracranial hypertension patients. J Neuroophthalmol. 2013;33(1):9–12. https://doi.org/10.1097/WNO.0b013e3182594001.

52. Ibrahim A, Hussain N. Brief report: Metabolic acidosis in newborn infants following maternal use of acetazolamide during pregnancy. J Neonatal Perinatal Med. 2019;13(3):419–25. https://doi.org/10.3233/NPM-190333.

53. Satti SR, Leishangthem L, Chaudry MI. Meta-analysis of CSF diversion procedures and dural venous sinus stenting in the setting of medically refractory idiopathic intracranial hypertension. AJNR Am J Neuroradiol. 2015;36(10):1899–904. https://doi.org/10.3174/ajnr.A4377.

54. Jiramongkolchai K, Buckley EG, Bhatti MT, et al. Temporary lumbar drain as treatment for pediatric fulminant idiopathic intracranial hypertension. J Neuroophthalmol. 2017;37(2):126–32. https://doi.org/10.1097/WNO.0000000000000457.

55. Hwang TN, Rofagha S, McDermott MW, Hoyt WF, Horton JC, McCulley TJ. Sunken eyes, sagging brain syndrome: bilateral enophthalmos from chronic intracranial hypotension. Ophthalmology. 2011;118(11):2286–95. https://doi.org/10.1016/j.ophtha.2011.04.031.

56. Hyde RA, Mocan MC, Sheth U, Kaufman LM. Evaluation of the underlying causes of papilledema in children. Can J Ophthalmol. 2019;54(6):653–8. https://doi.org/10.1016/j.jcjo.2019.02.007.

57. Ravid S, Shahar E, Schif A, Yehudian S. Visual outcome and recurrence rate in children with idiopathic intracranial hypertension. J Child Neurol. 2015;30(11):1448–52. https://doi.org/10.1177/0883073815569306.

第 7 章

白血病视神经浸润

Emma C. McDonnell, Amanda D. Henderson

病例

一例62岁慢性粒单核细胞白血病男性患者,主诉发热、精神状态改变和恶心。腰椎穿刺测得脑脊液开放压力55 cmH$_2$O,脑脊液分析显示>3000个多形核白细胞和70个单核细胞。流式细胞分析显示63%的髓母细胞,证实急性髓系白血病(AML)伴CNS受累。给予患者鞘内注射(IT)阿糖胞苷,治疗2天后,患者诉右眼在24小时内出现进行性视力丧失,请眼科会诊。

眼科检查:右眼视力无光感(NLP),左眼视力为20/70。他有轻微的瞳孔对光反射,右眼RAPD阳性。面对面视野检查提示左眼视野正常,左眼正确识别9/10色觉板。双眼眼球运动正常;Hertel眼球突出计测得双眼突出度为21.5mm。眼底检查显示双眼Frisen 2级视乳头水肿。基于上述检查,怀疑患者筛板后视神经白血病细胞浸润。

患者最佳的治疗选择是什么?

(A)选择能穿过血脑屏障的药物行全身化疗。

(B)1周内紧急放疗。

(C)当天紧急放疗。

(D)继续当前IT化疗。

(E)继续IT化疗,但将药物转换为对CNS毒性反应小的药物。

疾病管理

虽然怀疑该病例是因白血病累及CNS导致ICP增高而继发视乳头水肿,但在上述55 cmH$_2$O的高颅压下所出现的视乳头水肿程度并不能解释该患者的视功能受损程度。因此,该患者也要考虑白血病细胞直接浸润视神经,导致快速、严重视力丧失。对于白血病视神经浸润的治疗,首先推荐(C)当天紧急放疗,随后继续针对全身和CNS受累进行治疗。

白血病通过3种主要机制累及眼球和

眼眶:①对眼部结构的直接浸润,包括视网膜、视神经和脉络膜;②贫血或血小板减少的并发症,最主要表现为视网膜出血;③高黏滞综合征的继发改变[1-3]。任何眼部结构的直接浸润是预后不良的指标,通常会引起严重的视力丧失[4]。

临床研究表明,35%~64%的白血病患者会出现眼部受累[1,5-7],然而,组织病理学研究显示了更高比例的眼部受累。在一项大型组织病理学研究中,Kincaid 和 Green 对约翰·霍普金斯医院 1923—1980 年所有死于白血病患者的眼球进行尸检,发现82%的急性白血病患者和75%的慢性白血病患者眼部受累。视神经受累并不常见,仅在18%的急性白血病患者和16%的慢性白血病患者中出现[8]。尽管眼部受累的频率较高,但临床上明显的视神经浸润罕见,仅在0.3%~1.1%的白血病患者中出现[5,7]。

据报道,白血病对视神经的浸润是白血病的临床标志,也是获得全身缓解的患者、伴有已知疾病和CNS受累患者白血病复发的初始标志[9-13]。白血病细胞对视神经的浸润可影响视盘和视神经筛板后段。视盘浸润与视盘水肿临床表现相似(图7.1),浸润在筛板后可引起真性视盘水肿。MRI能显示球后视神经增粗,以及视神经和视神经鞘强化(图7.2)。白血病患者的视神经水肿有多种病因,不一定表明白血病浸润。除直接浸润视神经外,白血病导致视神经肿胀的原因还包括白血病浸润CNS引起高颅压,导致视乳头水肿,继发于化疗(尤其是常规用于急性早幼粒细胞白血病治疗的全反式维A酸)引起的高颅压,导致视乳头水肿、眼眶离散型肿瘤、缺血性视神经病变,视网膜周围血管浸润导致静脉充血和视盘水肿[8,14,15]。因为治疗的紧迫性和方式取决于病因,正确识别引起视神经水肿的病因非常重要,尤其对于白血病视神经浸润需要迅速干预,以防止永久性失明。

详细的病史、眼科检查、MRI成像和腰椎穿刺进行CSF评估可有助于明确白血病患者视神经水肿的病因。视网膜周围血管浸润能在眼底检查中发现,静脉瘀滞也会引起视神经水肿[15]。此外,视网膜浸润也可与视盘直接浸润同时发生[8]。值得注意的是,轻度视盘水肿不太可能导致严重的急性视力丧失。研究表明,在假性脑瘤相关的视乳头水肿患者中,视力下降的程度与视乳头水肿的严重程度相关[16],轻度的视乳头水肿通常不会引起显著的视力下降。具体来说,在特发性颅高压治疗试验中,纳入的151例假性脑瘤患者中,等于或低于Frisen 2级视乳头水肿的患者均未出现显著的视力下降[17]。因此,在轻度视盘水肿的病例中,如本章开头介绍的患者,须意识到仅用ICP增加和相关的视乳头水肿不能解释患者严重的视力下降,而应高度怀疑其他导致视盘水肿的病因,如直接的视神经浸润。

白血病患者的视力下降不仅可由视神经病变引起,也可由另一个更为常见的病因——视网膜病变引起[5]。继发于白血病性视网膜病变的视力下降可能具有自限性,随着时间的推移逐渐缓解,类似于血小板减少引起的黄斑出血。白血病细胞直接浸润视神经是眼科急症,可因视神经血流中断、大量组织坏死导致短时间内出现严重、永久性视力丧失[18-20]。

随着白血病治疗手段的改善和患者长

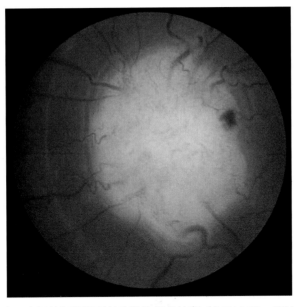

图 7.1　视神经照相显示白血病视神经浸润引起弥漫性视盘抬高。(© NR Miller 2021.All Rights Reserved.)

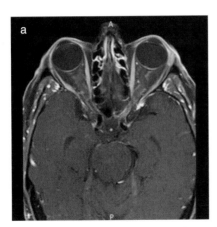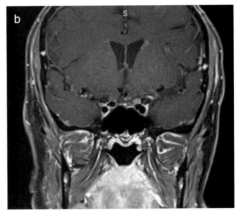

图 7.2　T1 加权增强(a)轴位和(b)冠状位 MRI 图像显示双侧视神经鞘强化和左侧视神经强化,与白血病浸润一致。(©AD Henderson 2021. All Rights Reserved.)

期生存率的提高,白血病浸润 CNS 的发病率和患病率有所增加,但视神经直接浸润仍然罕见[8]。这可能至少部分归因于在疾病早期就努力消除白血病 CNS 受累。急性淋巴细胞白血病(ALL)患者即使无 CNS 受累,也常规接受 CNS 预防性 IT 化疗,目的在于清除可能存在于 CNS 中的白血病细胞,降低 CNS 复发的风险[21]。虽然过去会常规预防性 CNS 放疗,但考虑到放疗的副作用风险(如

脑坏死),目前对 ALL 患者已不再常规推荐 CNS 预防性放疗。然而,对已知白血病 CNS 受累的患者,尤其是在 IT 化疗已无法控制疾病的情况下,放疗仍是可行的[22]。AML 较 ALL 更少出现 CNS 受累;因此,对 AML 患者不进行常规 IT 化疗。虽然在 AML 的化疗方案中认为按标准方案全身使用阿糖胞苷(能穿过血脑屏障)能消除 CNS 中的白血病细胞,但该结论目前存在争议[23, 24]。

与CNS一样，眼睛和视神经存在免疫豁免，能隔离白血病细胞。即使进行IT化疗，即化疗药物绕过血脑屏障的运输方法，可能也不足以消除白血病细胞。Ellis及Little报道了一例CNS白血病视神经浸润的病例，尸检显示，IT化疗后累及脑部和球后视神经的白血病细胞完全消失，然而，位于蛛网膜下隙终点前到球后的视神经持续浸润，表明IT化疗无法到达视神经最前端[18]。此外，视神经的解剖学研究表明，蛛网膜下隙不是充满液体的空腔，而是不均匀的，充满隔膜和小梁[25]。这些发现可能解释即使在正常情况下，也存在阻碍IT化疗到达整个视神经的因素，这种情况在病理状态下可能持续存在。例如，由于白血病软脑膜浸润引起ICP升高，以及白血病浸润延伸到筛板后视神经，可能会影响CSF流体动力学，进一步阻碍IT化疗药物在整个视神经周围的蛛网膜下隙播散。相比之下，放疗不受这些动力学因素影响，因此在这些病例中，放疗可能是更好的紧急治疗选择。

有关放疗的使用，需要考虑一个问题，为了降低放疗的毒性风险，需对眼部进行遮盖，但此种情况下，治疗性放射剂量可能不能到达整个视神经[21,26]。在放疗过程中改变患者的体位也可能降低到达眼部的放射剂量[27]。当前推荐用于治疗白血病CNS浸润的放疗剂量强调将已知白血病细胞的藏匿空间也纳入放疗范围，包括球后2/3的部位[22]。显然，这种放疗建议在视神经受累时尤为重要。

目前尚无随机对照试验评估白血病视神经浸润的治疗方案。然而，回顾性研究和病例系列显示放疗联合IT化疗能获得最佳的整体效果，包括最大限度地减少永久性视力丧失，以及实现基础白血病缓解[3,9-13,18,19,28-31]。关于白血病视神经浸润的病例报告显示，即使受累视神经对IT化疗无反应，进行视神经靶向放疗的效果也很好[19,28,29]。白血病细胞对放疗高度敏感，而视神经本身对放射线的敏感性较白血病细胞低[18]。放疗以摧毁浸润视神经的白血病细胞为目标，使视神经的血流恢复流动，从而挽救尚未坏死的神经细胞，并阻止神经细胞进一步死亡。一旦血流恢复，化疗药物就可能进一步穿透组织，达到治疗靶点[19,20,29]。因此，放疗和IT化疗能发挥协同作用，且需共同作用，以控制视神经受累、CNS受累和全身性白血病。此外，加用类固醇药物能减少因化疗和放疗联合使用引起的水肿，从而减轻组织损伤[32]。

如前所述，单靠IT化疗无法有效治疗视神经浸润，尤其是前部视神经浸润。此外，在视神经浸润引起严重视力丧失的患者中，IT化疗的起效时间可能不足以保持患者的现有视力。但同时进行IT化疗与放疗会增加毒性反应风险，因此，指南推荐最后一次IT化疗和针对CNS的放疗应间隔至少2周，但对于需要紧急放疗的患者，建议间隔时间缩短至2天[22]。从保护视力的角度出发，眼科医生和神经眼科医生应帮助肿瘤科和放疗科医生制订患者治疗计划，建议对白血病视神经浸润导致视力丧失的患者进行紧急放疗。

病例治疗及转归

回到本章开始的病例，神经眼科医生建议进行视神经紧急放疗，同时进行颅脑和眼眶MRI平扫+增强和MRV检查。对本例患者而言，放疗比进行MRI检查更为重要。虽然并不是对所有患者都用此种处理方法,但在 CSF 细胞学证明 CNS 受累、与检查不相符的严重视力丧失,并高度怀疑视神经浸润时,因进行颅脑影像学检查确认诊断而延迟治疗是不恰当的。然而,由于患者的意愿和其他医生的偏好,本例患者的放疗推迟了。该患者继续进行 IT 阿糖胞苷的治疗方案。入院 5 天后,患者的右眼视力仍为 NLP;然而他的左眼视力提高到了 20/20。根据肿瘤科医生的建议,患者继续进行全身化疗和每周 1 次的 IT 化疗。不幸的是,3 个月后,患者的左眼视力降至 NLP。MRI 显示软脑膜病灶增加。眼科检查:双眼视力 NLP,双眼瞳孔对光反射消失,并出现了上睑下垂和明显的眼外肌运动受限。眼底检查发现右眼视盘明显苍白,左眼视盘中度苍白水肿。此时,

患者当天进行了紧急全脑和视神经放疗,然而,患者并没有恢复视力,仍为 NLP。最终由于全身情况恶化,患者出院不久后去世。

结论

　　白血病视神经浸润是神经眼科和放疗科少见的急症之一。它不仅威胁视力,也是生存不良的预示指标。虽然在个案中很难判断紧急放疗是否可改变临床预后,但有多个病例报告显示放疗患者视力有所提高[28, 30, 31, 33, 34]。因此,对于白血病视神经浸润的患者,除了肿瘤科医生推荐的 IT 化疗和全身化疗外,我们建议在确诊当天进行紧急全脑和视神经放疗。

(陈婷　译)

参考文献

1. Schachat AP, Markowitz JA, Guyer DR, Burke PJ, Karp JE, Graham ML. Ophthalmic manifestations of leukemia. Arch Ophthalmol. 1989;107(5):697–700.
2. Rosenthal AR. Ocular manifestations of leukemia. Ophthalmology. 1983;90(8):899–905. https://doi.org/10.1016/s0161-6420(83)80013-x.
3. Murray KH, Paolino F, Goldman JM, Galton DA, Grindle CF. Ocular involvement in leukaemia. Report of three cases. Lancet. 1977;16(1):829–31.
4. Ohkoshi K, Tsiaras WG. Prognostic importance of ophthalmic manifestations in childhood leukaemia. Br J Ophthalmol. 1992;76(11):651–5.
5. Reddy SC, Jackson N, Menon BS. Ocular involvement in leukemia–a study of 288 cases. Ophthalmologica. 2003;217(6):441–5. https://doi.org/10.1159/000073077.
6. Karesh JW, Goldman EJ, Reck K, Kelman SE, Lee EJ, Schiffer CA. A prospective ophthalmic evaluation of patients with acute myeloid leukemia: correlation of ocular and hematologic findings. Clin J Oncol. 1989;7(10):1528–32.
7. Russo V, Scott IU, Querques G, Stella A, Barone A, Delle Noci N. Orbital and ocular manifestations of acute childhood leukemia: clinical and statistical analysis of 180 patients. Eur J
8. Kincaid MC, Green WR. Ocular and orbital involvement in leukemia. Surv Ophthalmol. 1983;27(4):211–32.
9. Dua T, Chandra J, Arora M, Saxena YK, Jain R, Narayan S. Isolated ocular relapse in acute lymphoblastic leukemia. Indian J Pediatr. 1999;66(3):470–2.
10. Schwartz CL, Miller NR, Wharam MD, Leventhal BG. The optic nerve as the site of initial relapse in childhood acute lymphoblastic leukemia. Cancer. 1989;63(8):1616–20.
11. Mayo GL, Carter JE, McKinnon SJ. Bilateral optic disk edema and blindness as initial presentation of acute lymphocytic leukemia. Am J Ophthalmol. 2002;134(1):141–2.
12. Randhawa S, Ruben J. Leukemic optic nerve infiltration. Ophthalmology. 2017;124(3):277. https://doi.org/10.1016/j.ophtha.2016.08.002.
13. Brown GC, Shields JA, Augsburger JJ, Serota FT, Koch P. Leukemic optic neuropathy. Int Ophthalmol. 1981;3(2):111–6.
14. Coombs CC, DeAngelis LM, Feusner JH, Rowe JM, Tallman MS. Pseudotumor cerebri in acute

promyelocytic leukemia patients on intergroup protocol 0129: clinical description and recommendations for new diagnostic criteria. Clin Lymphoma Myeloma Leuk. 2016;16(3):146–51. https://doi.org/10.1016/j.clml.2015.11.018.

15. Culler AM. Fundus changes in leukemia. Trans Am Ophthalmol Soc. 1951;49:445–73.

16. Wall M, White WN. Asymmetric papilledema in idiopathic intracranial hypertension: prospective interocular comparison of sensory visual function. Invest Ophthalmol Vis Sci. 1998;39(1):134–42.

17. Wall M, Falardeau J, Fletcher WA, Granadier RJ, Lam BL, Longmuir RA, Patel AD, Bruce BB, He H, McDermott MP, Group NIIHS. Risk factors for poor visual outcome in patients with idiopathic intracranial hypertension. Neurology. 2015;85(9):799–805.

18. Ellis W, Little HL. Leukemic infiltration of the optic nerve head. Am J Ophthalmol. 1973;75(5):867–71. https://doi.org/10.1016/0002-9394(73)90893-3.

19. LaRiviere MJ, Avery RA, Dolan JG, Adamson PC, Zarnow DM, Xie Y, Avery SM, Kurtz GA, Hill-Kayser CE, Lustig RA, Lukens JN. Emergent radiation for leukemic optic nerve infiltration in a child receiving intrathecal methotrexate. Pract Radiat Oncol. 2019;9(4):226–30. https://doi.org/10.1016/j.prro.2019.04.004.

20. Wang A-G. Leukemic infiltrative optic neuropathy. In: Emergency Neuro-ophthalmology; 2018;17–22. https://doi.org/10.1007/978-981-10-7668-8_3.

21. Ninane J, Taylor D, Day S. The eye as a sanctuary in acute lymphoblastic leukemia. Lancet. 1980;1:452–3.

22. Pinnix CC, Yahalom J, Specht L, Dabaja BS. Radiation in central nervous system leukemia: guidelines from the international lymphoma radiation oncology group. Int J Radiat Oncol Biol Phys. 2018;102(1):53–8. https://doi.org/10.1016/j.ijrobp.2018.05.067.

23. Rozovski U, Ohanian M, Ravandi F, Garcia-Manero G, Faderl S, Pierce S, Cortes J, Estrov Z. Incidence of and risk factors for involvement of the central nervous system in acute myeloid leukemia. Leuk Lymphoma. 2015;56(5):1392–7. https://doi.org/10.3109/1042819 4.2014.953148.

24. Slevin ML, Piall EM, Aherne GW, Harvey VJ, Johnston A, Lister TA. Effect of dose and schedule on pharmacokinetics of high-dose cytosine arabinoside in plasma and cerebrospinal fluid. J Clin Oncol. 1983;1(9):546–51.

25. Killer HE, Laeng HR, Flammer J, Groscurth P. Architecture of arachnoid trabeculae, pillars, and septa in the subarachnoid space of the human optic nerve: anatomy and clinical considerations. Br J Ophthalmol. 2003;87:777–81.

26. Ridgway EW, Jaffe N, Walton DS. Leukemic ophthalmopathy in children. Cancer. 1976;38(4):1744–9.

27. Reinstein LE. The effect of patient position on radiotherapy protocol deviations in the treatment of acute lymphocytic leukemia. Am J Clin Oncol. 1982;5(3):303–6.

28. Kaikov Y. Optic nerve head infiltration in acute leukemia in children: an indication for emergency optic nerve radiation therapy. Med Pediatr Oncol. 1996;26(2):101–4.

29. Puvanachandra N, Goddard K, Lyons CJ. Dramatic visual recovery after prompt radiotherapy and chemotherapy for leukaemic infiltration of the optic nerve in a child. Eye (Lond). 2010;24(5):927–8. https://doi.org/10.1038/eye.2009.204.

30. Shibasaki H, Hayasaka S, Noda S, Masaki Y, Yamamoto D. Radiotherapy resolves leukemic involvement of the optic nerves. Ann Ophthalmol. 1992;24(10):395–7.

31. Verter E, Yang A, Lim RP. Leukemic optic nerve infiltration responds to radiation and blinatumomab. Ophthalmology. 2018;125(5):746. https://doi.org/10.1016/j.ophtha.2018.01.024.

32. Evans ML, Graham MM, Mahler PA, Rasey JS. Use of steroids to suppress vascular response to radiation. Int J Radiat Oncol Biol Phys. 1987;13(4):563–7.

33. Bandyopadhyay S, Das D, Das G, Gayen S. Unilateral optic nerve infiltration as an initial site of relapse of acute lymphoblastic leukemia in remission. Oman J Ophthalmol. 2010;3(3):153–4. https://doi.org/10.4103/0974-620X.71902.

34. Lin YC, Wang AG, Yen MY, Hsu WM. Leukaemic infiltration of the optic nerve as the initial manifestation of leukaemic relapse. Eye (Lond). 2004;18(5):546–50. https://doi.org/10.1038/sj.eye.6700701.

第**8**章

感染性视神经病变

Andrew R. Carey

病例1

一例居住在马里兰州的66岁女性患者，1周前出现3次左眼（OS）短暂性视力丧失，每次持续3~5分钟，随后出现持续性的下方视物"模糊"。她有4周颈部僵硬、颈部淋巴结肿大和每天早晨出现头痛的病史，使用含有对乙酰氨基酚、阿司匹林和咖啡因成分的止痛药（埃克塞德林）有效，过去2周症状有所改善。她回忆起在3周前吃红肉后出现过发烧和寒战。眼科检查：该患者双眼视力均为20/25，左侧RAPD为0.6 LU，色觉正常，左眼自动视野计检查显示生理盲点扩大，左眼视盘鼻侧水肿伴火焰状出血（图8.1）。她回忆起6周前曾被蜱虫叮咬。

对于该患者来说，下一步最恰当的处理是什么？

（A）检查巴尔通体抗体滴度，如果阳性，则开始口服甲氧苄啶-磺胺甲噁唑。

（B）检查伯氏疏螺旋体（莱姆病）抗体滴

度，并立即开始口服多西环素。

（C）检查梅毒IgG，并立即开始口服β-内酰胺类抗生素。

（D）检查弓形虫抗体滴度，如果阳性，则开始口服克林霉素。

（E）如果有感染迹象，紧急行腰椎穿刺，并开始静脉内应用抗生素。

疾病管理

最可能的诊断是神经-莱姆病（神经系统莱姆病）。该患者处于急性期，抗体滴度可能为假阴性。因此，在等待阳性滴度结果时，不应推迟治疗，因为推迟治疗可能导致进一步的神经系统并发症和视力丧失。如果结果是阴性，可能需要在6周内重复抗体滴度检查以明确诊断。最近的研究表明，口服药物治疗神经-莱姆病是有效的。因此，选项（B）检查莱姆病螺旋体抗体滴度并立即开始口服多西环素是一种合理且具有高性

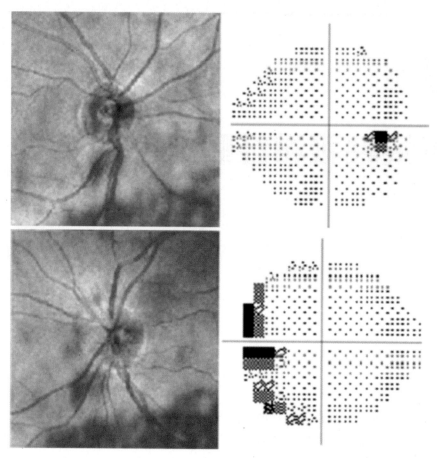

图8.1 OCT眼底图像和Humphrey视野计24-2模式结果OD(上图所示)和OS(下图所示),OD正常,OS轻度视盘水肿、生理盲点扩大和颞侧暗点。(©AR Carey 2020. All rights reserved.)

价比的选择。对于神经-莱姆病慢性病程的患者,如视乳头水肿但视力良好的患者,腰椎穿刺作为第一步是合适的。

莱姆病

Sibony等根据纽约州361例球后视神经炎病例、55例视盘炎病例和24例神经视网膜炎病例的经验,提出莱姆病相关视神经炎应该有严格的诊断标准。在这些病例中,28例莱姆病抗体的酶联免疫吸附试验(ELISA)筛查呈阳性,但只有1例(患有视盘炎的患者)的蛋白免疫印迹呈阳性。只有在这例

患者身上,神经-莱姆病才被认为是造成视神经炎的原因。因此,他们得出结论,没有足够的证据将莱姆病与球后视神经炎或神经视网膜炎联系起来[1]。瑞典的一项研究发现,有眼部表现的莱姆病患者的48只眼中有3只眼出现视盘水肿[2]。Traisk和Lindquist的综述显示,90%的视神经病变患者有视盘水肿,并且根据Sibony的标准诊断与莱姆病密切相关,而仅1例患者伴有球后疼痛,所有病例都有视力丧失[3]。Rothermel报告了4例视神经受累的莱姆病儿童:1例为MRI正常的视盘炎,2例为ICP升高引起的视乳头水肿,1例为MRI显示双侧球后视神经强

化,且治疗后ICP仍持续升高[4]。长期的随访研究显示,在蛋白免疫印迹技术发展之前归因于莱姆病的一些视神经炎患者实际上患有多发性硬化症[5]。

目前莱姆病的诊断标准基于两级滴度测试,先是ELISA筛查,然后是蛋白免疫印迹确认(要求10条特异性IgG条带中有5条阳性,或3条特异性IgM条带中有2条阳性)[6]。由于产生抗体需要时间,人们对这种方法在莱姆病急性感染期的敏感性表示担心。在急性期(游走性红斑)通过血清检测莱姆病螺旋体,欧洲人群的敏感性约为55%,美国人群为46%,而在早期播散性莱姆病中,敏感性增加至约90%,在晚期更是超过90%,特异性>99%[6]。血清学检测需要注意的细节还有:在蜱叮咬后6周或更长时间仅有IgM阳性,则考虑为假阳性;在晚期传播阶段的IgG阴性提示需考虑其他诊断(因为假阴性非常罕见);在适当治疗后数年抗体滴度仍高,不应该考虑复发[6]。脑脊液CXCL-13是一种很有前景的用于诊断神经-莱姆病的新检测方法[6]。与使用蛋白免疫印迹的传统两级检测相比,使用改进的两种不同的ELISA检测方法而不是蛋白免疫印迹,似乎可以提高疾病早期检出的敏感性,同时保持较高的特异性[6]。值得注意的是,仅凭病史不足以排除莱姆病。例如,在68例明确的神经-莱姆病(神经系统体征或症状、脑脊液细胞增多、脑脊液蛋白免疫印迹阳性)患者中,只有60%观察到蜱虫叮咬,41%有游走性红斑[7]。

口服多西环素已被证明与静脉滴注β-内酰胺类抗生素具有同等的疗效,14天的治疗疗程对于早期神经-莱姆病来说已经足够,而14~21天的疗程足以治疗晚期或慢性神经-莱姆病[8]。

梅毒

25%的梅毒感染患者可能有眼部受累[9]。眼梅毒的视神经受累则见于29%~78%的病例,其中2/3为双侧受累[9-11]。患者可出现视盘水肿,通常表现为玻璃体炎,伴或不伴鳞状脉络膜视网膜炎、神经视网膜炎、脑膜炎引起的视乳头水肿,或可能逐渐进展的后部视神经病变(视力丧失的视神经炎或保留视力的视神经周围炎)[12]。29%~34%的眼部梅毒病例可能发生HIV合并感染,并增加眼部受累的风险[13,14]。合并HIV感染者患玻璃体炎的可能性较小,且进展更缓慢[12]。眼梅毒,尤其是累及视神经的梅毒,如果CSF正常,根据美国疾病控制和预防中心(CDC)指南,应按照神经梅毒静脉滴注青霉素10~14天进行治疗[15]。如果CSF异常[细胞增多、蛋白升高或性病研究实验室检测(VDRL)阳性],建议在足量治疗后6个月再次行腰椎穿刺,以确认VDRL转阴。有一些证据表明需额外肌肉内注射3次青霉素(每周1次),以治疗其他组织中的潜伏梅毒[15]。青霉素过敏患者可每天肌肉内注射或静脉滴注头孢曲松,持续10~14天;然而,孕妇必须脱敏,并使用青霉素治疗[15]。如果及时诊断和治疗,患者的视功能可能会完全恢复,在一项大型系列研究中,视力改善高达92%[16,17]。

由于合并HIV感染率高,诊断为眼梅毒的患者也应进行HIV检测。使用类固醇激素的益处尚不清楚。替代治疗方案包括每日肌肉内注射青霉素和口服丙磺舒,持续10~14天[15]。

艾滋病病毒(HIV)

除了机会性感染和中枢神经系统(CNS)淋巴瘤外,HIV还可引起表现形式各异的原发性视神经病变。患者可能会出现脉络膜视网膜炎伴视盘炎、对糖皮质激素有应答的类似于NMOSD的视神经炎,或类似于HIV痴呆的缓慢进行性视力丧失,有时称为"神经视网膜疾病"[12, 18-20]。一项针对HIV患者的神经眼科表现的研究发现,23%的视神经病变来自仅有HIV感染的患者,其中4例为视盘水肿,2例为神经视网膜炎,2例为视盘炎,1例为球后视神经病变[21]。在南非进行的一项针对NMOSD的研究表明,HIV阳性患者的水通道蛋白4(AQP4)血清阳性率为40%,而HIV阴性患者为85%[22]。HIV神经视网膜疾病被定义为:除外机会性感染或屈光介质混浊的对比敏感度降低(1.5LU以下)。此病在HIV感染患者中的总体发病率为16%,在艾滋病(AIDS)诊断20年后为51%[23]。虽然许多患者仍然具有良好的视力(平均20/20),但视野平均偏差通常会降低,与没有神经视网膜疾病的HIV患者相比,有6.5倍的概率视力为20/50或更差,有5.9倍的概率视力为20/200或更差[23]。HIV神经视网膜疾病在CD4计数较低、未接受HAART,并且艾滋病持续时间较长的患者中更为常见,最大的危险因素是合并感染丙型肝炎(32%对22%)[23]。原发性HIV视神经病变和神经视网膜疾病是排除性诊断。HIV相关的NMOSD常使用类固醇治疗,偶尔联合使用免疫抑制治疗。

真菌

隐球菌是一种有荚膜的真菌,最常见于鸟粪中,其中一些菌属主要分布于热带和亚热带[24]。免疫功能低下的患者更容易感染,可因脑膜炎导致视力丧失,具体来说,是蛛网膜炎导致的脑脊液吸收受损,进而导致ICP升高、视神经管室综合征和视路的直接侵犯[25-27]。通过腰椎穿刺测量脑脊液压力和脑脊液分析细胞、蛋白质和隐球菌抗原可以诊断中枢神经系统受累,这与印度墨汁染色相比,敏感性更高[28]。10%~50%的隐球菌性脑膜炎患者在10周内死亡[29]。治疗是多方面的,包括抗真菌治疗、ICP管理、最小化药物毒性和炎症管理[29]。抗真菌治疗分为3个阶段:诱导治疗以快速清除CSF感染、巩固治疗和维持治疗[29]。诱导治疗通常使用两性霉素。加用5-氟胞嘧啶可以更快地清除感染,提高存活率,辅以干扰素-γ可提高清除率。如果没有氟胞嘧啶,可以用氟康唑代替[29, 30]。治疗的第二阶段是使用大剂量氟康唑或伏立康唑进行巩固治疗,然后使用氟康唑或伏立康唑进行6~12个月的维持治疗[24, 29]。

ICP升高超过2天时,可能需要行腰椎穿刺引流[26]。脑室腹腔分流术可改善ICP相关症状和缩短住院时间[31]。由于乙酰唑胺疗效较差,不推荐使用[32]。作为免疫重建综合征的一部分,患者可能出现ICP持续升高,而需要行脑室腹腔分流术[29]。

在AIDS患者中,HAART可能会诱发免疫重建炎症综合征,导致CNS炎症恶化[29];然而,地塞米松会减缓真菌的清除速度,在急性期给药不但不能改善最终死亡率,且可能增加不良事件[33]。

曲霉菌感染可有许多不同的临床表现[34]。最常见的是在免疫功能正常的宿主中引起真菌性鼻窦炎,这会导致筛窦或蝶窦肿胀,导致视神经受压。非侵袭性真菌感染病例可以通过手术引流和减压来治疗[35]。在侵袭性的中枢神经系统疾病中,特别是在免疫抑制患者中,曲霉菌产生的弹性蛋白酶会导致动脉内弹力层分解、真菌微生物传播,并导致缺血性并发症。神经眼科受累的临床表现包括视神经炎、眶尖综合征和海绵窦综合征。侵袭性真菌感染表现类似于急性视力丧失但眼底检查正常的视神经炎。患者最初可能对类固醇治疗有反应,几天后病情恶化[36,37]。真菌性鼻窦炎可能会在MRI上漏诊,而CT扫描对鼻窦混浊密度影可能更敏感[38]。活检和组织病理学检查对于做出诊断至关重要。半乳甘露聚糖蛋白和半乳甘露聚糖的ELISA检测可以帮助识别侵袭性疾病,特异性为98%~99%,但敏感性仅为47%~56%[39]。长期以来,人们认为伏立康唑是一线治疗药物,两性霉素是二线药物[40]。2016年的一项随机对照试验显示,新药艾沙康唑不劣于伏立康唑,且可能具有更好的耐受性[41]。氟康唑和氟胞嘧啶治疗无效[40]。其他辅助治疗如高压氧和局部灌洗等的益处尚不清楚[42]。

毛霉菌病(也称为接合菌病)的临床表现与侵袭性曲霉菌相似,但在免疫功能正常的患者中感染率可能更高,糖尿病控制不佳是主要危险因素(占40%),其次是血液系统恶性肿瘤。鼻窦是最常见的发病部位[43]。症状通常始于鼻窦炎和眶周蜂窝织炎,可迅速发展为眶尖综合征。黑色焦痂是一种特殊表现,需要用喉镜来识别,敏感性尚不清楚,其出现表明侵袭性血管缺血[43]。即使积极治疗,死亡率也可能高达40%,因此早期诊断至关重要[43]。毛霉菌病的诊断不能通过1,3-β-D-葡聚糖试验进行,但毛霉特异性T细胞可以在活动性感染期间通过免疫斑点试验检测到[44]。当培养不能确诊时,PCR检测18S核糖体DNA也可以帮助诊断[44]。毛霉菌病的治疗不同于曲霉病,因为毛霉菌对伏立康唑有抗药性[44]。手术可显著提高生存率,应与两性霉素联合作为一线治疗,泊沙康唑可作为抢救性治疗,有人认为联合治疗可能有帮助[44]。2016年的VITAL研究显示,艾沙康唑初级治疗与两性霉素B治疗的42天死亡率相似,该研究是一项开放标签的3期试验。因此,现在认为艾沙康唑也是一线选择,特别是对于两性霉素B风险过高的患者[41]。严格控制糖尿病和治疗酮症酸中毒也很重要[44]。

疱疹性疾病

人类疱疹病毒(HHV)1~3(单纯疱疹病毒和带状疱疹病毒)感染除了引起皮肤和黏膜溃疡、葡萄膜炎和视网膜炎外,还可引起包括视神经炎在内的中枢神经系统疾病。视神经炎发生于皮疹后6~30天,可表现为孤立的视盘炎或球后视神经炎[45]。视盘水肿可能是急性视网膜坏死的主要特征,使用类固醇激素后病情加重[46]。免疫抑制人群更容易出现中枢神经系统受累和双眼发病。直接感染或感染后自身免疫性炎症是视神经炎的可能发病机制。PCR检测脑脊液中的病毒核酸有助于确认 CNS 是否受累。PCR 检测房水有助于确定是否存在眼内病毒复制[47]。传统上，患者首先接受静脉滴注阿昔洛韦(控制全身感染)[45]，眼内感染则可通过玻璃体内注射膦甲酸进行治疗[47]。如果存在眼内炎症，只要没有角膜上皮感染，就可以局部使用类固醇治疗。一旦感染得到控制，通常会加用口服或静脉滴注类固醇治疗。已有研究证明，口服伐昔洛韦对急性视网膜坏死的疗效与静脉滴注阿昔洛韦相当，但尚未对视神经炎进行研究[48]。EB 病毒(HHV4)和巨细胞病毒(HHV5)通常不引起视神经炎。HHV5 感染可用缬更昔洛韦治疗，但尚无针对 EBV 的抗病毒治疗。

巴尔通体

巴尔通体感染通常会导致伴有视盘水肿和黄斑区渗出的视神经视网膜炎[49]。然而，由于黄斑区的渗出可能需要 2 周才能形成，因此患者在初诊时可能没有渗出物[50]。眼部巴尔通体感染的其他表现包括前葡萄膜炎、中间葡萄膜炎、后葡萄膜炎、全葡萄膜炎、视网膜脉络膜炎、玻璃体炎和周边脉络膜肉芽肿[49]。由于巴尔通体感染罕见，且缺乏临床试验，治疗方法尚有争议。尽管阿奇霉素已被证明可以缩小淋巴结体积，但没有证据表明抗生素可以提高淋巴结病变的治愈率[51,52]。还有一些患者无须治疗即可改善[53]。有病例报道使用多西环素、利福平、大环内酯类药物(阿奇霉素)和氟喹诺酮类药物等对眼部感染进行治疗，一些作者推荐使用双药联合治疗更复杂的全身感染[49,51,54]。一项回顾性研究显示，88% 接受

抗生素加类固醇(口服或静脉滴注)治疗的患眼提高了至少 3 行视力，而在单独使用抗生素治疗的患者，这一比例为 50%。尽管作者指出，视力受损更严重的患者更可能加用类固醇治疗，因此，该类患者的视力有更大的提升空间[55]。此外，是否使用抗生素治疗在视力结果上没有差异[55]。

抗感染药物

一些抗感染药物可能导致视神经病变，这可能会与一些其他疾病相混淆。利奈唑胺常用于耐万古霉素的革兰阳性菌感染，如金黄色葡萄球菌和肠球菌，可能导致中毒性视神经病变。在治疗超过 28 天的患者中，超过 90% 的患者可发生视神经病变，且具有剂量-持续时间相关性[56,57]。多西环素和其他四环素衍生物常用于治疗莱姆病和巴尔通体等人畜共患感染，或用作早期和潜伏期梅毒的二线治疗，还常用于治疗痤疮。它可导致继发性颅内高压伴视乳头水肿，风险比为 1.8～1.9，可能预示着比特发性颅内高压更高的视力丧失风险[58,59]。用于治疗分枝杆菌感染的乙胺丁醇可引起视神经病变或视交叉综合征(视力和色觉下降伴双颞侧偏盲)，具有剂量依赖性风险[剂量与风险的对应关系分别为：>35 mg/(kg·d) 为 18%，>25 mg/(kg·d) 为 5%，< 15 mg/kg 或更少为 1%]，慢性肾病、高血压和高龄也是危险因素[60-63]。在大鼠模型中，叶黄素和咖啡酸苯乙酯表现出对乙胺丁醇毒性具有保护作用，可被视为高危患者的预防性保护措施[64,65]。也有少数异烟肼(未使用乙胺丁醇)相关的视神经病变病例报告[66-70]。此外，已知某些

HIV 药物(核苷类反转录酶抑制剂,最著名的是 ziduvodine-AZT)会引起线粒体毒性,并可能加重其他线粒体毒性疾病,或引发遗传易感性患者的视力丧失[71]。这些药物导致的视神经病变,尚无经过验证的视力恢复治疗方法,因此,及早识别和停用有问题的药物至关重要。停药后,多数患者可以恢复视力。虽然临床上经常使用类固醇对其他原因引起的中毒性视神经病变患者进行治疗,但在有活动性感染的情况下应避免使用。在ICP升高时,患者应使用乙酰唑胺等降低ICP的药物,直到视乳头水肿消退。

病例治疗及转归

该患者连续服用多西环素3周(每天2次,每次100 mg)。她的发烧、寒战、颈部疼痛和淋巴结肿大得到缓解,视力也得到改善。眼科检查显示双眼视力为20/20,视盘水肿消退,视野改善(图8.2)。

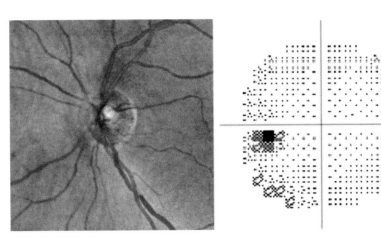

图8.2　OCT眼底图像显示左眼视盘水肿消退,Humphrey视野计24-2显示生理盲点扩大和颞侧视野缺损均有所改善。(© AR Carey 2020.All Rights Reserved.)

(苏钰　译)

参考文献

1. Sibony P, Halperin J, Coyle PK, Patel K. Reactive Lyme serology in optic neuritis. J Neuroophthalmol. 2005;25(2):71–82. https://doi.org/10.1097/01.wno.0000166060.35366.70.
2. Škiljić D, Gustavsson M, Dotevall L, Norrsell K, Grönlund MA. Ophthalmological findings in neuroborreliosis – a prospective study performed in western Sweden. Acta Ophthalmol. 2019;97(1):44–52. https://doi.org/10.1111/aos.13884.
3. Träisk F, Lindquist L. Optic nerve involvement in Lyme disease. Curr Opin Ophthalmol. 2012;23(6):485–90. https://doi.org/10.1097/ICU.0b013e328358b1eb.
4. Rothermel H, Hedges TR 3rd, Steere AC. Optic neuropathy in children with Lyme disease. Pediatrics. 2001;108(2):477–81. https://doi.org/10.1542/peds.108.2.477.
5. Jacobson DM. Lyme disease and optic neuritis: long-term follow-up of seropositive patients. Neurology. 2003;60(5):881–2. https://doi.org/10.1212/01.wnl.0000049475.94171.8c.
6. Talagrand-Reboul E, Raffetin A, Zachary P, Jaulhac B, Eldin C. Immunoserological diagnosis of human borrelioses: Current knowledge and perspectives. Front Cell Infect Microbiol. 2020;10:241. Published 2020 May 19. https://doi.org/10.3389/fcimb.2020.00241.

7. Backman K, Skogman BH. Occurrence of erythema migrans in children with Lyme neuroborreliosis and the association with clinical characteristics and outcome – a prospective cohort study. BMC Pediatr. 2018;18(1):189. Published 2018 Jun 11. https://doi.org/10.1186/s12887-018-1163-2.

8. Rauer S, Kastenbauer S, Fingerle V, Hunfeld KP, Huppertz HI, Dersch R. Lyme neuroborreliosis. Dtsch Arztebl Int. 2018;115(45):751–6. https://doi.org/10.3238/arztebl.2018.0751.

9. Klein A, Fischer N, Goldstein M, Shulman S, Habot-Wilner Z. The great imitator on the rise: ocular and optic nerve manifestations in patients with newly diagnosed syphilis. Acta Ophthalmol. 2019;97(4):e641–7. https://doi.org/10.1111/aos.13963.

10. Yang P, Zhang N, Li F, Chen Y, Kijlstra A. Ocular manifestations of syphilitic uveitis in Chinese patients. Retina. 2012;32(9):1906–14. https://doi.org/10.1097/IAE.0b013e3182509796.

11. Eslami M, Noureddin G, Pakzad-Vaezi K, Warner S, Grennan T. Resurgence of ocular syphilis in British Columbia between 2013–2016: a retrospective chart review. Can J Ophthalmol. 2020;55(2):179–84. https://doi.org/10.1016/j.jcjo.2019.11.002.

12. Gordon LK, Danesh-Meyer H. Neuro-ophthalmic manifestations of HIV infection. Ocul Immunol Inflamm. 2020 Oct 2;28(7):1085–93. https://doi.org/10.1080/09273948.2019.1704024.

13. Moramarco A, Mallone F, Pirraglia MP, et al. Clinical features of ocular syphilis: a retrospective clinical study in an Italian Referral Centre. Semin Ophthalmol. 2020;35(1):50–5. https://doi.org/10.1080/08820538.2020.1723651.

14. Fonollosa A, Martinez-Indart L, Artaraz J, et al. Clinical manifestations and outcomes of syphilis-associated uveitis in Northern Spain. Ocul Immunol Inflamm. 2016;24(2):147–52. https://doi.org/10.3109/09273948.2014.943349.

15. https://www.cdc.gov/std/tg2015/syphilis.htm#Neurosyphilis

16. Apinyawasisuk S, Poonyathalang A, Preechawat P, Vanikieti K. Syphilitic optic neuropathy: re-emerging cases over a 2-year period. Neuroophthalmology. 2016;40(2):69–73. Published 2016 Feb 22. https://doi.org/10.3109/01658107.2015.1134586.

17. Wells J, Wood C, Sukthankar A, Jones NP. Ocular syphilis: the re-establishment of an old disease. Eye (Lond). 2018;32(1):99–103. https://doi.org/10.1038/eye.2017.155.

18. Burton BJ, Leff AP, Plant GT. Steroid-responsive HIV optic neuropathy. J Neuroophthalmol. 1998;18(1):25–9.

19. Mathew T, Avati A, D'Souza D, et al. HIV infection associated neuromyelitis optica spectrum disorder: clinical features, imaging findings, management and outcomes. Mult Scler Relat Disord. 2019;27:289–93. https://doi.org/10.1016/j.msard.2018.11.014.

20. Sadun AA, Pepose JS, Madigan MC, Laycock KA, Tenhula WN, Freeman WR. AIDS-related optic neuropathy: a histological, virological and ultrastructural study. Graefes Arch Clin Exp Ophthalmol. 1995;233(7):387–98. https://doi.org/10.1007/BF00180941.

21. Mwanza JC, Nyamabo LK, Tylleskär T, Plant GT. Neuro-ophthalmological disorders in HIV infected subjects with neurological manifestations. Br J Ophthalmol. 2004;88(11):1455–9. https://doi.org/10.1136/bjo.2004.044289.

22. Bhigjee AI, Moodley AA, Roos I, Wells CL, Ramdial P, Esser M. The neuromyelitis optica presentation and the aquaporin-4 antibody in HIV-seropositive and seronegative patients in KwaZulu-Natal, South Africa. South Afr J HIV Med. 2017;18(1):684. Published 2017 Jan 31. https://doi.org/10.4102/sajhivmed.v18i1.684.

23. Jabs DA, Drye L, Van Natta ML, Thorne JE, Holland GN, Studies of the Ocular Complications of AIDS Research Group. Incidence and long-term outcomes of the human immunodeficiency virus neuroretinal disorder in patients with AIDS. Ophthalmology. 2015;122(4):760–8. https://doi.org/10.1016/j.ophtha.2014.11.009.

24. Negroni R. Cryptococcosis. Clin Dermatol. 2012;30(6):599–609. https://doi.org/10.1016/j.clindermatol.2012.01.005.

25. Moodley A, Rae W, Bhigjee A. Visual loss in HIV-associated cryptococcal meningitis: a case series and review of the mechanisms involved. South Afr J HIV Med. 2015;16(1):305. Published 2015 Oct 16. https://doi.org/10.4102/sajhivmed.v16i1.305.

26. Perfect JR, Dismukes WE, Dromer F, et al. Clinical practice guidelines for the management of cryptococcal disease: 2010 update by the infectious diseases society of america. Clin Infect Dis. 2010;50(3):291–322. https://doi.org/10.1086/649858.

27. Cohen DB, Glasgow BJ. Bilateral optic nerve cryptococcosis in sudden blindness in patients with acquired immune deficiency syndrome. Ophthalmology. 1993;100(11):1689–94. https://doi.org/10.1016/s0161-6420(93)31416-8.

28. Rajasingham R, Wake RM, Beyene T, Katende A, Letang E, Boulware DR. Cryptococcal meningitis diagnostics and screening in the era of point-of-care laboratory testing. J Clin Microbiol.

2019;57(1):e01238–18. Published 2019 Jan 2. https://doi.org/10.1128/JCM.01238-18.

29. Whitney LC, Bicanic T. Treatment principles for Candida and Cryptococcus. Cold Spring Harb Perspect Med. 2014;5(6):a024158. Published 2014 Nov 10. https://doi.org/10.1101/cshperspect.a024158.

30. Concha-Velasco F, González-Lagos E, Seas C, Bustamante B. Factors associated with early mycological clearance in HIV-associated cryptococcal meningitis. PLoS One. 2017;12(3):e0174459. Published 2017 Mar 29. https://doi.org/10.1371/journal.pone.0174459.

31. Liu Y, Peng X, Weng W, Zhu J, Cao H, Xie S. Efficacy of ventriculoperitoneal shunting in patients with cryptococcal meningitis with intracranial hypertension. Int J Infect Dis. 2019;88:102–9. https://doi.org/10.1016/j.ijid.2019.08.034.

32. Newton PN, Thai Le H, Tip NQ, et al. A randomized, double-blind, placebo-controlled trial of acetazolamide for the treatment of elevated intracranial pressure in cryptococcal meningitis. Clin Infect Dis. 2002;35(6):769–72. https://doi.org/10.1086/342299.

33. Beardsley J, Wolbers M, Kibengo FM, et al. Adjunctive dexamethasone in HIV-associated cryptococcal meningitis. N Engl J Med. 2016;374(6):542–54. https://doi.org/10.1056/NEJMoa1509024.

34. Levin LA, Avery R, Shore JW, Woog JJ, Baker AS. The spectrum of orbital aspergillosis: a clinicopathological review. Surv Ophthalmol. 1996;41(2):142–54. https://doi.org/10.1016/s0039-6257(96)80004-x.

35. Brown P, Demaerel P, McNaught A, et al. Neuro-ophthalmological presentation of non-invasive Aspergillus sinus disease in the non-immunocompromised host. J Neurol Neurosurg Psychiatry. 1994;57(2):234–7. https://doi.org/10.1136/jnnp.57.2.234.

36. Sarkar P, Price C, Fish M, Bennetto L. Skull base aspergillosis in an immunocompetent elderly man with early response to steroid. BMJ Case Rep. 2018;11(1):e226998. Published 2018 Nov 28. https://doi.org/10.1136/bcr-2018-226998.

37. Choi MY, Bae IH, Lee JH, Lee SJ. Aspergillosis presenting as an optic neuritis. Korean J Ophthalmol. 2002;16(2):119–23. https://doi.org/10.3341/kjo.2002.16.2.119.

38. Nomura K, Asaka D, Nakayama T, et al. Sinus fungus ball in the Japanese population: clinical and imaging characteristics of 104 cases. Int J Otolaryngol. 2013;2013:731640. https://doi.org/10.1155/2013/731640.

39. Dichtl K, Seybold U, Ormanns S, Horns H, Wagener J. Evaluation of a novel *Aspergillus* antigen enzyme-linked immunosorbent assay. J Clin Microbiol. 2019;57(7):e00136–19. Published 2019 Jun 25. https://doi.org/10.1128/JCM.00136-19.

40. Ullmann AJ, Aguado JM, Arikan-Akdagli S, et al. Diagnosis and management of Aspergillus diseases: executive summary of the 2017 ESCMID-ECMM-ERS guideline. Clin Microbiol Infect. 2018;24 Suppl 1:e1–e38. https://doi.org/10.1016/j.cmi.2018.01.002.

41. Donnelley MA, Zhu ES, Thompson GR 3rd. Isavuconazole in the treatment of invasive aspergillosis and mucormycosis infections. Infect Drug Resist. 2016;9:79–86. Published 2016 Jun 2. https://doi.org/10.2147/IDR.S81416.

42. Colon-Acevedo B, Kumar J, Richard MJ, Woodward JA. The role of adjunctive therapies in the management of invasive sino-orbital infection. Ophthalmic Plast Reconstr Surg. 2015;31(5):401–5. https://doi.org/10.1097/IOP.0000000000000488.

43. Petrikkos G, Skiada A, Lortholary O, Roilides E, Walsh TJ, Kontoyiannis DP. Epidemiology and clinical manifestations of mucormycosis. Clin Infect Dis. 2012;54(Suppl 1):S23–34. https://doi.org/10.1093/cid/cir866.

44. Cornely OA, Arikan-Akdagli S, Dannaoui E, et al. ESCMID and ECMM joint clinical guidelines for the diagnosis and management of mucormycosis 2013. Clin Microbiol Infect. 2014;20 Suppl 3:5–26. https://doi.org/10.1111/1469-0691.12371.

45. Kaufman AR, Myers EM, Moster ML, Stanley J, Kline LB, Golnik KC. Herpes zoster optic neuropathy. J Neuroophthalmol. 2018;38(2):179–89. https://doi.org/10.1097/WNO.0000000000000607.

46. Koh YT, Ang BC, Ho SL, Beng Teoh SC, Agrawal R. Herpes simplex acute retinal necrosis presenting as unilateral disc swelling in young immunocompetent patients. Ocul Immunol Inflamm. 2017;25(6):797–801. https://doi.org/10.1080/09273948.2016.1175643.

47. Schoenberger SD, Kim SJ, Thorne JE, et al. Diagnosis and treatment of acute retinal necrosis: a report by the American academy of ophthalmology. Ophthalmology. 2017;124(3):382–92. https://doi.org/10.1016/j.ophtha.2016.11.007.

48. Baltinas J, Lightman S, Tomkins-Netzer O. Comparing treatment of acute retinal necrosis with either oral valacyclovir or intravenous acyclovir. Am J Ophthalmol. 2018;188:173–80. https://doi.org/10.1016/j.ajo.2018.02.001.

49. Kalogeropoulos D, Asproudis I, Stefaniotou M, et al. Bartonella henselae- and quintana-

associated uveitis: a case series and approach of a potentially severe disease with a broad spectrum of ocular manifestations. Int Ophthalmol. 2019;39(11):2505–15. https://doi.org/10.1007/s10792-019-01096-7.

50. Ksiaa I, Abroug N, Mahmoud A, et al. Update on Bartonella neuroretinitis. J Curr Ophthalmol. 2019;31(3):254–261. Published 2019 May 6. doi:https://doi.org/10.1016/j.joco.2019.03.005

51. Angelakis E, Raoult D. Pathogenicity and treatment of Bartonella infections. Int J Antimicrob Agents. 2014;44(1):16–25. https://doi.org/10.1016/j.ijantimicag.2014.04.006.

52. Bass JW, Freitas BC, Freitas AD, et al. Prospective randomized double blind placebo-controlled evaluation of azithromycin for treatment of cat-scratch disease. Pediatr Infect Dis J. 1998;17(6):447–52. https://doi.org/10.1097/00006454-199806000-00002.

53. Rosen BS, Barry CJ, Nicoll AM, Constable IJ. Conservative management of documented neuroretinitis in cat scratch disease associated with Bartonella henselae infection. Aust N Z J Ophthalmol. 1999;27(2):153–6. https://doi.org/10.1046/j.1440-1606.1999.00174.x.

54. Reed JB, Scales DK, Wong MT, Lattuada CP Jr, Dolan MJ, Schwab IR. Bartonella henselae neuroretinitis in cat scratch disease. Diagnosis, management, and sequelae. Ophthalmology. 1998;105(3):459–66. https://doi.org/10.1016/S0161-6420(98)93028-7.

55. Habot-Wilner Z, Trivizki O, Goldstein M, et al. Cat-scratch disease: ocular manifestations and treatment outcome. Acta Ophthalmol. 2018;96(4):e524–32. https://doi.org/10.1111/aos.13684.

56. Brandariz-Núñez D, Hernández-Corredoira V, Guarc-Prades E, García-Navarro B. Optic neuropathy associated with linezolid: systematic review of cases. Neuropatía óptica asociada a linezolid: revisión sistemática de casos. Farm Hosp. 2019;43(2):61–5. Published 2019 Mar 1. https://doi.org/10.7399/fh.11133.

57. Dempsey SP, Sickman A, Slagle WS. Case report: linezolid optic neuropathy and proposed evidenced-based screening recommendation. Optom Vis Sci. 2018;95(5):468–74. https://doi.org/10.1097/OPX.0000000000001216.

58. Eldweik L, McClelland C, Stein JD, Blachley TS, Lee MS. Association between cycline antibiotic and development of pseudotumor cerebri syndrome. J Am Acad Dermatol. 2019;81(2):456–62. https://doi.org/10.1016/j.jaad.2019.03.041.

59. Friedman DI, Gordon LK, Egan RA, et al. Doxycycline and intracranial hypertension. Neurology. 2004;62(12):2297–9. https://doi.org/10.1212/wnl.62.12.2297.

60. Chan RY, Kwok AK. Ocular toxicity of ethambutol. Hong Kong Med J. 2006;12(1):56–60.

61. Pavan Taffner BM, Mattos FB, Cunha MCD, Saraiva FP. The use of optical coherence tomography for the detection of ocular toxicity by ethambutol. PLoS One. 2018;13(11):e0204655. Published 2018 Nov 8. https://doi.org/10.1371/journal.pone.0204655.

62. Kanaujia V, Jain VK, Sharma K, Agarwal R, Mishra P, Sharma RK. Ethambutol-induced optic neuropathy in renal disorder: a clinico-electrophysiological study. Can J Ophthalmol. 2019;54(3):301–5. https://doi.org/10.1016/j.jcjo.2018.06.013.

63. Jin KW, Lee JY, Rhiu S, Choi DG. Longitudinal evaluation of visual function and structure for detection of subclinical ethambutol-induced optic neuropathy. PLoS One. 2019;14(4):e0215297. Published 2019 Apr 17. https://doi.org/10.1371/journal.pone.0215297.

64. Karakurt Y, Süleyman H, Keskin Cimen F, et al. The effects of lutein on optic nerve injury induced by ethambutol and isoniazid: an experimental study. Cutan Ocul Toxicol. 2019;38(2):136–40. https://doi.org/10.1080/15569527.2018.1539010.

65. Şahin A, Kürşat Cingü A, Kaya S, et al. The protective effects of caffeic acid phenethyl ester in isoniazid and ethambutol-induced ocular toxicity of rats. Cutan Ocul Toxicol. 2013;32(3):228–33. https://doi.org/10.3109/15569527.2012.759958.

66. Kocabay G, Erelel M, Tutkun IT, Ecder T. Optic neuritis and bitemporal hemianopsia associated with isoniazid treatment in end-stage renal failure. Int J Tuberc Lung Dis. 2006;10(12):1418–9.

67. Kulkarni HS, Keskar VS, Bavdekar SB, Gabhale Y. Bilateral optic neuritis due to isoniazid (INH). Indian Pediatr. 2010;47(6):533–5. https://doi.org/10.1007/s13312-010-0083-5.

68. Keeping JA, Searle CW. Optic neuritis following isoniazid therapy. Lancet. 1955;269(6884):278. https://doi.org/10.1016/s0140-6736(55)92696-9.

69. Sutton PH, Beattie PH. Optic atrophy after administration of isoniazid with P.A.S. Lancet. 1955;268(6865):650–1. https://doi.org/10.1016/s0140-6736(55)90321-4.

70. Kass I, Mandel W, Cohen H, Dressler SH. Isoniazid as a cause of optic neuritis and atrophy. J Am Med Assoc. 1957;164(16):1740–3. https://doi.org/10.1001/jama.1957.02980160012003.

71. Warner JE, Ries KM. Optic neuropathy in a patient with AIDS. J Neuroophthalmol. 2001;21(2):92–4. https://doi.org/10.1097/00041327-200106000-00006.

第 9 章

遗传性视神经病变

Andrew R. Carey

病例

一例 16 岁男性患者,因"双眼视力丧失"就诊。6 个月前,患者发生无痛性双眼,同时视力丧失。患者自觉发病第一周可以驾车,但在 3 个月后视力丧失逐渐加重。双眼视力指数,伴视野中央暗点,色觉降低,瞳孔对光反射轻度迟钝,RAPD(-),眼底检查结果显示双眼弥漫性视盘苍白(3+)及视网膜血管轻度变细。该患者否认眼部疾病家族史。眼科以外的检查包括脑部和眼眶 MRI 平扫+增强,未发现压迫性病变和视神经炎征象,此外,硫胺素、叶酸和维生素 B_{12} 水平正常。

以下哪项是最合适的检查?

(A)血清维生素 B_{12} 水平。

(B)线粒体基因检测包。

(C)线粒体 DNA(mtDNA)3460 检测。

(D)核基因相关视神经萎缩检测包。

(E)OPA1 基因测序。

疾病管理

这种青少年男性双眼先后无痛性视力丧失,伴 MRI 检查无明显异常,是 Leber 遗传性视神经病变(LHON)的典型表现。最合适的确诊性检查是使用(B)线粒体基因检测包对线粒体基因组中的某一突变进行基因检测。

遗传性视神经病变可分为线粒体基因遗传模式和核基因遗传模式。虽有例外,但线粒体基因突变视神经病变通常表现为急性或亚急性视力丧失,而核基因突变视神经病变则表现为从出生或幼儿时期开始视力较差,或缓慢进行性视力丧失。这两类患者都可能并发相关的神经系统、心脏和代谢疾病。导致线粒体功能障碍的常见途径是:线粒体 DNA 的原发突变;由对线粒体 DNA 维持起重要作用的核基因的主要错误导致的线粒体 DNA 的获得性突变;对线粒体功能起重要作用的核 DNA 编码的蛋白质的主要错误。毒性和代谢损伤也会导致线粒体功能障碍,其表现类似于遗传性视神经病变。2013年,法国的一项研究回顾了21年来127个家庭的184例遗传性视神经病变患者,发现其中50%表现为显性遗传,9%表现为隐性遗传,24%为散发性,16%为母系遗传,还有一些散发的类似LHON的病例没有明确的家族史。其中46.5%的病例有分子诊断结果[1]。同一项研究发现,其中9%的显性病例、67%的隐性病例和22%的散发病例都出现了综合征表现[1]。

线粒体疾病的特点是母系遗传、不完全外显和症状迟发。如果患者的临床表现不典型,线粒体视神经病变最初会被描述为LHON或LHON样视神经病变。典型的LHON多发生于十几岁或20多岁的男性,伴有双眼先后无痛性视力丧失,MRI增强无阳性发现,亦未见压迫性病灶,并且在一母同胞的男性亲属中有阳性家族史。在经典突变谱中,3种线粒体突变(通常称为原发突变)占西欧血统患者LHON病例总数的95%,其中mtND1(G3460A)突变约占10%,mtND4(G11778A)突变约占75%,mtND6(T14484C)突变约占10%,这些均是调控线粒体氧化磷酸化电子传递链复合物1产生ATP的重要基因[2]。2012年的一项Meta分析评估欧洲人群的患病率约为1∶45 000[3],其中英国原发突变的携带率约为1∶300[4]。等位基因突变频率因人群而异,G11778A的发病率在汉族LHON患者中约占36%,在日本裔患者中占74%~87%,在韩国裔患者中约占56%,在印度裔患者中约占10%[5,6]。在不符合典型表现(通常缺乏家族遗传史)的中东患者中,这些原发突变可能仅占总患者数的17%[7]。LHON外显率可能因潜在基因型的不同而有所差异,但据报道,发生11778G>A突变的男性外显率约为50%,女性约为10%,其他基因突变的外显率更低[8]。某些环境因素可能会增加外显率,或从携带者"转化"为视力丧失表现,例如,暴露于损伤线粒体的毒性物质或环境中,包括烟草、过量的酒精(乙醇和甲醇)、极度脱水、一氧化碳、氰化物、营养不良、可卡因、乙胺丁醇,以及某些已知是线粒体毒性的药物,包括红霉素、氯霉素、利奈唑胺和叠氮胸苷(AZT,一种抗HIV的核苷类似物反转录酶抑制剂,也称为齐多夫定)[9-22]。

其他线粒体基因突变所致的疾病可能包括LHON样视神经病变,包括与线粒体FXN基因相关的Friedreich共济失调[23]。某些线粒体基因突变视神经病变可能表现不典型,例如,出生时双眼视力差,或在儿童早期表现为眼球震颤和(或)斜视,常见于Leigh综合征(可能是由核基因或线粒体基因突变导致)[24,25],或双眼同时视力丧失,而不是双眼先后视力丧失[26]。

LHON患者可能会伴随眼外症状,通常称为LHON-Plus。通过对1/4平均年龄为30岁的LHON患者进行心电图筛查发现,最常见的眼外表现是心脏传导功能缺陷[27]。患者还可能患有扩张型心肌病[28]和冠心病[29]。鉴于这种表现的发生率较高,建议在诊断LHON时行基线心电图检查。据报道,部分患者还会出现与多发性硬化难以鉴别的脱髓鞘疾病表现,包括视神经炎[30-32]。其他神经系统并发症包括癫痫发作和非癫痫性肌阵挛、复杂性偏头痛、肌张力障碍、周围神经病变、震颤和可逆性后部脑病[33-38]。

核基因突变视神经病变可以表现为显性、隐性或 X 连锁性染色体遗传。显性遗传性视神经萎缩（DOA）是遗传性视神经病变中最常见的类型，一项法国的研究发现，59%的 DOA 是由 OPA1 基因突变所致[1]，与一项英国的研究结果类似（58%）[39]。据报道，OPA1 基因突变在中国显性遗传性视神经萎缩家庭中的发生率为 40%~100%[40,41]。在英国，DOA 基因突变的发生率约为 1:35 000[39]。OPA1 蛋白对于维持线粒体内膜的稳定性至关重要，此基因缺陷可导致细胞色素 c 扩散到细胞质中，引发细胞凋亡[42]。此外，OPA1 可能与 DOA-Plus 综合征相关。两项研究分别报告了具有 OPA1 基因突变的多个家族，该家族线粒体维持基因正常，但仍有线粒体缺失，提示 OPA1 对维持线粒体 DNA 的稳定性非常重要[42,43]。综合征表现包括共济失调、肌肉张力减退或痉挛、耳聋、进行性眼外肌麻痹、神经病变，严重者可出现多器官功能衰竭[42-44]，需与 Leigh 综合征相鉴别。在 3%~7% 散发性视神经萎缩病例中也报告了 OPA1 突变[40,41,44]，其可能来自不完全外显家族或新生突变个体。

尽管 WFS1 可导致具有显性和隐性遗传的孤立性视神经病变、孤立性糖尿病（DM）和孤立性耳聋[45,46]，但由于 WFS1 相关 Wolfram 综合征［又名 DIDMOAD 综合征，表现为尿崩症（DI）、DM、视神经萎缩和耳聋］的高发病率，综合征表现在隐性遗传性疾病中更为常见[1]。隐性遗传性视神经病变不太常见，Wolfram 综合征的患病率在英国约为 1:770 000[45]。然而，特定人群的患病率可能更高。例如，据报道，在德系犹太人血统的个体中，一种错义突变等位基因的出现频率为 1.4%[47]。有趣的是，Wolfram 综合征可以有不同的表现，这一特征在显性遗传性疾病中比隐性遗传性疾病中更常见。一项针对 45 例患有 WFS1 相关 1 型 Wolfram 综合征的意大利患者的研究显示，只有 47% 的患者有全部综合征的表现，而 100% 的患者有 DM 和视神经萎缩表现，只有 60% 的患者有 DI 表现，58% 的患者有听力损失表现。此外，44% 的患者有神经精神症状，24% 的患者有神经源性膀胱，7% 的患者有内分泌缺陷，4% 的患者有先天性心脏缺陷[48]。一项针对美国 40 例 1 型 Wolfram 综合征患者的研究显示，DM 占 88%，DI 占 63%，听力损失占 75%，视神经萎缩占 93%[49]。第三项系列研究是针对 50 例同时患有 DM 和视神经萎缩的西班牙 Wolfram 综合征患者，结果显示，77% 的患者合并 DI，67% 的患者合并听力损失，78% 的患者合并神经源性膀胱，62% 的患者合并精神神经症状[50]。疾病的严重程度似乎与等位基因突变的严重程度相关[46]，德系犹太人后裔中的错义等位基因突变仅表现为 12.5% 的视神经萎缩[47]。

一些核基因直接参与与复合体 1~4 相关的呼吸电子传递链（联合氧化磷酸化），其突变可能导致 LHON 样表现，或更严重的 Leigh 综合征样病变。其他核基因是维持线粒体基因组稳定不可或缺的一部分，其突变可导致大量线粒体缺失，从而导致慢性进行性外眼肌麻痹（CPEO）样病变。有趣的是，有时这些缺失会涉及电子传递链中的相关基因，导致 CPEO 合并缓慢进展的视神经萎缩。

鉴于多基因综合征的复杂性，诊断遗传性视神经病变已成为一项重大挑战。多基因可导致孤立性视神经病变，最近发现的综合征基因可引起从非综合征性视神经萎缩到多器官衰竭的一系列疾病,同时还有具有导致常染色体隐性遗传和显性遗传特点的复杂性。表9.1描述了截至2020年6月已报告的与遗传性视神经病变相关的基因。提示诊断遗传性视神经病变的临床线索包括50岁之前发病、双眼对称的缓慢进行性视力丧失(或双眼先后快速视力丧失)、视野中心或旁中心暗点(图9.1)。虽然一些患者可能仅有孤立的视神经病变(非综合征性疾病),但常见的全身表现包括听力丧失、心脏传导缺陷、癫痫发作或其他神经系统缺陷,以及发育迟缓。由于这些致病基因的复杂

性,一次检测一个基因进行分子诊断是不切实际的。大多数商业化实验室已经使用下一代测序(NGS)开发了靶向基因检测包,与全外显子组测序相比,使用这些基因检测包可以降低检测成本。然而,没有一个检测包可以涵盖所有可能的致病基因,线粒体基因组和核基因组评估分别需要独立的实验室技术。在具有阳性家族史的典型LHON患者中,对3个原发突变位点进行基因检测的确诊率预计高达85%~95%。然而,在临床表现不太典型的患者中,或者最初的检测包检测结果为阴性,那么应该考虑一个检测范围更大的试剂检测包。此外,一些实验室有

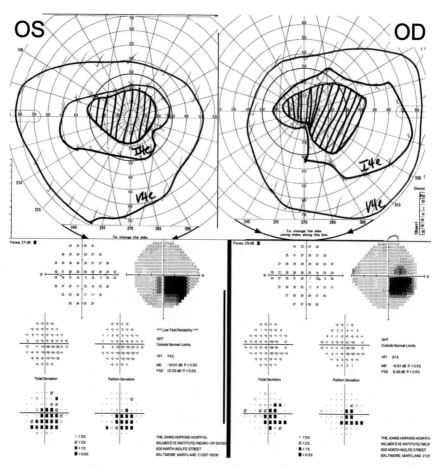

图9.1 遗传性视神经病变的典型视野。(上图)Goldmann视野计检测的视野中央暗点。(下图)自动视野计检测的视野中央暗点。

表9.1 涉及遗传性视神经病变的基因（按遗传模式分类）

AD	AR	AR（连续区）	X连锁	线粒体
ANTXR1	ACO2(OPA9)	NDUF:A2,A6,A9,A10,A12,A13,AF2-6,AF8,B8,S1,S3,S4,S7,S8,V1(MC1D,Leigh),V2(MC1D,Leigh)	AIFM1	mt-ATP6(MC5D,Leigh,LHON)
ATP1A3	ACOX1		ALG3(XLD)	mt-CO:1,3(LHON)
ATXN7(SCA7)	ALG3(CDG1D)	NRDC	(COXPD,Mito del/CPEO)	**mt-CYB(LHON)**
C19orf12	ANTXR1	OPA6	CASK(XLD)	**mt-ND:1(LHON,Leigh,MELAS),2(LHON),3(LHON),4(LHON),4I(LHON),5(Leigh,LHON,KSS,MELAS),6(LHON,Leigh)**
DNA2(Mito del/CPEO)	AOPT1(Leigh,MC4D)	PC(Leigh)	G6PD	
DNMT1	AP3B2	PDHX(Leigh)	GUST	
GDAP1(CMT2K)	ATP5MD(MC5D,Leigh)	PDP1(Leigh)	GYG2	
GJC2	AUH(3MGA-1)	PDSS:1,2(CoQ10D,Leigh)	NDUFA1(MC1D,Leigh)	
GLS	BCS1L(MC3D,Leigh,GRACILE,Bjornstad)	PDXK	OPA2	mt-RNR2(Leigh)
KIF1A	C12orf65(SPG55,COXPD,Leigh)	PET100(Leigh,MC4D)	PDHA1(Leigh-XLD)	mt-TC(MELAS,Leigh)
MFN2(CMT2A)	CISD2(WFS2)	PLA2G6	PLP1(SPG2)	mt-TH(MELAS,Leigh)
NR2F1(BBSOAS)	COX;4I1,6A2,6B1,8A,10,14,15,20(Leigh,MC4D)	PNPT1	PRPS1(Arts,CMTX5)	mt-TK(MELAS,Leigh)
OPA1(DOA,DOA+)	C19orf12(SPG43)	POLG(Alpers,MNGIE,SANDO,SCAE,CPEO,Mito del)	RAB40AL	mt-TL1(MELAS,Leigh)
OPA3(DOA,DOA+)	COQ2(CoQ10D,Leigh)	POLG2(Mito del/CPEO)	TIMM8A(Mohr-Tranebjaerg)	mt-TL2(KSS)
OPA4	CRLS1(GCD10,C20orf155,MC1D,Leigh)	POMGNT1		
DNM1L(OPA5)	CYP7B1(SPG5A)	PMPCB(MMDS6,Leigh)		
OPA8	DDHD2(SPG54)	QRSL1(COXPD,Leigh)		
POLG(Mito del/CPEO)	DGUOK(Mito del/CPEO)	RAB3CAP1		
POLG2(Mito del/CPEO)	DLD(Leigh)	RNASEH1(Mito del/CPEO)		
	DNAJC19(3-MGA-5)	RRM2B(Mito del/CPEO)		
	ECHS1(Leigh)	RTN4IP1(OPA10)		
	EIF2B4	SCO:1,2(Leigh,MC4D)		
	ERCC6			
	ERCC8			

（待续）

表 9.1(续)

AD	AR	AR(连续区)	X连锁	线粒体
POLR1A	FARS2(COXPD,Leigh)	SDHA(MC2D,Leigh)		mt-TQ(MELAS,Leigh)
RANBP2(Leigh)	FOXRED1(MC1D,Leigh)	SDHAF1(MC2D,Leigh)		mt-TS1(MELAS,Leigh)
RRM2B(Mito del/CPEO)	FDX2	SDHD(MC2D,Leigh)		mt-TS2(MELAS,Leigh)
SDHC	FDXR	SEC31A		mt-TV(Leigh)
SPG7	FXN(共济失调)	SERAC1(3MGA-6,Leigh)		mt-TW(Leigh)
SLC25A4MitoDel/CPEO)	GDAP1(CMT4A)	SLC19A3(TRMA)		
TFG	GFM:1,2(COXPD,Leigh)	SLC25A4(Mito del/CPEO)		
TWNK(Mito del/CPEO)	GJC2	SLC25A46(Leigh)		
WFS1	GLS	SLC44A1		
	GTPBP3(COXPD,Leigh)	SLC52A2		
	GYG1(Leigh)	SPG7		
	HIBCH(Leigh)	STT3B		
	IARS(Leigh)	SUCLA2(Leigh)		
	ISCA2(MMDS4)	SUCLG1(Mito del,Leigh)		
	KIF1A	SURF1(Leigh,CMT4K)		
	KLC2(SPG)	TACO1(Leigh,MC4D)		
	LARGE1	TBCE		
	LIPT1(Leigh)	TFAM(Mito del,KSS)		
	LRPPRC(Leigh)	TFG(SP57)		
	MECR	TIMMDC1(MC1D,Leigh)		
	MGME1(Mito del/CPEO)	TK2(Mito del/CPEO)		
	MFF(EMPF2,Leigh)	TOP3A(Mito del/CPEO)		
	MRPS34(COXPD,Leigh)	TMEM126A(OPA7)		
	MRM2(Mito del,MELAS)	TSFM(COXPD,Leigh)		
	mt-FMT(MC1D,COXPD,Leigh)	TTC19(MC3D,Leigh)		
	mt-PAP	TUFM(COXPD,Leigh)		
	mt-FMT(COXPD,Leigh)	TXN2(COXPD)		
	NADK2	TYMP(Mito del/CPEO,MNGIE)		
	NARS2(COXPD,Leigh)	UCHL1(SPG79)		

(待续)

表 9.1（续）

AD	AR	AR(连续区)	X连锁	线粒体
	NBAS	VPS53		
	NUP62(Leigh)	WDR73(Galloway-Mowat)		
	OPA1(Behr)	**WFS1**		
	OPA3(MGCA3)	WWOX(SCA12)		
		YME1L1(OPA)		

AD, 常染色体显性遗传;AR, 常染色体隐性遗传;CMT, 腓骨肌萎缩症;BBSOAS, Bosch-Boonstra-Schaaf视神经萎缩综合征;DOA, 显性视神经萎缩;CPEO, 慢性进行性眼外肌麻痹;GRACILE, 生长迟缓、氨基酸尿症、胆汁淤积、铁过载,乳酸中毒和早期死亡;MC*D, 线粒体链复合体缺乏症;SPG, 痉挛性截瘫;COXPD, 联合氧化磷酸化缺乏症;MELAS, 线粒体脑病乳酸性酸中毒脑卒中样发作;MMDS, 多发性线粒体功能障碍综合征;MNGIE, 线粒体胃肠道脑肌病;TRMA, 硫胺素反应性巨幼细胞贫血;OPA, 视神经萎缩;WFS, Wolfram综合征;Mt, 线粒体;EMPF, 线粒体和过氧化物酶体裂变引发的脑病;SANDO, 感觉性共济失调神经病变及构音障碍伴眼肌麻痹;SCAE, 脊髓小脑性共济失调伴癫痫;MGCA, 甲基戊二酸尿症;CDG1D, 先天性糖类缺陷性糖蛋白综合征;KSS, 卡恩斯-塞尔综合征;LHON, Leber遗传性视神经病变;SCA, 脊髓小脑性共济失调;Mito del, 线粒体缺失;XLD, X连锁显性遗传。

*粗字体字是临床上最常涉及的基因。

一个反射测试选项,当且仅当初始检测结果为阴性时,可以利用现有样本进行额外的检测,使用此方法可以避免重复抽血和保险授权。尽管有大量基因检测包可用,但详细的临床表现和家族史有助于解释基因检测的结果,同时检测父母或兄弟姐妹的样本也有助于确定是在家族中已产生的基因突变还是新发突变。遗传咨询师在患者及其家庭的遗传咨询、基因检测包的选择,以及基因检测的后续问题等方面,具有专门的培训经验,对于任何怀疑遗传性视神经病变,但不能确定最佳确认性基因检测方式的患者来说,遗传咨询师的参与通常是有帮助的,也是一个很好的选择。

截至2020年6月,FDA未批准任何一种针对遗传性视神经病变的治疗方法。在2011年的一项随机对照临床试验中,评估了口服艾地苯醌(一种辅酶Q10的合成类似物)对基因检测确诊为原发性突变LHON患者的有效性,但试验结果未能达到主要研究终点。尽管事后分析显示,双眼视力丧失不一致的患者(双眼间视力差异logMAR>0.2)视力有显著改善。这些结果表明,对于早期的LHON患者,口服艾地苯醌治疗可能有益,特别是只有一只眼视力丧失时[51]。然而,一项回顾性研究观察了在视力丧失5年后开始使用艾地苯醌的患者,发现视功能也有显著改善,但只有视野改善的趋势[52]。艾地苯醌已在欧洲获批用于治疗LHON患者,2017年发表的国际专家共识声明,建议对第二只眼视力丧失后一年内确诊的LHON患者使用艾地苯醌治疗,治疗周期至少1年,或直到达到改善的平台期[53]。一项基因治疗的3期随机对照临床试验,在基因检测确诊为11778G>A的LHON患者中转移野生型线粒体ND4的初步试验结果未能达到主要研究终点,原因是接受基因治疗的患者假注射的对侧眼也出现了惊人的视功能改善,一些数据表明,基因疗法可能对双眼都有影响[54]。即使没有被证实有效的治疗方法,在遗传性视神经病变患者中进行分子诊断的益处也有很多,包括:确诊病情的心理益处;更好的预后意识;对已知的相关综合征的表现进行重点评估和监测,其中某些表现可进行相应的治疗,如人工耳蜗植入治疗听力丧失、采用胰岛素治疗DM、利用抗癫痫药治疗癫痫等;制订家庭生育计划;并有可能参加未来的临床试验。建议将低视力评估用于安全和流动性风险评估,以及提供视觉辅助和便利设施,以允许患者充分参与学习和工作。

随着基因检测技术和治疗技术的不断进步,遗传性视神经病变患者的管理模式在不久的将来可能会迅速改变。

(元佳佳 译)

参考文献

1. Bocquet B, Lacroux A, Surget MO, et al. Relative frequencies of inherited retinal dystrophies and optic neuropathies in Southern France: assessment of 21-year data management. Ophthalmic Epidemiol. 2013;20(1):13–25. https://doi.org/10.3109/09286586.2012.737890.
2. Eustace Ryan S, Ryan F, Barton D, O'Dwyer V, Neylan D. Development and validation of a novel PCR-RFLP based method for the detection of 3 primary mitochondrial mutations in Leber's hereditary optic neuropathy patients. Eye Vis (Lond). 2015;2:18. Published 2015 Oct 25.
3. Mascialino B, Leinonen M, Meier T. Meta-analysis of the prevalence of Leber hereditary optic

neuropathy mtDNA mutations in Europe. Eur J Ophthalmol. 2012;22(3):461–5. https://doi.org/10.5301/ejo.5000055.

4. Elliott HR, Samuels DC, Eden JA, Relton CL, Chinnery PF. Pathogenic mitochondrial DNA mutations are common in the general population. Am J Hum Genet. 2008;83(2):254–60. https://doi.org/10.1016/j.ajhg.2008.07.004.

5. Jiang P, Liang M, Zhang J, et al. Prevalence of mitochondrial ND4 mutations in 1281 Han Chinese subjects with Leber's hereditary optic neuropathy. Invest Ophthalmol Vis Sci. 2015;56(8):4778–88. https://doi.org/10.1167/iovs.14-16158.

6. Ueda K, Morizane Y, Shiraga F, et al. Nationwide epidemiological survey of Leber hereditary optic neuropathy in Japan. J Epidemiol. 2017;27(9):447–50. https://doi.org/10.1016/j.je.2017.02.001.

7. Abu-Amero KK, Bosley TM. Mitochondrial abnormalities in patients with LHON-like optic neuropathies. Invest Ophthalmol Vis Sci. 2006;47(10):4211–20.

8. Bosley TM, Abu-Amero KK. Assessing mitochondrial DNA nucleotide changes in spontaneous optic neuropathies. Ophthalmic Genet. 2010;31(4):163–72. https://doi.org/10.3109/13816810.2010.514015.

9. Amaral-Fernandes MS, Marcondes AM, do Amor Divino Miranda PM, Maciel-Guerra AT, Sartorato EL. Mutations for Leber hereditary optic neuropathy in patients with alcohol and tobacco optic neuropathy. Mol Vis. 2011;17:3175–9.

10. Cullom ME, Heher KL, Miller NR, Savino PJ, Johns DR. Leber's hereditary optic neuropathy masquerading as tobacco-alcohol amblyopia. Arch Ophthalmol. 1993;111(11):1482–5. https://doi.org/10.1001/archopht.1993.01090110048021.

11. Li JM, Rucker JC. Irreversible optic neuropathy in Wernicke encephalopathy and Leber hereditary optic neuropathy. J Neuroophthalmol. 2010;30(1):49–53. https://doi.org/10.1097/WNO.0b013e3181ce80c6.

12. Pott JW, Wong KH. Leber's hereditary optic neuropathy and vitamin B12 deficiency. Graefes Arch Clin Exp Ophthalmol. 2006;244(10):1357–9. https://doi.org/10.1007/s00417-006-0269-7.

13. Luca CC, Lam BL, Moraes CT. Erythromycin as a potential precipitating agent in the onset of Leber's hereditary optic neuropathy. Mitochondrion. 2004;4(1):31–6. https://doi.org/10.1016/j.mito.2004.05.002.

14. Cardaioli E, Da Pozzo P, Gallus GN, et al. Leber's hereditary optic neuropathy associated with cocaine, ecstasy and telithromycin consumption. J Neurol. 2007;254(2):255–6. https://doi.org/10.1007/s00415-006-0351-4.

15. Carelli V, Ross-Cisneros FN, Sadun AA. Optic nerve degeneration and mitochondrial dysfunction: genetic and acquired optic neuropathies. Neurochem Int. 2002;40(6):573–84. https://doi.org/10.1016/s0197-0186(01)00129-2.

16. Lüke C, Cornely OA, Fricke J, Lehrer E, Bartz-Schmidt KU. Late onset of Leber's hereditary optic neuropathy in HIV infection. Br J Ophthalmol. 1999;83(10):1204–5. https://doi.org/10.1136/bjo.83.10.1194k.

17. Mackey DA, Fingert JH, Luzhansky JZ, et al. Leber's hereditary optic neuropathy triggered by antiretroviral therapy for human immunodeficiency virus. Eye (Lond). 2003;17(3):312–7. https://doi.org/10.1038/sj.eye.6700362.

18. Warner JE, Ries KM. Optic neuropathy in a patient with AIDS. J Neuroophthalmol. 2001;21(2):92–4. https://doi.org/10.1097/00041327-200106000-00006.

19. Luzhansky JZ, Pierce AB, Hoy JF, Hall AJ. Leber's hereditary optic neuropathy in the setting of nucleoside analogue toxicity. AIDS. 2001;15(12):1588–9. https://doi.org/10.1097/00002030-200108170-00022.

20. Oliveira C. Toxic-metabolic and hereditary optic neuropathies. Continuum (Minneap Minn). 2019;25(5):1265–88. https://doi.org/10.1212/CON.0000000000000769.

21. Dotti MT, Plewnia K, Cardaioli E, et al. A case of ethambutol-induced optic neuropathy harbouring the primary mitochondrial LHON mutation at nt 11778. J Neurol. 1998;245(5):302–3. https://doi.org/10.1007/s004150050223.

22. Ikeda A, Ikeda T, Ikeda N, Kawakami Y, Mimura O. Leber's hereditary optic neuropathy precipitated by ethambutol. Jpn J Ophthalmol. 2006;50(3):280–3. https://doi.org/10.1007/s10384-005-0308-7.

23. Fortuna F, Barboni P, Liguori R, et al. Visual system involvement in patients with Friedreich's ataxia. Brain. 2009;132(Pt 1):116–23. https://doi.org/10.1093/brain/awn269.

24. Han J, Lee YM, Kim SM, Han SY, Lee JB, Han SH. Ophthalmological manifestations in patients with Leigh syndrome. Br J Ophthalmol. 2015;99(4):528–35. https://doi.org/10.1136/bjophthalmol-2014-305704.

25. Åkebrand R, Andersson S, Seyedi Honarvar AK, et al. Ophthalmological characteristics in children with Leigh syndrome – A long-term follow-up. Acta Ophthalmol. 2016;94(6):609–17. https://doi.org/10.1111/aos.12983.

26. Bosley TM, Brodsky MC, Glasier CM, Abu-Amero KK. Sporadic bilateral optic neuropathy in children: the role of mitochondrial abnormalities. Invest Ophthalmol Vis Sci. 2008;49(12):5250–6. https://doi.org/10.1167/iovs.08-2193.

27. Orssaud C. Cardiac disorders in patients with Leber hereditary optic neuropathy. J Neuroophthalmol. 2018;38(4):466–9. https://doi.org/10.1097/WNO.0000000000000623.

28. Govindaraj P, Rani B, Sundaravadivel P, et al. Mitochondrial genome variations in idiopathic dilated cardiomyopathy. Mitochondrion. 2019;48:51–9. https://doi.org/10.1016/j.mito.2019.03.003.

29. Zhang Z, Liu M, He J, Zhang X, Chen Y, Li H. Maternally inherited coronary heart disease is associated with a novel mitochondrial tRNA mutation. BMC Cardiovasc Disord. 2019;19(1):293. Published 2019 Dec 16. https://doi.org/10.1186/s12872-019-01284-4.

30. Bosley TM, Constantinescu CS, Tench CR, Abu-Amero KK. Mitochondrial changes in leukocytes of patients with optic neuritis. Mol Vis. 2007;13:1516–28. Published 2007 Aug 29.

31. Bargiela D, Chinnery PF. Mitochondria in neuroinflammation – Multiple sclerosis (MS), Leber hereditary optic neuropathy (LHON) and LHON-MS. Neurosci Lett. 2019;710:132932. https://doi.org/10.1016/j.neulet.2017.06.051.

32. Matthews L, Enzinger C, Fazekas F, et al. MRI in Leber's hereditary optic neuropathy: the relationship to multiple sclerosis. J Neurol Neurosurg Psychiatry. 2015;86(5):537–42. https://doi.org/10.1136/jnnp-2014-308186.

33. Frye RE. Leber's hereditary optic neuropathy mutations associated with infantile-onset myoclonic epilepsy. J Child Neurol. 2011;26(6):782–5. https://doi.org/10.1177/0883073810391531.

34. Cupini LM, Massa R, Floris R, et al. Migraine-like disorder segregating with mtDNA 14484 Leber hereditary optic neuropathy mutation. Neurology. 2003;60(4):717–9. https://doi.org/10.1212/01.wnl.0000048662.77572.fb.

35. La Morgia C, Achilli A, Iommarini L, et al. Rare mtDNA variants in Leber hereditary optic neuropathy families with recurrence of myoclonus. Neurology. 2008;70(10):762–70. https://doi.org/10.1212/01.wnl.0000295505.74234.d0.

36. Meire FM, Van Coster R, Cochaux P, Obermaier-Kusser B, Candaele C, Martin JJ. Neurological disorders in members of families with Leber's hereditary optic neuropathy (LHON) caused by different mitochondrial mutations. Ophthalmic Genet. 1995;16(3):119–26. https://doi.org/10.3109/13816819509059971.

37. Nikoskelainen EK, Marttila RJ, Huoponen K, et al. Leber's "plus": neurological abnormalities in patients with Leber's hereditary optic neuropathy. J Neurol Neurosurg Psychiatry. 1995;59(2):160–4. https://doi.org/10.1136/jnnp.59.2.160.

38. Yu-Wai-Man P, Griffiths PG, Burke A, et al. The prevalence and natural history of dominant optic atrophy due to OPA1 mutations. Ophthalmology. 2010;117(8):1538–1546.e1. https://doi.org/10.1016/j.ophtha.2009.12.038.

39. Yen MY, Wang AG, Lin YC, Fann MJ, Hsiao KJ. Novel mutations of the OPA1 gene in Chinese dominant optic atrophy. Ophthalmology. 2010;117(2):392–6.e1. https://doi.org/10.1016/j.ophtha.2009.07.019.

40. Chen J, Xu K, Zhang X, et al. Mutation screening of mitochondrial DNA as well as OPA1 and OPA3 in a Chinese cohort with suspected hereditary optic atrophy. Invest Ophthalmol Vis Sci. 2014;55(10):6987–95. Published 2014 Sep 9. https://doi.org/10.1167/iovs.14-14953.

41. Amati-Bonneau P, Valentino ML, Reynier P, et al. OPA1 mutations induce mitochondrial DNA instability and optic atrophy 'plus' phenotypes. Brain. 2008;131(Pt 2):338–51. https://doi.org/10.1093/brain/awm298.

42. Hudson G, Amati-Bonneau P, Blakely EL, et al. Mutation of OPA1 causes dominant optic atrophy with external ophthalmoplegia, ataxia, deafness and multiple mitochondrial DNA deletions: a novel disorder of mtDNA maintenance. Brain. 2008;131(Pt 2):329–37. https://doi.org/10.1093/brain/awm272.

43. Yu-Wai-Man P, Shankar SP, Biousse V, et al. Genetic screening for OPA1 and OPA3 mutations in patients with suspected inherited optic neuropathies. Ophthalmology. 2011;118(3):558–63. https://doi.org/10.1016/j.ophtha.2010.07.029.

44. Nasca A, Rizza T, Doimo M, et al. Not only dominant, not only optic atrophy: expanding the clinical spectrum associated with OPA1 mutations. Orphanet J Rare Dis. 2017;12(1):89. Published 2017 May 12. https://doi.org/10.1186/s13023-017-0641-1.

45. Grenier J, Meunier I, Daien V, et al. WFS1 in optic neuropathies: mutation findings in nonsyn-

dromic optic atrophy and assessment of clinical severity. Ophthalmology. 2016;123(9):1989–98. https://doi.org/10.1016/j.ophtha.2016.05.036.

46. Bansal V, Boehm BO, Darvasi A. Identification of a missense variant in the WFS1 gene that causes a mild form of Wolfram syndrome and is associated with risk for type 2 diabetes in Ashkenazi Jewish individuals. Diabetologia. 2018;61(10):2180–8. https://doi.org/10.1007/s00125-018-4690-3.

47. Rigoli L, Aloi C, Salina A, et al. Wolfram syndrome 1 in the Italian population: genotype-phenotype correlations. Pediatr Res. 2020;87(3):456–62. https://doi.org/10.1038/s41390-019-0487-4.

48. Karzon R, Narayanan A, Chen L, Lieu JEC, Hershey T. Longitudinal hearing loss in Wolfram syndrome. Orphanet J Rare Dis. 2018;13(1):102. Published 2018 Jun 27. https://doi.org/10.1186/s13023-018-0852-0.

49. Klopstock T, Yu-Wai-Man P, Dimitriadis K, et al. A randomized placebo-controlled trial of idebenone in Leber's hereditary optic neuropathy. Brain. 2011;134(Pt 9):2677–86. https://doi.org/10.1093/brain/awr170.

50. Bueno GE, Ruiz-Castañeda D, Martínez JR, Muñoz MR, Alascio PC. Natural history and clinical characteristics of 50 patients with Wolfram syndrome. Endocrine. 2018;61(3):440–6. https://doi.org/10.1007/s12020-018-1608-2. Epub 2018 May 4. PMID: 29728875.

51. Pemp B, Kircher K, Reitner A. Visual function in chronic Leber's hereditary optic neuropathy during idebenone treatment initiated 5 to 50 years after onset. Graefes Arch Clin Exp Ophthalmol. 2019;257(12):2751–7. https://doi.org/10.1007/s00417-019-04444-6.

52. Carelli V, Carbonelli M, de Coo IF, et al. International consensus statement on the clinical and therapeutic management of Leber hereditary optic neuropathy. J Neuroophthalmol. 2017;37(4):371–81. https://doi.org/10.1097/WNO.0000000000000570.

53. Zuccarelli M, Vella-Szijj J, Serracino-Inglott A, Borg J-J. Treatment of Leber's hereditary optic neuropathy: an overview of recent developments. Eur J Ophthalmol. 2020; https://doi.org/10.1177/1120672120936592.

第 **10** 章

压迫性视神经病变

Alberto G. Distefano

病例 1

一例 26 岁女性患者,主诉右眼视物变形 6 个月。双眼视力为 20/20,右眼 RAPD 阳性,双眼色觉检查正常。眼球运动正常,眼位正常。Hertel 眼球突出计测量显示右眼 23mm,左眼 18.5mm,眼球间距 92mm。双眼前节检查未见明显异常。扩瞳眼底检查(DFE)显示右眼视盘明显隆起,从视盘到黄斑区可见脉络膜皱褶,导致黄斑中央凹反光异常,左眼眼底检查正常。Humphrey 视野检查(HVF)显示右眼有少量中心暗点,但黄斑阈值正常;左眼视野检查正常。考虑眼眶占位的可能,对患者进行了颅脑和眼眶 MRI 平扫+增强检查,提示右眼视神经周围病变强化(图 10.1)。

患者的最佳治疗方案是什么?

(A)手术切除。

(B)静脉滴注类固醇治疗。

(C)放疗。

(D)口服类固醇药物治疗。

(E)化疗。

疾病管理

在大多数情况下,根据进行性视力改变或下降的病史,以及影像学检查显示视神经周围病变强化,足以做出视神经鞘脑膜瘤(ONSM)的临床诊断。ONSM 通常是良性肿瘤,主要起源于围绕眶内或管内视神经的脑膜,次要起源于颅内脑膜[1]。ONSM 在硬脑膜和蛛网膜下隙内、视神经轴突与其硬膜外血管间播散[2]。ONSM 是第二位常见的原发性视神经肿瘤,第一位是视神经胶质瘤[1]。需与其他疾病相鉴别,如白血病、转移性浸润和炎症性疾病,如结节病、视神经周围炎、髓鞘少突胶质细胞糖蛋白相关的视神经炎。ONSM 多见于中年女性患者。较年轻的 ONSM 患者无性别倾向,更容易患 2 型神经纤维瘤病,且肿瘤侵袭性更强[2]。患者通常表

78

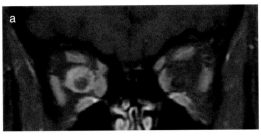
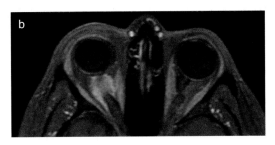

图10.1 眼眶脂肪抑制和增强T1加权MRI。(a)冠状位显示视神经周围强化和增厚(甜甜圈征)。(b)轴位显示右眼眶内段视神经双侧强化和增厚(双轨征)。(©AD Henderson 2021.All Rights Reserved.)

现为视力下降、视神经水肿或萎缩、眼球突出、斜视和视盘表面睫状分流血管几种症状的不同合并[1]。根据视力下降、视盘苍白和睫状分流血管三联征能明确诊断ONSM,但并不常见,且发现较晚[2,3]。虽然CT和超声检查也能显示ONSM,但软组织的清晰度有限,眼眶脂肪抑制和增强T1加权MRI是诊断的必要条件。CT可能显示钙化,被认为是肿瘤生长缓慢所致[2]。ONSM与视神经胶质瘤可通过影像学进行鉴别,前者在MRI上显示为病灶弥漫性、管状强化,在轴位图像上表现为"双轨"征(最开始用于描述CT上的相同表现),在冠状位图像上表现为"甜甜圈"征;视神经胶质瘤则表现为视神经纺锤形扩大(图10.1)[2,4]。除非诊断不明确,如非典型影像学表现或疾病过程呈侵袭性,否则一般无须做活检[1]。视力正常的患者可考虑观察;然而,一旦发生视力变化,预计视力会进一步下降[1,3]。手术治疗通常也会导致视力下降[3]。有人尝试手术切除,损伤供应视神经和脑膜的共同软脑膜血管,并进行神经减压术,导致了眼眶播散[1]。仅当患者无有用视力和肿瘤向后生长时,才考虑放弃视神经,进行手术治疗[1]。全身药物治疗,如激素治疗或羟基脲,以及化疗,不能维持或改善ONSM[1,2]。放疗(C)是当前ONSM的

首选方法,与手术干预相比,放疗能维持或改善视力,且并发症的发生率较低[3]。当进行分次外放疗时,推荐总剂量为50~55Gy,且分次剂量低于2.0Gy,能长期控制肿瘤,并最小化眼科并发症[3,5,6]。当总剂量超过50Gy时,可能会引起视网膜病变,若患者有糖尿病,则发生视网膜和视神经病变的阈值可降低到45Gy[2]。早期进行立体定向分次放疗有助于保护视力。决定何时进行观察、放疗或极少情况需要手术治疗,需在全面的神经眼科检查评估和影像学检查的指导下进行多学科讨论。

病例1治疗及转归

患者接受了立体定位分次放疗ONSM,共分为28次,每次1.8Gy,共50.4Gy。在超过7年的随诊中,患者的视功能和MRI影像学表现基本保持稳定。

病例2

一例54岁男性患者,主诉5周前左眼出现严重无痛性视力下降。患者既往有高血压和2型糖尿病病史。回顾患者以往的就诊记录,发现患者在4年前出现右眼眼动脉

阻塞,当时MRI结果未见异常。患者近期左眼进行了白内障摘除手术,术后最佳矫正视力为20/70,随后出现了视力持续下降。眼科检查显示右眼视力无光感,左眼视力指数/1英尺。右眼瞳孔对光反射消失,左眼瞳孔对光反射迟钝。双眼眼压正常,眼球运动正常。DFE显示右眼视网膜血管变细、散在点状出血和轻度色素紊乱,视神经重度弥漫性苍白。左眼视网膜可见散在点状出血,视神经轻度苍白。左眼HVF显示严重的中央视野缺损。MRI显示鞍上占位伴脑膜尾征,压迫视交叉和双眼视神经颅内段,其中右眼受压较左眼严重(图10.2)。

该患者下一步合适的诊疗步骤是什么?

(A)放疗。

(B)开颅活检。

(C)静脉滴注皮质类固醇。

(D)口服甲氨蝶呤。

(E)由于视力严重下降,无须进一步干预。

疾病管理

该患者在短时间内出现左眼进行性视力下降。由于患者的右眼曾有眼动脉阻塞,而使诊断变得复杂;但患者的左眼瞳孔对光反射迟钝,伴有视神经苍白,与视神经病变如炎症、感染、继发性营养不良或压迫性病变(来自炎症或肿物)相符合。影像学检查显示肿块压迫颅内段视神经和视交叉,符合蝶鞍脑膜瘤的影像学特点。然而,由于视力快速进行性下降,推荐(B)开颅活检来明确诊断和指导治疗。对于某些鞍区或鞍上肿物,可实施侵入性最小的手术,如内镜经蝶入路来进行活检,以及为视交叉及视神经减压[7]。手术方式的选择取决于肿物的位置、病理特点(在做过活检的情况下)、与周围组织的相关性、手术史和手术医生的经验。理想的手术方式是到达病变的通路最短,且能最佳暴露病变和重要结构[8]。本例患者的病理与黏膜相关淋巴组织(MALT)低分化边

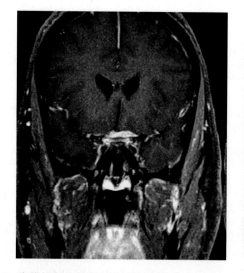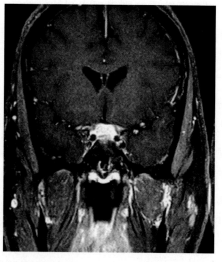

图10.2 脂肪抑制和增强T1加权MRI显示强化的硬脑膜占位压迫视交叉和颅内段视神经,右侧较左侧重。后部可见脑膜尾征(图像未显示)。(©AG Distefano 2020.All Rights Reserved.)

缘区 B 细胞淋巴瘤一致。虽然在某些病例中(如病例1),疑诊脑膜瘤可不行活检,直接进行放疗,但在非典型病例中进行病理诊断是理想的方法,以确保正确诊治。如不进行活检,淋巴瘤会被误诊为脑膜瘤[9]。脑膜瘤和原发性硬脑膜淋巴瘤(PDL)在女性中发病率都较高,且发病年龄也相似,两者还有类似的 MRI 特点:在 T1 加权 MRI 上呈等信号或低信号,在钆增强上呈弥漫性强化,通常有脑膜尾征,可有轴外病变。原发性血管源性水肿在 PDL 中更为常见[9]。与原发性 CNS 淋巴瘤不同,PDL 是罕见的原发性颅内淋巴瘤,发病率未知,与免疫抑制无关[10]。PDL 的发病机制尚不清楚,因为在硬脑膜中无淋巴组织。有研究者认为,硬脑膜的良性炎症能吸引多克隆淋巴细胞,导致单克隆 PDL 的产生[10]。MALT 淋巴瘤通常在胃部发现,72% ~ 98% 的病例与幽门螺杆菌引起的慢性炎症相关[11]。慢性免疫刺激,如 Sjögren 综合征和桥本甲状腺炎,也被推测通过其他部位的发病机制导致 PDL 发生[10]。需进行颅脑和脊柱增强 MRI 和腰椎穿刺来进行脑脊液细胞学检查,以进一步评估神经系统分期,还需进行胸部、腹部和盆腔 CT,以及骨髓活检来评估全身情况[10]。治疗方面需要手术和药物联合治疗。完全切除肿瘤通常难度大,大多数病例需要辅助放疗或化疗。边缘区亚型预后良好,5 年生存率为 86%[9,10]。PDL 在首次诊断数年后可能复发,故未来仍然需要进行全身监测。

病例2治疗及转归

本例患者在首次开颅手术期间即接受了肿瘤切除,对于无法切除的肿瘤进行了放疗和鞘内化疗。治疗后,患者未出现全身并发症,左眼视力提高到 20/250,但仍然残留颞下旁中心视野缺损。

病例3

一例 19 岁无全身疾病史的女性患者,主诉右眼视力下降 2 个月,伴间断性头胀痛。最佳矫正视力为右眼 20/60,左眼 20/20;右眼 RAPD 阳性,双眼 DFE 正常。HVF 显示双颞侧偏盲,并且齐垂直中线(图 10.3)。眼眶 MRI 平扫+增强显示鞍区 10mm 肿物,靠近视交叉(图 10.4)。

该患者下一步的最佳诊治方案是什么?

(A)CTA 或 MRA 检查明确血管是否受累。

(B)内镜下经蝶窦手术切除术。

(C)开颅肿瘤切除术。

(D)血清内分泌激素水平检测。

(E)放疗。

疾病管理

头痛伴双颞侧视野缺损与鞍区病变压迫视交叉相关。虽然鞍区最常见的肿瘤为垂体腺瘤,但其他病变包括 Rathke 裂囊肿和转移瘤,也会有类似的临床表现。垂体腺瘤是较为常见的肿瘤,无垂体疾病史的患者尸检时的发现率为 10%,正常患者进行 MRI 检查时发现率约为 10%[12]。因垂体腺瘤小且只分泌少量激素,大多数患者无症状。垂体瘤根据大小进行分类:<10mm 为微腺瘤,10~39mm 为大腺瘤,>40mm 为巨大腺瘤[12]。由于直径<10mm 的腺瘤不会影响

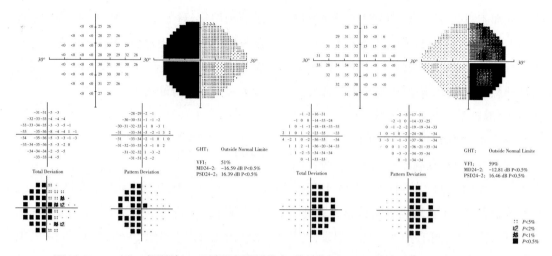

图10.3　Humphrey视野计24-2显示双颞侧偏盲。(©AG Distefano 2020. All Rights Reserved.)

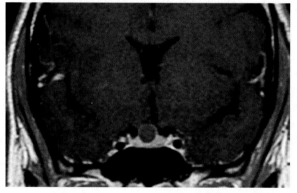

图10.4　垂体MRI增强显示一个大小约10mm的肿物,毗邻右侧视神经和视交叉。(©AG Distefano 2020. All Rights Reserved.)

视路,因此我们将重点讨论较大腺瘤的诊治。

对于包绕视交叉的肿瘤,需要常规进行神经眼科评估和视野检查。双颞侧偏盲是由压迫视交叉的鼻侧神经纤维所致,而鼻侧神经纤维对应于颞侧半侧视野[13]。OCT测量的视盘周围神经纤维层厚度(RNFL)可作为手术切除后视力恢复的预测因素,RNFL接近正常时,视力完全恢复的可能性最大[13]。除泌乳素瘤可通过药物治疗而无须手术治疗外,其他需要干预的肿瘤使用内镜下经蝶窦肿瘤切除术作为经典治疗方法[12]。

因此,在本病例中,(D)血清内分泌激素水平检测是下一步评估所必需的。

正如神经眼科、内分泌科、神经外科和耳鼻喉科多学科合作团队指出,垂体大腺瘤的治疗需要通过合适的影像学和血清学检查来进行全面系统评估。若视功能未受影响,且没有需要干预的内分泌异常,即使存在明显的视交叉受累效应,垂体大腺瘤也可以进行观察。若未进行手术治疗,应每6~12个月进行一次HVF检查,以评估病变侵犯视路的情况。鞍区病变需要进行内分泌检测,以评估垂体功能减退和肿瘤的激素分泌情况,从而辅助选择最佳治疗方案。任何垂体腺瘤患者在出现内分泌异常时,均需要由内分泌科医生进行治疗。值得注意的是,非功能性垂体腺瘤患者更可能因肿瘤长大而出现压迫症状,如头痛、视野缺损、眼球运动障碍和垂体功能减退。

与其他垂体大腺瘤不同,分泌催乳素的垂体大腺瘤主要通过药物(而非手术)治疗。高泌乳素血症可导致性欲下降、不孕、骨质疏松、月经过少、闭经、泌乳和勃起功能障碍。当非功能性垂体腺瘤压迫垂体柄时,也会引起轻度泌乳素升高(<200 ng/mL),但高泌乳素血症提示泌乳素瘤的存在。即使视交叉受压引起视力下降,泌乳素瘤的常规治疗亦为多巴胺激动剂疗法,使用卡麦角林或溴隐亭。卡麦角林较溴隐亭耐受性更好,故常规选择卡麦角林。在卡麦角林治疗的大泌乳素瘤患者中,超过65%的患者肿瘤大小明显缩小(超过25%),通常能降低视交叉压迫效应,使视野缺损得到改善[14]。卡麦角林治疗开始后,泌乳素水平会快速降低,肿瘤会快速减少,数天内就会出现明显的视野改善。若使用多巴胺激动剂治疗数月后仍存在视野缺损,同时MRI上显示持续的肿瘤压迫效应,则必须考虑手术治疗[12]。此外,若内分泌科医生发现泌乳素水平控制欠佳和(或)高泌乳素血症症状持续存在,这也可能是手术指征。

生长激素分泌性垂体瘤可在儿童中导致巨人症,也可引起肢端肥大症、糖尿病、高血压、关节炎、腕管综合征和睡眠呼吸暂停。由于生长激素分泌性垂体瘤增加了发生结肠和甲状腺肿瘤的风险,因此需要进行结肠镜和甲状腺超声检查。如临床需要,也需进行心脏超声心动图检查和睡眠试验,以排除心脏瓣膜病。需要强调的是,与内分泌科医生共同治疗患者是明智的选择。该病的主要治疗方法是经蝶窦切除病灶,可能需要反复手术治疗。33%的患者通过卡麦角林和67%的患者通过生长抑素类药物可控制后期IGF-1水平的轻度升高[12, 15]。

经蝶窦垂体瘤切除术适用于肿瘤逐渐增大、引起压迫症状的情况。除了分泌催乳素的大腺瘤外,对于其他引起压迫的垂体腺瘤,均建议通过手术切除以缓解视交叉受压来恢复视力,并且建议在术后第3个月、前5年内每年一次,术后第7年、第10年和第15年复查MRI[16]。对于术后激素水平持续升高的患者,或手术不能完全切除肿瘤的患者,可选择放疗,以防止肿瘤进一步扩大。任何类型的放疗都可能导致患者垂体功能减退,到第10年时发生率高达80%,因此,需向患者告知放疗的副作用[12]。

病例3治疗及转归

该患者血清内分泌激素未见明显异常,泌乳素水平亦在正常范围内。患者接受了经蝶窦肿瘤切除术,术后视野缺损好转。

结论

总之,压迫性视神经病变的典型表现为渐进性视功能下降。其鉴别诊断广泛,包括任何可引起视神经受压的疾病,本章节未能详细介绍所有鉴别诊断疾病。Graves眼病在第25章进行介绍。其他炎症性或免疫性疾病,包括特发性眼眶炎症或IgG4相关眼眶疾病（在第15章中介绍）、结节病（在第26章中介绍）和伴多血管炎的肉芽肿[17]。多种肿瘤可压迫视神经或视交叉，包括良性肿瘤，如海绵状血管瘤或毛细血管瘤、神经鞘瘤、皮样囊肿、畸胎瘤、骨肿瘤（骨瘤、骨硬化病、骨纤维异常增生症、Paget病）、垂体腺瘤、颅咽管瘤和脑膜瘤，恶性肿瘤如肉瘤、间叶性肿瘤（纤维组织细胞瘤）、淋巴瘤和转移性疾病。可引起视神经受压的血管性疾病包括动脉瘤、淋巴管瘤、眼眶静脉曲张、动静脉畸形和眼眶出血。其他眼眶周围异常也可使视神经受累，包括黏液囊肿、脑囊肿、视神经鞘蛛网膜囊肿和肥厚性或肉芽肿性脑膜炎[18]。在鉴别诊断如此繁多的情况下，检查应以患者的病史和身体状况为依据。因压迫性视神经病变的部分临床表现易与其他引起视力下降的疾病相混淆，如表现为视杯扩大的青光眼，故应保持高度的临床警惕性。一旦临床医生怀疑压迫性视神经病变，需要进行影像学检查[19]。MRI增强因其对软组织显示清晰，尤其是眶尖和视神经管，是首选的影像学检查。脂肪抑制法是评估眼眶组织必需的检查。治疗方法的选择取决于影像学上显示的病变，包括手术、放疗和（或）药物治疗。

（陈婷 译）

参考文献

1. Parker RT, Ovens CA, Fraser CL, Samarawickrama C. Optic nerve sheath meningiomas: prevalence, impact, and management strategies. Eye Brain. 2018;10:85–99.
2. Miller NR. New concepts in the diagnosis and management of optic nerve sheath meningioma. J Neuroophthalmol. 2006;26(3):200–8.
3. Turbin RE, Thompson CR, Kennerdell JS, Cockerham KP, Kupersmith MJ. A long-term visual outcome comparison in patients with optic nerve sheath meningioma managed with observation, surgery, radiotherapy, or surgery and radiotherapy. Ophthalmology. 2002 May;109(5):890–9.
4. Johns TT, Citrin CM, Black J, Sherman JL. CT evaluation of perineural orbital lesions: evaluation of the "tram-track" sign. AJNR Am J Neuroradiol. 1984;5(5):587–90.
5. Ratnayake G, Oh T, Mehta R, Hardy T, Woodford K, Haward R, et al. Long-term treatment outcomes of patients with primary optic nerve sheath meningioma treated with stereotactic radiotherapy. J Clin Neurosci. 2019;68:162–7.
6. Bloch O, Sun M, Kaur G, Barani IJ, Parsa AT. Fractionated radiotherapy for optic nerve sheath meningiomas. J Clin Neurosci. 2012;19(9):1210–5.
7. Komotar RJ, Strake RM, Raper DM, Anand VK, Schwartz T. Endoscopic endonasal versus open transcranial resection of anterior midline skull base meningiomas. World Neurosurg. 2012;77(5–6):713–24.
8. Liiu JK, Sevak IA, Carmel PW, Eloy JA. Microscopic versus endoscopic approaches for craniopharyngiomas: choosing the optimal surgical corridor for maximizing extent of resection and complication avoidance using a personalized, tailored approach. J Neurosurg. 2016;41(6):E5.
9. Kulkarni KM, Sternau L, Dubovy SR, Lam BL. Primary dural lymphoma masquerading as a meningioma. J Neuroophthalmol. 2012;32(3):240–2.
10. Iwamoto FM, Abrey LE. Primary dural lymphoma: a review. Neurosurgical FOCUS. Medscape. 2006;21(5):E5.
11. Stolte M, Bayerdorffer E, Morgner A, Alpen B, Wundisch T, Thiede C, et al. Helicobacter and gastric MALT lymphoma. Gut. 2002;Suppl 3(III):19–24.
12. Molitch ME. Diagnosis and treatment of pituitary adenomas: a review. JAMA. 2017;317(5):516–24.
13. Abouaf L, Vighetto A, Lebas M. Neuro-ophthalmologic exploration in non-functioning pituitary adenoma. Ann Endocrinol. 2015;76(3):210–9.
14. Ferrari CI, Abs R, Bevan JS, Brabant G, Ciccarelli E, Motta T, et al. Treatment of macroprolactinoma with cabergoline: a study of 85 patients. Clin Endocrinol (Oxf). 1997;46(4):409–13.

15. Oki Y. Medical management of functioning pituitary adenoma: an update. Neurol Med Chir. 2014;54(12):958–65.
16. Cortet-Rudelli C, Bonneville JF, Borson-Chazot F, Clavier L, Dequeant BC, Desailloud R, et al. Neuro-ophthalmologic exploration in non-functioning pituitary adenoma. Ann Endocrinol. 2015;76(3):228–38.
17. Sfiniadaki E, Tsiara I, Theodossiadis P, Chatziralli I. Ocular manifestations of granulomatosis with polyangitis: a review of the literature. Ophthalmol Therapy. 2019;8(2):227–34.
18. Behbehani R. Clinical approach to optic neuropathies. Clin Ophthalmol. 2007;1(3):233–46.
19. Sheremet NL, Khanakova NA. Etiology and diagnostics of compressive optic neuropathies. Vestn oftalmol. 2018;134(6):72–82.

第 3 部分
眼球运动障碍

第 **11** 章

短暂性复视

Sean M. Gratton

病例1

一例55岁男性患者,因复视发作前来就诊。就诊当天早晨,患者坐在办公桌前工作时,突然出现双眼垂直复视。发作期间,患者感到轻度眩晕,但没有其他相关症状。发作过程持续约30分钟,在此期间,同事告诉患者,其眼睛在"跳动"。患者既往有缺血性脑卒中、糖尿病、高血压和骨关节炎病史。患者自诉之前的脑卒中发生在2年前,并导致右侧肢体无力和感觉丧失,几个月后恢复。患者服用阿司匹林、阿托伐他汀和赖诺普利。他的神经系统检查和眼科检查正常。

对此患者而言,下一步最合适的处理是什么?

(A)无须进一步检查。

(B)回顾是否有既往头位倾斜的照片。

(C)短暂性脑缺血(TIA)检查。

(D)单纤维肌电图。

(E)促甲状腺免疫球蛋白。

疾病管理

最合适的下一步处理是进行(C)短暂性脑缺血检查。该患者的血管危险因素包括糖尿病、高血压和既往脑卒中,因此,其发生脑血管事件的风险很高。此外,他眼睛的"跳动"很可能是眼球震颤,这表明他的复视是由中枢神经系统病变引起的。

复视是一种常见的临床症状,可能预示着严重的潜在疾病。在美国,每年有超过85万人次因复视就诊[1]。美国每年约有5万人次因复视到急诊科就诊,其中16%是由潜在的危及生命的病因造成的[1]。临床医生有责任制订合适的检查,以准确、及时地确定复视的危险病因。

复视的决策需要基于全面的病史询问、神经系统及眼科检查。当患者出现持续复视时,需要进行眼球运动评估和眼位检查。这些检查方法提供了重要的定位信息,以帮助指导下一步诊疗,并确定所需的紧急程度。短暂性复视是一个特殊的挑战，因为就诊时眼球运动障碍已经消失，无法进行检查。在短暂性复视的情况下，临床医生必须根据病史线索来确定最适当的评估和治疗方法。

在本章中，短暂性复视被定义为在就诊时症状已消失的复视。这个定义包括许多不同持续时间（数秒到数天）的复视，以及偶发性或复发性复视。虽然这是一个异质性的组合，但这些不同的表现具有一个共同的特征，即在临床评估时复视不存在，因此，临床医生不能从当前检查中获得任何定位信息。这一定义意味着诊治这类患者具有独特的挑战性。

确定主诉是单眼复视还是双眼复视是必不可少的[2]。这是复视患者评估的一个主要的初始决策分支点。当确定复视是单眼时，就不用担心有潜在威胁生命的因素。本章所讨论的复视假定为双眼复视。

处理短暂性复视通常是先仔细询问病史，以确定潜在的病理危险因素，然后探究不太严重但更常见的病因。医生应该尝试了解复视的具体特征。是双眼复视吗？物体是如何移位的？是否存在主观不一致性？是否存在昼夜变化？是否存在诱因？必须仔细研究相关症状，因为它们可能是病变的重要指标。在所有复视患者中，应仔细询问常见的相关症状，如眼痛、头痛、上睑下垂、瞳孔不等大，以及其他神经系统症状，并根据具体情况查看是否存在其他症状，如颌跛行、眼球突出和眼红。还应考虑患者的危险因素和人口统计学特征。血管危险因素的存在增加了考虑患者有脑卒中或 TIA 的可能性。老年患者脑卒中、巨细胞动脉炎（GCA）、癌症及其他疾病的风险更高。详细的用药史可以辨别由药物副作用引起的复视。

全面的病史可使医生准确定位到特定的支配眼球运动结构的病变。如果仅凭病史不能准确定位，那么医生应考虑病变可能是位于中枢或外周。对于中枢源性短暂性复视，应关注脑血管疾病，并及时处理。对于中枢性复视，值得关注的病史因素包括其他脑干症状（例如，共济失调、偏瘫、单侧感觉丧失、构音障碍、吞咽困难和振动幻视）、眼球震颤、高龄、短暂性视力丧失、脑血管疾病史或危险因素的报告。其他定位和诊断的病史线索见表 11.1。

短暂性脑缺血发作（TIA）

TIA 是引起短暂性复视最令人担忧的原因之一，因为它表明患者有即将发生脑卒中的危险[3]。短暂的神经系统症状，包括孤立性复视，已被证明可出现在完全性椎基底动脉脑卒中的前几天[4]。当随访 TIA 患者一段时间后可以发现，那些出现短暂性复视的患者和那些出现更多典型 TIA 症状（如运动障碍）的患者一样，在接下来的一年里很可能出现严重的血管事件[5]。因此，及时诊断 TIA 导致的短暂性复视可以为预防未来发生脑卒中提供一个干预机会。几种临床预测工具可以帮助医生对未来发生脑卒中的风险进行分层[6]。ABCD2 评分是其中一种被广泛使用的工具，它通过年龄、血压、临床特征、糖尿病和症状的持续时间来计算 TIA 后 2 天、7 天和 90 天的脑卒中风险[7]。

TIA 的诊治与缺血性脑卒中相似。美国

表11.1 短暂性复视的病史线索

病史(短暂性复视+)	考虑的定位或诊断
脑干/小脑症状(构音障碍、吞咽困难、共济失调、偏瘫、偏身感觉减退、步态障碍)	TIA;椎基底动脉供血不足
前庭症状	TIA
振动幻视	TIA;上斜肌肌纤维颤搐(如单眼振动幻视)
视诊可见的眼球震颤	TIA
短暂性视力丧失	TIA;GCA
头痛,下颌运动障碍,肌痛,关节痛,头皮压痛,过度疲劳,不明原因的体重减轻	GCA
双眼水平复视,尤其在远距离和侧面注视一个方向时加重	外展神经麻痹
上睑下垂	动眼神经麻痹;MG
瞳孔不等大	动眼神经麻痹
疲劳时出现、休息可改善,近端肢体无力,吞咽困难,呼吸困难	MG
眼球突出,眼睑退缩,其他眼眶症状	甲状腺相关性眼病;眼眶肿瘤
仅在视近时复视	集合不足
仅在视远时复视	分开不足
有记录的头部倾斜	滑车神经麻痹;扭曲偏斜、眼倾斜反应(OTR)
头部放疗史	神经性眼肌强直
骤发性头痛、最严重的头痛	颅内动脉瘤
近期面部创伤史	眼外肌嵌顿

缩写:GCA,巨细胞动脉炎;MG,重症肌无力;TIA,短暂性脑缺血发作。

心脏协会/美国脑卒中协会提供Ⅰ级证据推荐,即脑缺血症状已缓解的患者应在症状出现24小时内进行神经影像学评估,有延迟症状的患者则应尽快进行[8]。这种神经影像学评估应包括颈部血管和颅内血管的无创性影像学检查[8]。全面回顾TIA的处理超出了本章的范畴,但是处理TIA的主要原则是通过执行诊断策略来评估TIA的发病机制(包括血管成像、超声心动图和心律监测),给予适当的抗血栓药物,并恰当管理血管危险因素。

病例1的治疗及转归

病例1的临床情况与TIA有关。尽管患者的症状有所缓解,但其脑部MRI显示右侧脑桥延髓背侧出现了与缺血性脑卒中相一致的弥散受限区域。患者的血压高达185/90mmHg(1mmHg≈0.133kPa),但其超声心动图、颈动脉和脑部血管成像、空腹血脂谱和心律监测均正常。医生将其口服的阿司匹林换成了氯吡格雷,同时优化了患者的血压管理。该患者没有再发生脑血管事件。

病例2

81岁女性患者,既往有骨关节炎、风湿性多肌痛和高血压病史,因3次复视发作就诊。每次发作都是双眼水平复视。第一次发作在1周前,第二次及第三次发作均在前一天。患者否认任何诱发因素。特别是否认昼夜规律或疲劳加重。患者主诉在过去4周内出现新发右颞部头痛,但否认其他相关症状。检查发现,患者的右侧颞部中度压痛,颞动脉搏动++,其他神经系统及眼科检查均正常。

对此患者而言,下一步最合适的处理是什么?

(A)无须进一步检查。

(B)颈动脉多普勒。

(C)检查红细胞沉降率(ESR)、c反应蛋白(CRP)和血小板。

(D)仅检查ESR。

(E)单纤维肌电图。

最合适的下一步处理是(C)检查ESR、CRP和血小板。根据患者的年龄、风湿性多肌痛病史、新发头痛及颞侧压痛,可考虑诊断为GCA。ESR、CRP及血小板水平可以帮助医生确定是否应该对GCA进行治疗和进行进一步诊断试验。

巨细胞动脉炎

复视,包括短暂性复视,可以是GCA的首发症状,可由支配眼球运动的脑神经、眼外肌或椎基底动脉循环缺血引起[9-13]。重要的是要及时认识到GCA的可能性,以便开始适当的检查和治疗,防止进一步的缺血性后遗症,如动脉炎性前部缺血性视神经病变。一项多中心回顾性研究表明,与其他原因引起的复视相比,GCA导致的复视患者更可能出现全身GCA症状(如头痛、颌跛行、头皮压痛)和炎症标志物升高[9]。当老年人出现短暂性复视时,谨慎的做法是针对GCA

的全身症状进行彻底的系统检查,并考虑检测ESR和CRP水平。如果基于这些因素的临床怀疑足够充分,则应开始皮质类固醇激素治疗,并实施适当的诊断程序。GCA将在后面的第23章中进行更详细的讨论。

病例2治疗及转归

病例2中患者的ESR为98mm/h(年龄校正后的正常上限为45.5mm/h),CRP为25mg/L(实验室定义的正常上限为10mg/L)。患者立即开始使用泼尼松1mg/kg,颞动脉活检显示其血管壁肉芽肿性炎症,内膜弹力层中断,符合GCA的诊断。用药后,患者没有再发作复视,头痛也得到了缓解。患者在随后的18个月内慢慢减掉了泼尼松。

结论

除了TIA和GCA以外,还有多种涉及眼运动系统的疾病可引起短暂性复视。其中一些,如神经性眼肌强直和周期性动眼神经麻痹是非常罕见的;而另一些,如药物副作用和重症肌无力(MG)则较为常见。详细的短暂性复视病史收集应包括药物回顾,以发现可能的药物副作用影响。有几种药物与复视有关,包括抗癫痫药物(拉考沙胺、唑尼沙胺、普瑞巴林、加巴喷丁、左乙拉西坦、托吡酯和拉莫三嗪)、神经毒素(肉毒杆菌毒素)、降血压药物(氨氯地平)和降胆固醇药物(普伐他汀)等[14]。MG是另一种比较常见的导致短暂性复视的原因。典型的MG导致的复视具有疲劳加重或晨轻暮重的特点。当怀疑MG时,应询问是否存在其他神经经肌肉症状,包括上睑下垂、构音障碍、吞咽困难、颈部及四肢无力,并进行诊断性试验,如冰试验、乙酰胆碱受体抗体血清学检测和单纤维肌电图。MG 的管理将在第 24 章中详细介绍。临床医生应该意识到,当患者疲劳时,也可能发生长期失代偿性眼位偏斜引起的复视[2]。

要对特定的短暂性复视的原因做一个真正详尽的总结是很有挑战性的,因为会有人质疑,如果个体的融合能力发生变化,那么任何导致复视的因素都可能导致短暂性复视。表 11.2 总结了可能出现短暂性复视的原因。其中许多情况将在本书的其他章节中进行更详细的讨论。

表11.2 根据定位和机制分析短暂性复视的病因

定位	机制	诊断
脑实质(核间性、核性、束性)	血管性	TIA[15,16];椎基底动脉供血不足;血管畸形;动静脉瘘[18]
	脱髓鞘	多发性硬化
	代谢性	韦尼克脑病
	其他	集合痉挛;集合不足;分开不足
脑神经	血管性	微血管脑神经麻痹;GCA;动脉瘤压迫
	外伤性	第3、第4或第6对脑神经麻痹
	压迫性	脑膜瘤;其他肿瘤
	其他	周期性动眼神经麻痹;神经性眼肌强直[17];上斜肌肌纤维颤搐
神经肌肉接头	自身免疫性	MG;Lambert-Eaton 肌无力综合征
	药物性	肉毒杆菌毒素
眼外肌	自身免疫性	甲状腺相关性眼病
	外伤性	肌肉嵌顿
其他	药物副作用	
	手术并发症	局部或脊髓麻醉[19,20];眼部或眼周手术[21]

缩写:GCA,巨细胞动脉炎;MG,重症肌无力;TIA,短暂性脑缺血发作。
粗体字的诊断在常规的检查中可能被发现,而非粗体字的诊断在仔细的眼球运动检查中可能出现一些异常的结果。

(易佐慧子 译)

参考文献

1. De Lott LB, Kerber KA, Lee PP, Brown DL, Burke JF. Diplopia-related ambulatory and emergency department visits in the United States, 2003–2012. JAMA Ophthalmol. 2017;135(12):1339–44. https://doi.org/10.1001/jamaophthalmol.2017.4508.
2. Glisson CC. Approach to diplopia. Continuum. 2019;25(5, Neuro-ophthalmology):1362–75.
3. Johnston SC, Gress DR, Browner WS, Sidney S. Short-term prognosis after emergency department diagnosis of TIA. JAMA. 2000;284:2901–6.
4. Paul NLM, Simoni M, Rothwell PM. Transient isolated brainstem symptoms preceding posterior circulation stroke: a population-based study. Lancet Neurol. 2013;12:65–71. https://doi.org/10.1016/S1474-4422(12)70299-5.
5. Lavallee PC, Sissani L, Labreuche J, et al. Clinical significance of isolated atypical transient symptoms in a cohort with transient ischemic attack. Stroke. 2017;48:1495–500. https://doi.org/10.1161/strokeaha.117.016743.
6. Shah KH, Metz HA, Edlow JA. Clinical prediction rules to stratify short-term risk of stroke

among patients diagnosed in the emergency department with a transient ischemic attack. Ann Emerg Med. 2009;53(5):662–73.

7. Galvin R, Geraghty C, Motterlini N, et al. Prognostic value of the ACBD2 clinical prediction rule: a systematic review and meta-analysis. Fam Pract. 2011;28(4):366–76.

8. Jauch EC, Saver JL, Adams HP Jr, et al. Guidelines for the early management of patients with acute ischemic stroke. Stroke. 2013;44:870–947.

9. Ross AG, Jivraj I, Rodriguez G, et al. Retrospective, multicenter comparison of the clinical presentation of patients presenting with diplopia from giant cell arteritis vs other causes. J Neuroophthalmol. 2019;39:8–13.

10. Hayreh SS, Podhajsky PA, Zimmerman B. Ocular manifestations of giant cell arteritis. Am J Ophthalmol. 1998;125:509–20.

11. Haering M, Hobro A, Todorva MA, et al. Incidence and prognostic implications of diplopia in patients with giant cell arteritis. J Rheumatol. 2014;41:1562–4.

12. Russel RW, Wilkinson IM. Arteries of the head and neck in giant cell arteritis. A pathological study to show the pattern of arterial involvement. Arch Neurol. 1972;27(5):378–91.

13. Zenone T, Puget M. Characteristics of cerebrovascular accidents at time of diagnosis in a series of 98 patients with giant cell arteritis. Rheumatol Int. 2013;33(12):3017–23.

14. Alves M, Miranda A, Fonseca T. Diplopia: a diagnostic challenge with common and rare etiologies. Am J Case Rep. 2015;16:220–3.

15. Thorne A, Dave R, Kim D, Tabibiazar R. Transient internuclear ophthalmoplegia following cardiac catheterization. In: Proceedings of UCLA Healthcare; 2017. p. 21.

16. Suzuki T, Nishio M, Chikuda M, Takayanagi. Skew deviation as a complication of cardiac catheterization. Am J Ophthalmol. 2001;132:282–3.

17. Stockman A, Dieltiens M, Janssens H, et al. Ocular neuromyotonia: case reports and literature review. Strabismus. 2018;26(3):133–41.

18. Marinello G, Briganti F, Vergara P, Maiuri F. Dural tentorial arteriovenous fistula causing isolated trochlear nerve palsy: remission after endovascular embolization. J Neurointerv Surg. 2012;4(3):e5.

19. Sargunam ED, Ganesan A, Chandrasekaran D, Siroraj PA. Transient diplopia: a local regional complication of inferior alveolar nerve block. Indian J Dent Res. 2019;30(4):639–42.

20. Basaranoglu G, Saidoglu. Isolated transient diplopia and nystagmus after spinal anesthesia. J Anesth. 2013;27:643–4.

21. Silbert DI, Matta NS, Singman EL. Diplopia secondary to orbital surgery. Am Orthopt J. 2012;62:22–8.

第 12 章

第3对脑神经麻痹（动眼神经麻痹）

Thomas M. Bosley

病例

一例 81 岁的男性患者,既往有高血压、糖尿病及高脂血症,因主诉"右侧眶周疼痛 1 周,伴复视逐渐加重,后突然消失,伴右侧完全性上睑下垂"来急诊室就诊。起病后,他的疼痛逐渐减轻,否认眶周水肿、视力改变或其他神经系统症状。神经眼科检查显示:双眼视力为 20/25,色觉良好,RAPD 阴性。双侧瞳孔等大,对光反射灵敏。除轻度糖尿病性视网膜病变外,视盘、黄斑及周边部视网膜均正常。他的双眼前房及玻璃体无炎性细胞。右眼完全性上睑下垂,左眼睑裂正常。无眼球突出,压迫眼眶时无疼痛或阻力增加。右眼内转、上转和下转受限,左眼向各方位转动充分。在第一眼位注视时,患者右眼中度外斜视,且左眼高于右眼,当左眼向前注视时,右眼向外下偏斜。其余神经系统检查无异常。

问题

1. 眼球运动异常是孤立性动眼神经（OMN）麻痹吗?

2. 有何其他观察可有助于该例 OMN 麻痹的鉴别诊断?

3. 有何其他检查可有助于鉴别诊断?

4. 导致该患者 OMN 麻痹的原因是什么?

引言

OMN 麻痹的临床管理是一个有点儿复杂的话题。OMN 除了控制 6 条司眼球运动的眼外肌中的 4 条,还部分控制支配眼睑运动及瞳孔缩放的肌肉。OMN 有复杂的解剖走行,从中脑延伸至蛛网膜下隙,行经海绵窦,最后到达眼眶。OMN 走行中任何部位的损伤可能是由一些良性的病理改变(可能会自行缓解)或其他严重的病理改变造成的,这些严重的病理改变意味着可能有潜在致命的医疗紧急情况。毫无意外地，OMN 的这些特征引起了神经科医生、眼科医生和神经眼科医生的特别关注，这反映在过去 10 年或 20 年间许多优秀的综述文章中[1-4]。OMN 麻痹的鉴别诊断是广泛的，临床医生必须先做出正确的诊断，然后才能制订正确的治疗方案。

OMN 麻痹的评估在神经眼科临床中具有独特的地位，一方面是因为 OMN 的解剖走行非常复杂，另一方面则是斜视和上睑下垂的临床诊断需要考虑除 OMN 麻痹以外的其他病理过程。此外，OMN 麻痹的潜在病因还包括几种特别危险的疾病。临床医生的任务是确定患者的眼球运动问题是由于孤立的 OMN 麻痹，还是由于 OMN 麻痹合并其他一些局灶性神经病变，还是由于某些与 OMN 麻痹类似的疾病。因此，诊断 OMN 麻痹的过程总是涉及回答一些其他的临床问题。

这真的是 OMN 麻痹吗？

OMN 负责同侧眼球内转（通过支配内直肌）、上转（通过支配上直肌）、下转（通过支配下直肌）和外旋（通过支配下斜肌），OMN 麻痹会影响部分或全部以上的运动。此外，同侧上睑和瞳孔部分受 OMN 支配，因此，OMN 损伤可导致同侧上睑部分或完全性下垂和（或）同侧瞳孔扩大。

临床医生在转诊时经常会遇到这样的情况：有的患者被认为是核间性眼肌麻痹引起的孤立的内收问题，而该患者可能有以前未被发现的上转或下转受限和（或）轻度上睑下垂的表现，这就增加了运动异常是由 OMN 麻痹引起的可能性。另外，这样的患者可能有眼肌型重症肌无力，特别是患者双

眼受累或外展受限（不可能是由 OMN 麻痹所致），或者患者可能有甲状腺相关性眼病或眼眶炎性疾病导致的眼球转动异常。轻度眼球突出和（或）结膜、眶周水肿可提供眼眶受累的临床线索，患者可出现上睑下垂（可能由于 OMN 受累或肌无力所致），或上睑退缩（可能由于甲状腺相关性眼病所致）。

损伤是发生在中脑吗？

OMN 起源于中脑中线附近的第 3 对神经核。每个核由多个亚核组成，这些亚核负责支配由 OMN 控制的司眼球运动的 4 条眼外肌，横跨中线的亚核负责提上睑肌的功能。同侧的亚核一般支配同侧眼外肌，但来自上直肌亚核的神经纤维是交叉的，右侧上直肌亚核交叉支配左侧上直肌，反之亦然，因此可观察到核性 OMN 麻痹通常导致对侧上视麻痹[5]。这种病变也可引起同侧瞳孔散大（由于 Edinger-Westphal 核受累），或双侧上睑下垂（由于尾侧中央核受累）[1]。这些综合征最常由血管损伤（梗死或出血）、肿块或炎症引起。

来自亚核的神经纤维连接形成每一侧 OMN 的神经束，这些神经束向前穿过大脑脚，然后向前进入脑脊液腔。神经束损伤可导致 OMN 的上分支功能障碍（引起上睑下垂和上视受限）[6]，或 OMN 的下分支功能障碍（引起内转和下视受限），或累及整条神经，很难将这种损伤与沿着神经走行的累及其他部位的神经束损伤相鉴别[7-9]。孤立性 OMN 麻痹也可能由少见的大脑脚肿块引起，如儿童胶质室管膜囊肿[10]。

中脑内 OMN 神经束损伤经常伴随其他

脑干损伤的临床证据,这有助于定位。脑干肿块可能引起OMN麻痹和同侧小脑共济失调(由小脑上脚受累引起,称为Nothnagel综合征);或对侧共济失调(称为Claude综合征);或对侧不自主运动(来自红核区域的病变,称为Benedikt综合征);或对侧偏瘫(由同侧大脑脚病变引起,称为Weber综合征)[11,12]。这些病变最常由血管损伤(血管畸形引起的脑卒中或出血)、肿瘤(包括转移癌)或炎症(包括脱髓鞘)引起。

损伤是在蛛网膜下隙吗?

左右两侧OMN穿过蛛网膜下隙,在两侧小脑上动脉和大脑后动脉之间向前走行。这部分神经组织游离于脑脊液中,但仍然容易受到附近血管(颈内动脉、大脑后动脉、后交通动脉)的动脉瘤扩张或出血的影响,或大脑半球肿块导致沟回疝[13,14],内生性肿瘤(如神经鞘瘤)[15,16],或累及脑膜和(或)脑脊液的炎症或浸润(如细菌性或真菌性脑膜炎,或蛛网膜下隙恶性肿瘤)的影响。这些病变除了可能导致眼球运动异常以外,还可能导致头痛、认知改变或对侧偏瘫。在这一区域,OMN也可能容易受到包括高颅压和低颅压在内的脑脊液动力学变化的影响[17]。

值得注意的是,有两个特殊的病理过程可导致位于蛛网膜下隙内的孤立性OMN损伤。OMN在支配眼球运动的脑神经中是相对独特的,它在海绵窦后部的上方走行时,暴露于蛛网膜下隙[18],而在该区域可能会发生后交通动脉瘤[14]。若在怀疑OMN麻痹(通常伴有严重头痛)的情况下,同时出现瞳孔扩大,则增加了由于后交通动脉瘤的扩张或出血导致OMN被压迫的可能性(尤其是侧上方,这块区域是支配瞳孔的神经纤维走行的区域),而海绵窦内其他支配眼球运动的脑神经则不被影响。

导致部分或完全、孤立性且不累及瞳孔的OMN麻痹的最常见原因是动脉粥样硬化性疾病引起的微血管损伤,通过影响经蛛网膜下隙或海绵窦内或附近走行的神经纤维而引起[19]。在这种情况下,即使OMN完全麻痹,瞳孔受累也不明显。该综合征最常出现在50岁以上、有许多血管危险因素的人群中。糖尿病控制不佳可能是这些风险因素中最重要的,而50岁以下的长期糖尿病患者也可能有微血管损伤的风险。部分糖尿病患者在改善血糖控制后,仍有可能发生OMN麻痹[20]。这种类型的损伤,可在复视或上睑下垂前几天出现同侧眶周疼痛,但这种疼痛通常只持续1~2周即可缓解。眼球运动异常平均在3~5个月内自行消退,有时长达1年,这种未经治疗的自发性改善有助于确诊[21]。出现此类问题的患者也可能同时或相继出现累及眼球运动神经的其他微血管性脑神经损伤。这个问题在目前世界上动脉粥样硬化危险因素控制较差的地区可能更为常见[21,22]。微血管性OMN麻痹是一种排除性诊断,需要排除其他原因[23,24]或相关性疾病[25],包括意料之外的肿块[26]。

是海绵窦的损伤吗?

OMN穿过海绵窦的顶部,与其他眼球运动神经、眼交感神经,以及三叉神经的第一和第二分支一起走行在前部海绵窦的上部,再通过眶上裂到达眼眶后部。在海绵窦内,

OMN可能与鞍区、鞍上区或海绵窦本身的肿块或病变毗邻。这些病变可能通过突然扩大（如垂体卒中）、迅速扩大（如感染、海绵窦血栓形成、颈动脉海绵窦瘘、炎症）或逐渐扩大（如进行性发展的肿块）而引起OMN麻痹。永久性或短暂性OMN麻痹可由上述病变之一或手术引起[27]。眼交感神经损伤可导致瞳孔缩小（Horner综合征），V1和（或）V2［三叉神经的第一和（或）第二分支］受累可引起面部疼痛、麻木和（或）感觉异常。肿瘤、炎症或垂体卒中导致的与OMN伴随走行的同侧的一条或多条神经的损伤，有助于将OMN损伤定位于海绵窦。此外，眶内静脉血液回流入海绵窦，巨大的海绵窦肿物或血栓可能阻碍眶内静脉引流，导致眼球突出和眶周水肿，并损伤眼球运动神经。这些病变通常在成年人中更为常见，但偶尔也会发生于儿童[28]。

是眼眶内的损伤吗？

OMN从海绵窦经眶上裂进入眼眶，继而很快分为上下两个分支，然后分成更小的分支。因此，眼眶后部的肿物或炎症可能会损伤OMN的上下分支（眼眶外相对少见），即眶上裂综合征（累及一条以上的眼球运动神经，可能包括三叉神经的第一分支V1)[29]，或眶尖综合征（累及一条或多条眼球运动神经和视神经)[30]。眼眶内的肿物也会损伤OMN，还可能导致眼球突出、眶周水肿和（或）结膜水肿，这有助于定位眶内的损伤。当然，眼眶内的一条或多条眼外肌也可能受损（可能由梗死或炎症引起），其形式可能看起来像不完全性OMN麻痹[31]。

尽管进行了全面的临床评估，仍有一些

OMN麻痹无法准确进行解剖定位。发生于有基础血管性疾病患者中的微血管性OMN麻痹就属于这一类情况，因为患者很少死于这类疾病，因而其病理结果是有限的[19]。此外，年轻人（平均发病年龄为8岁）在数年内可能很少出现反复发作、缓解的单侧OMN麻痹。这最初被认为是一种变异型偏头痛[32]或眼肌麻痹性偏头痛[33]。因为考虑该疾病的病理过程[34]，以及究竟是否涉及偏头痛的问题[35]，2013年国际头痛协会修订了它们的分类，将该疾病重新命名为复发性痛性眼肌麻痹性神经病（RPON）。这种不确定性和关于损伤定位的不确定性持续存在[36]。

时间进程是怎样的？

OMN麻痹患者临床评估的一个关键部分是了解发病、病情进展和解决的时间进程。例如，微血管性OMN麻痹可能（也可能不是）以疼痛为初始表现，然后在一两天内出现复视。眼球运动障碍可能持续进展一段时间，很少超过2周，然后在3~5个月内逐渐恢复[21]。另一个需要识别的重要临床场景是后交通动脉瘤扩张或破裂时累及瞳孔的OMN麻痹的脑卒中发作，通常伴有严重的头痛和颈项强直[37,38]。这一系列的症状和体征不容忽视，尽管临床上相似的综合症状可能发生在垂体卒中或邻近OMN的高度血管性肿块出血。伴随同侧或对侧上运动神经元或基底神经节体征的突然发作的OMN麻痹可能表明损伤累及神经核或神经束，以及附近的脑干实质。眼眶或海绵窦病变（炎症或扩张的良性或恶性肿块）可能导致症状和体征在数天到数周甚至更长的时间内持续加重。

额外的检查有帮助吗?

目前普遍认为,50岁以下不明原因的OMN麻痹患者应接受神经影像检查[39-41],通常是对大脑和眼眶进行MRI扫描,并配合MR或CT血管成像。如果没有MRI,或由于技术原因无法使用,则CT平扫+增强和CTA检查也是有用的[42]。在50岁以上的患者中,微血管性麻痹是目前最常见的病因[39],但对于有任何累及瞳孔的OMN麻痹、瞳孔豁免的部分OMN麻痹、任何类型的癌症、伴随其他局部症状或体征的患者,或1个月内病情没有开始好转,或3个月内病情没有完全解决的患者,均建议使用神经影像检查,来探究其他可能的病因[43,44]。这些已被证明是合理的指导方针,但随着神经影像检查的可用性和临床效率不断提高,成本降低,风险降低,神经影像学病例报告不断展示出未预料到的病变,也值得临床考虑[15,34,45-48]。因此,这些标准可能应该放宽,神经影像检查应该更频繁地进行。鉴于动脉瘤压迫可导致OMN麻痹的情况,这类患者随时存在动脉瘤破裂和蛛网膜下腔出血危及生命的风险,因此,这类患者都需要紧急进行无创血管造影。后交通动脉瘤的大小必须至少在3~4mm才能引起压迫性OMN麻痹[49]。虽然数字减影血管造影是血管成像的金标准,但它是一种侵入性操作,有并发症的风险,包括1%~2%的栓塞性脑卒中[50]。现代无创性血管造影技术,包括CTA和MRA,已被证明对检测>3mm的动脉瘤具有非常好的敏感性[51,52]。因此,MRA和CTA在技术上都足以评估和排除动脉瘤压迫所致的OMN麻痹。然而,我们强烈建议非侵入性血管造影的结果应由受过专业培训的神经放射科医生进行审查,并提供有关OMN麻痹诊断的准确临床信息和对动脉瘤的临床考虑,以防止出现假阴性的检查结果[49]。

目前人们普遍认为,诸如巨细胞动脉炎等系统性炎症疾病可损伤OMN。因此,对50岁以上的患者进行一组相关血液检测是明智的,包括血小板在内的全血细胞计数(CBC)、红细胞沉降率和C反应蛋白,以评估GCA的可能性[53-56]。鉴于系统性红斑狼疮[57-59]和其他系统炎症性疾病是可能的病因,抗核抗体(ANA)检测亦是合理的考虑。此外,梅毒[60,61]和莱姆病[62,63]可损害OMN,对这些感染进行检测也是合理的选择。

病例治疗及转归

本章开头描述的这位男性患者有孤立的、瞳孔豁免的、右侧OMN麻痹,以突发疼痛起病,且持续约1周,但没有其他定位特征。患者无恶性肿瘤病史,无感染迹象,无全身疾病症状。由于这些原因,额外的检查会有所帮助。头颅和眼眶的MRI平扫+增强显示与他年龄和血管性疾病病史相吻合的微血管改变和一些弥漫性皮质萎缩,没有肿块的证据。CBC、CRP、VDRL和ANA均正常。血清电解质水平正常,血尿素氮轻度升高,葡萄糖中度升高,肌酐2.1mg/dL,这可能与糖尿病控制不良导致的肾衰竭有关。由于ESR的测量值为79,即使患者是中东裔[21],患有中度糖尿病肾病,且没有全身症状,仍需考虑GCA的诊断[53,55,64-66]。患者被收入院,每天服用80mg泼尼松,并计划2天后进行颞动脉活检(TAB)。在TAB前一天,患者出现难以忍受的腹痛,并持续至第二天。在TAB检查结果显示为肉芽肿性动脉炎的当天，患者出现发热症状，被转移到综合医院，入院时就开始接受泼尼松治疗，并诊断为 GCA 引起的肠梗死。但不幸的是，患者在几天后死亡。

这例患者患有完全性、瞳孔豁免的右侧 OMN 麻痹，起病时的疼痛在微血管性单发脑神经病变的预期范围内[21]。微血管性麻痹的危险因素还包括年龄、控制不良的糖尿病和高血压。然而，事实上，在 GCA 中，瞳孔豁免的 OMN 麻痹比累及瞳孔的 OMN 麻痹更常见[56]。因此，决定给患者进行 TAB 检查。肠梗死是 GCA 中可能发生的一种较为严重的全身并发症[67-70]，且不幸的是导致了这例老年患者死亡。本病例说明了可导致 OMN 损害的病因是广泛的，并在此强调临床评估和实验室检测在鉴别 OMN 麻痹的众多病因中的重要性。

（易佐慧子 译）

参考文献

1. Bruce BB, Biousse V, Newman NJ. Third nerve palsies. Semin Neurol. 2007;27(3):257–68. https://doi.org/10.1055/s-2007-979681.
2. Newman NJ, Biousse V. Third nerve palsies-less frequent but just as concerning. JAMA Ophthalmol. 2017;135(1):29–30. https://doi.org/10.1001/jamaophthalmol.2016.4448.
3. Biousse V, Newman NJ. Third nerve palsies. Semin Neurol. 2000;20(1):55–74. https://doi.org/10.1055/s-2000-6833.
4. Modi P, Arsiwalla T. Cranial nerve III palsy. Treasure Island: StatPearls; 2020.
5. Bienfang DC. Crossing axons in the third nerve nucleus. Investig Ophthalmol. 1975;14(12):927–31.
6. Choi YJ, Lee SH, Park MS, Kim BC, Kim MK. Midbrain infarction presenting with monocular elevation palsy and ptosis: topographic lesion analysis. J Neuroophthalmol. 2015;35(2):175–8. https://doi.org/10.1097/WNO.0000000000000208.
7. Ksiazek SM, Repka MX, Maguire A, Harbour RC, Savino PJ, Miller NR, Sergott RC, Bosley TM. Divisional oculomotor nerve paresis caused by intrinsic brainstem disease. Ann Neurol. 1989;26(6):714–8. https://doi.org/10.1002/ana.410260605.
8. Tooley AA, Bhatti MT, Chen JJ. Ischaemic oculomotor nerve palsy isolated to the levator: a case report. Neuroophthalmology. 2019;43(6):391–3. https://doi.org/10.1080/01658107.2018.1520902.
9. Ismail II, Al-Hashel JY, John JK, Ibrahim M. Isolated oculomotor nerve palsy secondary to fascicular midbrain infarction. Neurosciences (Riyadh). 2019;24(3):245–6. https://doi.org/10.17712/nsj.2019.3.20190015.
10. Cavalheiro S, Canullo ML, Silva da Costa MD, Dastoli PA, Mendonca Nicacio J, Stavale JN. Glioependymal cyst on the third cranial nerve: case report. J Neurosurg Pediatr. 2019:1–5. https://doi.org/10.3171/2019.8.PEDS19317.
11. Liu GT, Crenner CW, Logigian EL, Charness ME, Samuels MA. Midbrain syndromes of Benedikt, Claude, and Nothnagel: setting the record straight. Neurology. 1992;42(9):1820–2. https://doi.org/10.1212/wnl.42.9.1820.
12. Silverman IE, Liu GT, Volpe NJ, Galetta SL. The crossed paralyses. The original brainstem syndromes of Millard-Gubler, Foville, Weber, and Raymond-Cestan. Arch Neurol. 1995;52(6):635–8. https://doi.org/10.1001/archneur.1995.00540300117021.
13. Corrivetti F, Moschettoni L, Lunardi P. Isolated oculomotor nerve palsy as presenting symptom of bilateral chronic subdural hematomas: two consecutive case report and review of the literature. World Neurosurg. 2016;88:686 e689–12. https://doi.org/10.1016/j.wneu.2015.11.012.
14. Trobe JD. Isolated third nerve palsies. Semin Neurol. 1986;6(2):135–41. https://doi.org/10.1055/s-2008-1041456.
15. Muhammad S, Niemela M. Management of oculomotor nerve schwannoma: systematic review of literature and illustrative case. Surg Neurol Int. 2019;10:40. https://doi.org/10.25259/SNI-75-2019.
16. El Asri AC, Arnaout MM, Gerges MM, Gazzaz M, El Mostarchid B, Schwartz TH. Prognosis factor in oculomotor schwannoma: a case of endoscopic endonasal approach and systematic review of the literature. World Neurosurg. 2019;129:72–80. https://doi.org/10.1016/j.

wneu.2019.05.170.

17. Dandurand C, Haw CS. Oculomotor palsy in spontaneous intracranial hypotension: case report and review of the literature. Can J Neurol Sci. 2016;43(5):747–9. https://doi.org/10.1017/cjn.2016.276.

18. Bosley TM, Schatz NJ. Clinical diagnosis of cavernous sinus syndromes. Neurol Clin. 1983;1(4):929–53.

19. Asbury AK, Aldredge H, Hershberg R, Fisher CM. Oculomotor palsy in diabetes mellitus: a clinico-pathological study. Brain. 1970;93(3):555–66. https://doi.org/10.1093/brain/93.3.555.

20. Siddique N, Durcan R, Smyth S, Tun TK, Sreenan S, McDermott JH. Acute diabetic neuropathy following improved glycaemic control: a case series and review. Endocrinol Diabetes Metab Case Rep. 2020;2020 https://doi.org/10.1530/EDM-19-0140.

21. Al Saleh M, Bosley TM. Microvascular cranial nerve palsies in an Arabic population. J Neuroophthalmol. 1999;19(4):252–6.

22. Kumar S. Acute onset binocular diplopia: a retrospective observational study of 100 consecutive cases managed at a tertiary eye centre in Saudi Arabia. Eye (Lond). 2019; https://doi.org/10.1038/s41433-019-0705-7.

23. Fritz D, Voortman M, van de Beek D, Drent M, Brouwer MC. Many faces of neurosarcoidosis: from chronic meningitis to myelopathy. Curr Opin Pulm Med. 2017;23(5):439–46. https://doi.org/10.1097/MCP.0000000000000401.

24. Taga A, Russo M, Florindo I, Pavesi G. Isolated third cranial nerve palsy leading to the diagnosis of disseminated Burkitt lymphoma: a case report and literature review. Neurologist. 2017;22(5):182–5. https://doi.org/10.1097/NRL.0000000000000130.

25. Wei H, Yin H, Huang M, Guo Z. The 2019 novel coronavirus pneumonia with onset of oculomotor nerve palsy: a case study. J Neurol. 2020; https://doi.org/10.1007/s00415-020-09773-9.

26. Tamhankar MA, Biousse V, Ying GS, Prasad S, Subramanian PS, Lee MS, Eggenberger E, Moss HE, Pineles S, Bennett J, Osborne B, Volpe NJ, Liu GT, Bruce BB, Newman NJ, Galetta SL, Balcer LJ. Isolated third, fourth, and sixth cranial nerve palsies from presumed microvascular versus other causes: a prospective study. Ophthalmology. 2013;120(11):2264–9. https://doi.org/10.1016/j.ophtha.2013.04.009.

27. Bobeff EJ, Sanchez-Viguera C, Arraez-Manrique C, Arraez-Sanchez MA. Suprasellar epidermoid cyst: case report of extended endoscopic transsphenoidal resection and systematic review of the literature. World Neurosurg. 2019;128:514–26. https://doi.org/10.1016/j.wneu.2019.05.100.

28. Tsirigotaki M, Ntoulios G, Lioumpas M, Voutoufianakis S, Vorgia P. Tolosa-Hunt syndrome: clinical manifestations in children. Pediatr Neurol. 2019;99:60–3. https://doi.org/10.1016/j.pediatrneurol.2019.02.013.

29. Rai S, Rattan V. Traumatic superior orbital fissure syndrome: review of literature and report of three cases. Natl J Maxillofac Surg. 2012;3(2):222–5. https://doi.org/10.4103/0975-5950.111392.

30. Badakere A, Patil-Chhablani P. Orbital apex syndrome: a review. Eye Brain. 2019;11:63–72. https://doi.org/10.2147/EB.S180190.

31. Morya AK, Jangid K, Naidu A, Bhandari S, Prakash S, Gogia S. Acute isolated medial rectus palsy due to infarction as a result of hypercoagulable state: a case report and literature review. Indian J Ophthalmol. 2019;67(11):1898–900. https://doi.org/10.4103/ijo.IJO_216_19.

32. Headache Classification Committee of the International Headache Society. Classification and diagnostic criteria for headache disorders, cranial neuralgias and facial pain. Cephalalgia. 1988;8(Suppl 7):1–96.

33. Headache Classification Subcommittee of the International Headache Society. The international classification of headache disorders: 2nd edition. Cephalalgia. 2004;24(Suppl 1):9–160. https://doi.org/10.1111/j.1468-2982.2003.00824.x.

34. Petruzzelli MG, Margari M, Furente F, Costanza MC, Legrottaglie AR, Dicuonzo F, Margari L. Recurrent painful ophthalmoplegic neuropathy and oculomotor nerve schwannoma: a pediatric case report with long-term MRI follow-up and literature review. Pain Res Manag. 2019;2019:5392945. https://doi.org/10.1155/2019/5392945.

35. Smith SV, Schuster NM. Relapsing painful ophthalmoplegic neuropathy: no longer a "migraine," but still a headache. Curr Pain Headache Rep. 2018;22(7):50. https://doi.org/10.1007/s11916-018-0705-5.

36. Forderreuther S, Ruscheweyh R. From ophthalmoplegic migraine to cranial neuropathy. Curr Pain Headache Rep. 2015;19(6):21. https://doi.org/10.1007/s11916-015-0492-1.

37. Trobe JD. Isolated pupil-sparing third nerve palsy. Ophthalmology. 1985;92(1):58–61. https://doi.org/10.1016/s0161-6420(85)34067-8.

38. Trobe JD. Third nerve palsy and the pupil. Footnotes to the rule. Arch Ophthalmol. 1988;106(5):601–2. https://doi.org/10.1001/archopht.1988.01060130655019.

39. Chou KL, Galetta SL, Liu GT, Volpe NJ, Bennett JL, Asbury AK, Balcer LJ. Acute ocular motor mononeuropathies: prospective study of the roles of neuroimaging and clinical assessment. J Neurol Sci. 2004;219(1–2):35–9. https://doi.org/10.1016/j.jns.2003.12.003.

40. Jacobson DM, McCanna TD, Layde PM. Risk factors for ischemic ocular motor nerve palsies. Arch Ophthalmol. 1994;112(7):961–6. https://doi.org/10.1001/archopht.1994.01090190109029.

41. Kodsi SR, Younge BR. Acquired oculomotor, trochlear, and abducent cranial nerve palsies in pediatric patients. Am J Ophthalmol. 1992;114(5):568–74. https://doi.org/10.1016/s0002-9394(14)74484-8.

42. Margolin E, Lam CTY. Approach to a patient with diplopia in the emergency department. J Emerg Med. 2018;54(6):799–806. https://doi.org/10.1016/j.jemermed.2017.12.045.

43. Jacobson DM, Trobe JD. The emerging role of magnetic resonance angiography in the management of patients with third cranial nerve palsy. Am J Ophthalmol. 1999;128(1):94–6. https://doi.org/10.1016/s0002-9394(99)00107-5.

44. Kung NH, Van Stavern GP. Isolated ocular motor nerve palsies. Semin Neurol. 2015;35(5):539–48. https://doi.org/10.1055/s-0035-1563568.

45. Micieli JA, Shu HG, Newman NJ. Third nerve palsy due to a malignant oculomotor nerve sheath tumor. J Neuroophthalmol. 2020;40(1):100–3. https://doi.org/10.1097/WNO.0000000000000832.

46. Lee D, Kim WJ, Kim MM. Recurrent isolated oculomotor nerve palsy caused by schwannoma in a pediatric patient. Indian J Ophthalmol. 2018;66(9):1367–9. https://doi.org/10.4103/ijo.IJO_340_18.

47. Lai G, Rodriguez MI, Scumpia AJ. Oculomotor nerve palsy secondary to cavernous internal carotid aneurysm. Clin Pract Cases Emerg Med. 2018;2(1):93–4. https://doi.org/10.5811/cpcem.2017.10.35510.

48. Chan LW, Lin CW, Hsieh YT. Superior divisional oculomotor nerve palsy caused by fronto-ethmoidal sinusitis. Can J Ophthalmol. 2018;53(4):e138–40. https://doi.org/10.1016/j.jcjo.2017.10.024.

49. Elmalem VI, Hudgins PA, Bruce BB, Newman NJ, Biousse V. Underdiagnosis of posterior communicating artery aneurysm in noninvasive brain vascular studies. J Neuroophthalmol. 2011;31(2):103–9. https://doi.org/10.1097/WNO.0b013e3181f8d985.

50. Fifi JT, Meyers PM, Lavine SD, Cox V, Silverberg L, Mangla S, Pile-Spellman J. Complications of modern diagnostic cerebral angiography in an academic medical center. J Vasc Interv Radiol. 2009;20(4):442–7. https://doi.org/10.1016/j.jvir.2009.01.012.

51. Okahara M, Kiyosue H, Yamashita M, Nagatomi H, Hata H, Saginoya T, Sagara Y, Mori H. Diagnostic accuracy of magnetic resonance angiography for cerebral aneurysms in correlation with 3D-digital subtraction angiographic images: a study of 133 aneurysms. Stroke. 2002;33(7):1803–8. https://doi.org/10.1161/01.str.0000019510.32145.a9.

52. White PM, Wardlaw JM, Easton V. Can noninvasive imaging accurately depict intracranial aneurysms? A systematic review. Radiology. 2000;217(2):361–70.

53. Thurtell MJ, Longmuir RA. Third nerve palsy as the initial manifestation of giant cell arteritis. J Neuroophthalmol. 2014;34(3):243–5. https://doi.org/10.1097/WNO.0000000000000116.

54. Lazaridis C, Torabi A, Cannon S. Bilateral third nerve palsy and temporal arteritis. Arch Neurol. 2005;62(11):1766–8. https://doi.org/10.1001/archneur.62.11.1766.

55. Bondeson J, Asman P. Giant cell arteritis presenting with oculomotor nerve palsy. Scand J Rheumatol. 1997;26(4):327–8. https://doi.org/10.3109/03009749709105324.

56. Davies GE, Shakir RA. Giant cell arteritis presenting as oculomotor nerve palsy with pupillary dilatation. Postgrad Med J. 1994;70(822):298–9. https://doi.org/10.1136/pgmj.70.822.298.

57. Genevay S, Hayem G, Hamza S, Palazzo E, Meyer O, Kahn MF. Oculomotor palsy in six patients with systemic lupus erythematosus. A possible role of antiphospholipid syndrome. Lupus. 2002;11(5):313–6. https://doi.org/10.1191/0961203302lu205oa.

58. Lee JS, Roh YB, Oum BS, Kwak IS. Isolated oculomotor nerve palsy with pupillary abnormality in systemic lupus erythematosus. J Pediatr Ophthalmol Strabismus. 2000;37(4):241–3.

59. Nakamagoe K, Yanagiha H, Miyake Z, Kondo Y, Hiyama T, Ishii A, Kaji Y, Oshika T, Sumida T, Tamaoka A. Monocular oculomotor nerve disorder manifesting as cranial neuropathy in systemic lupus erythematosus. Intern Med. 2018;57(23):3445–9. https://doi.org/10.2169/internalmedicine.1106-18.

60. Corr P, Bhigjee A, Lockhat F. Oculomotor nerve root enhancement in meningovascular syphilis. Clin Radiol. 2004;59(3):294–6. https://doi.org/10.1016/j.crad.2003.10.019.

61. Rosenhall U, Lowhagen GB, Roupe G. Oculomotor dysfunction in patients with syphilis. Genitourin Med. 1987;63(2):83–6. https://doi.org/10.1136/sti.63.2.83.

62. Drenckhahn A, Spors B, Knierim E. Acute isolated partial oculomotor nerve palsy due to Lyme neuroborreliosis in a 5 year old girl. Eur J Paediatr Neurol. 2016;20(6):977–9. https://doi.org/10.1016/j.ejpn.2016.05.022.

63. Savas R, Sommer A, Gueckel F, Georgi M. Isolated oculomotor nerve paralysis in Lyme disease: MRI. Neuroradiology. 1997;39(2):139–41. https://doi.org/10.1007/s002340050382.

64. Fisher CM. Ocular palsy in temporal arteritis. I. Minn Med. 1959;42:1258–68; contd.

65. Barricks ME, Traviesa DB, Glaser JS, Levy IS. Ophthalmoplegia in cranial arteritis. Brain. 1977;100(2):209–21. https://doi.org/10.1093/brain/100.2.209.

66. Walters B, Lazic D, Ahmed A, Yiin G. Lessons of the month 4: Giant cell arteritis with normal inflammatory markers and isolated oculomotor nerve palsy. Clin Med (Lond). 2020;20(2):224–6. https://doi.org/10.7861/clinmed.2019-0504.

67. Annamalai A, Francis ML, Ranatunga SK, Resch DS. Giant cell arteritis presenting as small bowel infarction. J Gen Intern Med. 2007;22(1):140–4. https://doi.org/10.1007/s11606-006-0024-0.

68. Hassan WU, Daymond TJ. Small bowel infarction in association with giant cell arteritis. Br J Rheumatol. 1993;32(10):942. https://doi.org/10.1093/rheumatology/32.10.942-a.

69. Phelan MJ, Kok K, Burrow C, Thompson RN. Small bowel infarction in association with giant cell arteritis. Br J Rheumatol. 1993;32(1):63–5. https://doi.org/10.1093/rheumatology/32.1.63.

70. Srigley JR, Gardiner GW. Giant cell arteritis with small bowel infarction. A case report and review of the literature. Am J Gastroenterol. 1980;73(2):157–61.

第6对脑神经麻痹（外展神经麻痹）

Praveen Jeyaseelan, Amanda D. Henderson

病例1

一例64岁男性患者,有肺腺癌、糖尿病、高血压、高脂血症病史,双眼水平复视10天。患者的传入功能、前节及眼底检查均无明显异常。眼球运动检查显示,双眼外展受限,第一眼位注视时有30棱镜度(Δ)的内斜视,侧向注视时斜视度增加。神经系统评估无明显异常。

针对本例患者,下一步最好的处理措施是什么?

(A)观察,并在3个月内再次评估。

(B)行头颅MRI平扫+增强检查及高分辨率颅底成像。

(C)斜视手术。

(D)佩戴棱镜眼镜。

(E)行头部和眼眶的对比增强CT。

病例2

一例52岁女性患者,无明显病史,双眼复视2周。在出现症状的前一周,她被8个月大的孙女踢到了脸。出现症状后2天的头部CT平扫结果显示正常。左眼外展受限,第一眼位注视时内斜6Δ,左侧注视时内斜18Δ。眼科和神经系统检查无明显异常。

针对本例患者,下一步最好的处理措施是什么?

(A)观察,并在3个月内再次评估。

(B)行头颅MRI平扫+增强检查及高分辨率颅底成像。

(C)腰椎穿刺。

(D)佩戴棱镜眼镜。

(E)行头部和眼眶的对比增强CT。

病例3

一例68岁男性患者,有糖尿病、高血压、高脂血症和充血性心力衰竭病史,表现为突然发作的双眼水平复视,并伴有右眼钝痛。既往无癌症病史。传入系统检查无明显异常。眼球运动显示右眼外展不足,第一眼位注视时内斜30Δ,向右侧注视时斜视度增加。扩瞳眼底检查显示,双眼中度非增殖期糖尿病视网膜病变,其他无明显异常。

针对本例患者,下一步最好的处理措施是什么?

(A)安抚患者,无须建议进一步随访。

(B)观察,并在3个月内再次评估。

(C)紧急行头颅MRI平扫+增强检查及高分辨率颅底成像。

(D)腰椎穿刺。

(E)斜视手术。

疾病管理

对于病例1,患者需要(B)行头颅MRI平扫+增强检查及高分辨率颅底成像。患者64岁,有血管病变危险因素,提示患者有发生自限性微血管性脑神经麻痹的风险;然而,基于患者的肺癌病史,需进行神经影像学检查,以评估是否存在大脑、颅底或软脑膜转移。此外,双侧外展神经麻痹高度提示潜在的器质性病变或颅内压增高,是神经影像学检查的另一个绝对适应证。

对于病例2,接下来最好的处理也是选项(B)行头颅MRI平扫+增强检查及高分辨率颅底成像。患者52岁,没有已知的血管危险因素,症状出现前一周只有轻微的头部外伤。轻微的头部外伤不太可能引起脑神经麻痹,延迟发病的可能性更小;因此,在本例中,外伤很可能只是混淆因素。尽管患者接受了CT扫描,但CT不足以确认引起脑神经麻痹的器质性病变。与CT相比,MRI可以更好地显示软组织结构,钆对比剂的使用进一步提高了引起血脑屏障破坏的病变的可视性,尤其对于炎性和肿瘤性病变。此外,高分辨率颅底图像的获取进一步改善了脑神经的可视性。

对于病例3,选项(B)观察,并在3个月内再次评估,是合适的。有血管病变危险因素的老年患者,表现为急性孤立性外展神经麻痹,只要没有其他需要进行神经影像学检查的临床特征,就可以监测其是否存在假定的微血管性脑神经麻痹。然而,如果在监测期间出现新的神经系统症状或体征,或麻痹在3个月内没有改善,则提示需要使用增强MRI进行神经影像学检查。即使患者或医生倾向于选择第一时间进行MRI检查,也无须紧急进行。

外展神经核位于脑桥背侧尾部。其核团发出神经纤维,形成神经束,在脑桥延髓交界处离开脑干,进入蛛网膜下隙。继而经过斜坡和岩尖,然后离开硬脑膜进入海绵窦。在海绵窦内,外展神经不受硬脑膜保护,沿颈内动脉外侧前行,穿过眶上裂,经Zinn环内进入眼眶,支配外直肌。外展神经麻痹是最常见的孤立性眼运动神经麻痹,占所有孤立性眼运动神经麻痹的50%~59%[1-4]。

外展神经麻痹的病因如表13.1所示。在一项针对人群的大型研究中,基于糖尿病和(或)高血压的微血管病变占新发、非创伤性、孤立性外展神经麻痹病因的49%;多发

表 13.1 外展神经麻痹的病因（按定位分类）[1,19,29~33]

脑干
> 缺血性
> 脱髓鞘性
> 肿瘤性

蛛网膜下隙
> 炎症性
> 感染性
> 动脉瘤
> 颅内压增高（假定位征）
> 缺血性（微血管病变）
> 眼肌麻痹性偏头痛

斜坡、岩尖
> 炎症性
> 肿瘤性
> 外伤性

海绵窦
> 海绵窦血栓形成
> 颈动脉-海绵窦瘘
> 肿瘤性
> 动脉瘤
> 炎症性

眼眶
> 肿瘤性
> 感染性
> 炎症性
> 外伤性

性硬化占 8%；肿瘤占 2%[5]。有趣的是，在这项研究中，所有与孤立性外展神经麻痹相关的肿瘤病例在麻痹发作之前就已经被诊断为肿瘤。由于外展神经的解剖特点，其特别容易受到肿瘤的压迫，在确定有潜在器质性病变的患者中，19%~67% 的病例是由肿瘤造成的孤立性外展神经麻痹[1-3,6-9]。由于这些研究主要来自三级转诊中心，并且纳入的外展神经麻痹病例的时间进程各不相同，因此，这些病例中肿瘤的总发病率可能无法推广至所有急性孤立性外展神经麻痹患者。

当患者出现急性、孤立性外展神经麻痹时，第一个需要回答的问题通常是判断患者是否需要神经影像学检查。如果需要，那么需要进行哪些神经影像学检查。是否所有患者都需要进行神经影像学检查是存在争议的。一些学者建议对所有急性、孤立性外展神经麻痹患者进行影像学检查[6,7]，而另一些学者则认为，非创伤性、孤立性、无任何"危险信号"的外展神经麻痹患者可能仅需要有限的检查和密切监测[4,5,8,10]。

基于人群的数据显示，当详细的病史采集和神经系统评估没有增加对潜在器质性病变的怀疑时，建议谨慎地观察急性、孤立性外展神经麻痹患者[5]。Miller 等基于一项回顾性医疗记录，提出了针对急性外展神经麻痹的临床实践路径建议，其中建议对 55 岁以上、伴有血管病变危险因素的孤立性外展神经麻痹患者推迟神经影像学检查。在他们的研究中，确认了 158 例此类病例，其中 23 例进行了 CT 检查，81 例进行了 MRI 检查。在这些病例中，均未发现潜在病变，在平均 6.5 年的随访期内，这些患者也未出现进一步的神经系统问题[10]。作者表示，这种方法可以降低评估成本。此外，减少不必要的神经影像检查可以减少由此给患者带来的不便和不适。一些作者不支持对所有患者普遍采用神经影像检查，提出了以下几种需要及时进行神经影像检查的临床特征，包括创伤、癌症史、3~4 个月病情进展或无改善或伴随其他神经系统体征或症状的发展，即使是在有血管危险因素的老年患者中亦是如此[8,10]。

尽管有数据支持在某些急性、孤立性外展神经麻痹患者中采用观察等待法，但其他研究表明，这种方法可能导致潜在神经系统疾病的延迟诊断。在一项研究中，所有急性、孤立性外展神经麻痹患者都接受了高分辨率 MRI 检查，结果发现 63% 的患者存在器质性病变[6]。作者指出，15% 有潜在器质性病变的患者，包括 2 例转移性病变患者、1 例脑膜瘤患者和 1 例颈动脉海绵窦段动脉瘤患者，均有相符的血管性疾病病史。目前尚不清楚那些考虑转移性肿瘤的患者是否有癌症病史，转移癌的诊断显然会改变急性期的处理。值得注意的是，那些在 MRI 上有明显病变的患者更年轻，血管危险因素的发生率更低[6]。在另一项研究中，Chou 等在 23 例 50 岁及以上的急性、孤立性外展神经麻痹患者中，发现 3 例患者在急诊行 MRI 确定了病因——垂体卒中、脱髓鞘疾病和脑干梗死，作者声称这将改变急性期的处理。目前尚不清楚这些患者是否存在微血管病变的危险因素[7]。同样，Tamankar 等发现，在一组 50 岁及以上、有血管病变危险因素且无其他重大病史的急性孤立性外展神经麻痹患者中，两例患者有器质性病变，一例为浸润海绵窦的 B 细胞淋巴瘤，另一例为岩骨斜坡脑膜瘤[11]。这些研究表明，仅凭血管性疾病史就决定推迟对急性、孤立性外展神经麻痹患者进行神经影像学检查是不合适的，他们提出了一个问题，即是否应对所有此类病例都行 MRI 检查。

虽然微血管性神经麻痹更常见于老年患者[5]，但当 50 岁以下患者出现外展神经麻痹时更要关注其潜在病因，通常这些年轻患者应进行紧急的 MRI 检查[9]。任何有癌症病史的患者，无论病史多久，都可能有转移的风险，而这一发现将改变对患者的即时处置。因此，应特别注意询问每一例表现为脑神经麻痹的患者是否有癌症病史。在有癌症病史的情况下，对孤立性外展神经麻痹做初步检查时应包括 MRI。

任何已知的患有垂体腺瘤的患者都有垂体卒中的风险，据报道，垂体卒中可导致急性、初始孤立性外展神经麻痹[7,12]。因此，任何有垂体腺瘤病史和新发脑神经麻痹的患者都应该接受快速神经影像检查。伴随精神状态改变或其他局灶性神经系统功能缺陷的患者也需要当天进行紧急影像检查。

对于明显的头部外伤，应进行神经影像学检查，以评估是否存在颞骨骨折、颅底骨折或颅底硬膜外血肿，这些情况可能导致外展神经损伤。轻微的外伤不太可能导致外展神经麻痹，在 MRI 检查未除外其他原因时，不应首先考虑与外伤有关[13,14]。在根据病史怀疑有骨折的病例中，应进行 CT 检查，因为 CT 在评估骨质异常方面优于 MRI。

虽然研究表明，延迟神经系统成像确实有可能在急性、孤立性外展神经麻痹患者中遗漏一些器质性病变，但通过仔细地询问病史来选择需要更紧急的神经影像检查的患者，显著降低了遗漏危险病因的风险，而这将影响当下的处理决策。我们建议对如下急性、孤立性外展神经麻痹的患者进行神经影像学检查：

- 50 岁以下。
- 没有已知的微血管病变危险因素。
- 有癌症病史，无论是近期活动性的还是很久以前发生的。
- 有垂体腺瘤病史。
- 有近期外伤史。
- 有脑神经麻痹病史。

我们还建议对任何非孤立性外展神经

麻痹的患者，以及任何在发病后3个月内没有缓解的患者进行神经影像检查。

其他局灶性神经症状的出现，尤其是双侧外展神经麻痹、多发性脑神经麻痹、视乳头水肿或脑膜征的存在，则提示应行MRI检查，因为多发性局灶性神经症状的共存使得微血管性麻痹的可能性非常小。特定的局灶性神经系统体征组合可能有助于定位潜在的器质性病变，这一主题将在第15章中详细介绍。特别值得一提的是，尽管海绵窦病变通常会导致多发性脑神经麻痹，但外展神经在海绵窦内的中心位置，与颈内动脉相邻，使它比其他受窦侧壁硬脑膜保护的脑神经有更高的损伤风险。因此，海绵窦病变可能首先累及外展神经，随后才会累及其他脑神经和（或）交感神经纤维。

颅内压升高可表现为外展神经麻痹，这可能带来错误的定位[15]。因此，占位性病变（即使不直接影响外展神经）、假性脑瘤和颅内静脉窦血栓形成都可能与外展神经麻痹有关。值得注意的是，与这些问题之一有关的、表现为外展神经麻痹的患者可能会出现颅内压升高的其他症状和体征。双侧外展神经麻痹应作为多发性脑神经病变来进行诊治，且应高度怀疑是由器质性病变或颅内压升高所致。一项针对69例双侧外展神经麻痹患者的研究表明，外伤、血管病变和肿瘤占大多数病因，然而，只有36%的患者是由于直接累及外展神经而致麻痹，其余患者通过颅内压升高等间接过程导致。只有一例双侧外展神经麻痹归因于微血管性病变，这表明双侧外展神经麻痹很少是微血管性的，提示神经影像检查在这些病例中的重要性[16]。

即使是表现为急性、当前孤立性的外展神经麻痹，我们也建议对其中既往有脑神经麻痹病史但已痊愈的患者进行神经影像检查。虽然文献[4,17,18]中已经描述了复发性微血管性麻痹，并且在临床实践中也经常遇到，但复发性麻痹仍需要进一步评估[19,20]。

微血管性脑神经麻痹一般在3～4个月内痊愈[10]。如果一个病例考虑为微血管性麻痹而进行监测，但3～4个月后仍未恢复，则应像对慢性外展神经麻痹病例那样，及时进行MRI神经系统成像[21]。

对于50岁及以上，存在糖尿病、高血压、高脂血症、冠状动脉疾病、高血压终末器官损害迹象（如左心室肥大）及吸烟等血管危险因素[5,11,4,22,23]，且无其他神经影像检查指征的患者，可考虑监测病情，暂不进行神经影像检查。这些病例很可能是微血管性神经麻痹，不太可能有危险的潜在病理改变。在微血管性外展神经麻痹发作后的最初几周内出现眼肌麻痹的进展是常见的，并不是进一步检查的指征[24]。

MRI增强成像是评估外展神经麻痹的首选成像方式。MRI在软组织细节显示方面优于CT，特别是针对缺血性脑卒中、肿瘤和水肿，而钆对比剂的加入可以更好地显示任何导致血脑屏障破坏的病变。特殊序列的成像有助于早期识别器质性病变。眼眶脂肪在T1加权的MRI序列上产生一个高信号（在T2加权的MRI序列上，信号程度较轻）。在大多数眼眶MRI方案中，使用脂肪饱和抑制了由眶内脂肪产生的高信号，从而提高了眼眶内病灶的可视化[25]。颅底的高分辨率三维（3D）MRI序列使外展神经大部分走行可视，从而能够识别常规MRI无法很好评估的区域内的器质性病变[26]。具体而言,98%的病例使用高分辨率3D MRI可以识别外展神经的池段,而使用脂肪抑制的常规T2加权MRI只能识别13%[27]。同样,95%的病例使用高分辨率对比增强3D MRI可以识别外展神经的海绵窦段,而使用常规对比增强MRI只能识别65%[28]。

在正确的临床场景中,对急性、孤立性外展神经麻痹进行检查时,可能会考虑进行额外的医学检查,且这种检查应以病史为指导。由于巨细胞动脉炎可引起孤立的脑神经病变,因此,对于任何50岁以上的患者,都应完整地询问是否存在头痛、头皮压痛、颌跛行、发热、体重减轻和风湿性多肌痛等病史。如果怀疑巨细胞动脉炎,则需要进行血清实验室检查,包括全血计数、红细胞沉降率和C反应蛋白。基于临床怀疑和实验室结果,应考虑紧急类固醇治疗和颞动脉活检。

对于年轻的、缺乏血管危险因素或其他病史资料,且可能存在感染性或炎症性病因的患者,则应进行MRI检查,并进行适当的血清学检测。社会史可能有助于确定梅毒或莱姆病的危险因素,继而可能提示需进行额外的血清学检测。如果MRI提示存在潜在的炎症状况,则可进行进一步的炎症检查,包括血清学检测、腰椎穿刺脑脊液分析和胸部CT检查。

当诊断外展神经麻痹时,也需考虑相似疾病的鉴别,包括重症肌无力和Graves眼病,或肌炎引起的内直肌运动受限。症状变化或易疲劳,同时伴有上睑下垂、吞咽困难、呼吸困难和近端肌无力,则提示重症肌无力。甲状腺病史,以及眼睑退缩、眼睑滞后、眼球突出或运动受限,则提示需要进一步进行Graves眼病相关检查。

病例治疗及转归

病例1中,头颅MRI平扫+增强检查及高分辨率颅底序列成像显示斜坡不均匀强化,符合骨转移导致双侧外展神经麻痹。腰椎穿刺显示脑脊液压力正常,无恶性肿瘤的证据。患者接受了颅底外放疗,并继续全身化疗。之后的随访显示,双眼外展受限轻度改善,伴有明显的残余内斜视。在眼位稳定后,患者接受了斜视手术,效果良好。

病例2中,头颅MRI增强及高分辨率颅底序列成像显示左侧海绵窦肿块强化,并伴有脑膜尾征,符合脑膜瘤改变。建议放疗,但患者选择定期行MRI监测。

病例3中,在症状出现后3个月,眼球运动不足和眼位偏斜完全消失,符合微血管性神经麻痹。没有进行额外的检查。

结论

总之,经过仔细的临床评估,结合全面的病史和检查,可以识别需要快速神经系统成像的外展神经麻痹患者,以及那些可能从观察等待法中受益的患者。具体而言,任何年龄<50岁的患者,或有癌症或垂体腺瘤病史、近期外伤、既往脑神经麻痹或伴随相关的神经症状或体征的患者,都需要进行增强MRI成像。外展神经麻痹患者,无上述危险因素,且存在已知的微血管危险因素,则可假定为微血管性神经麻痹而进行观察。微血管性神经麻痹通常在3个月内得到改善,若无改善,则提示应进行神经影像学检查。此外,在任何时候出现额外的神经系统症状或体征都是进行MRI检查的指征。

(易佐慧子 译)

参考文献

1. Rucker CW. The causes of paralysis of the third, fourth and sixth cranial nerves. Am J Ophthalmol. 1966;61(5):1293–8. https://doi.org/10.1016/0002-9394(66)90258-3.
2. Park UC, Kim SJ, Hwang JM, Yu YS. Clinical features and natural history of acquired third, fourth, and sixth cranial nerve palsy. Eye (Lond). 2008;22(5):691–6. https://doi.org/10.1038/sj.eye.6702720.
3. Rush JA, Younge BR. Paralysis of cranial nerves III, IV, and VI. Cause and prognosis in 1,000 cases. Arch Ophthalmol. 1981;99(1):76–9.
4. Richards BW, Jones FR, Younge BR. Causes and prognosis in 4,278 cases of paralysis of the oculomotor, trochlear, and abducens cranial nerves. Am J Ophthalmol.1992;113(5):489–96. https://doi.org/10.1016/s0002-9394(14)74718-x.
5. Patel SV, Mutyala S, Leske DA, Hodge DO, Holmes JM. Incidence, associations, and evaluation of sixth nerve palsy using a population-based method. Ophthalmology. 2004;111(2):369–75. https://doi.org/10.1016/j.ophtha.2003.05.024.
6. Bendszus M, Beck A, Koltzenburg M, Vince GH, Brechtelsbauer D, Littan T, Urbach H, Solymosi L. MRI in isolated sixth nerve palsies. Neuroradiology. 2001;43(9):742–5.
7. Chou KL, Galetta SL, Liu GT, Volpe NJ, Bennett JL, Asbury AK, Balcer LJ. Acute ocular motor mononeuropathies: prospective study of the roles of neuroimaging and clinical assessment. J Neurol Sci. 2004;219(1–2):35–9. https://doi.org/10.1016/j.jns.2003.12.003.
8. Nair AG, Ambika S, Noronha VO, Gandhi RA. The diagnostic yield of neuroimaging in sixth nerve palsy–Sankara Nethralaya Abducens Palsy Study (SNAPS): report 1. Indian J Ophthalmol. 2014;62(10):1008–12. https://doi.org/10.4103/0301-4738.146000.
9. Peters GB, Bakri SJ, Krohel GB. Cause and prognosis of nontraumatic sixth nerve palsies in young adults. Ophthalmology. 2002;109:1925–8.
10. Miller RW, Lee AG, Schiffman JS, Prager TC, Garza R, Jenkins PF, Sforza P, Verm A, Kaufman D, Robinson W, Eggenberger E, Tang RA. A practice pathway for the initial diagnostic evaluation of isolated sixth cranial nerve palsies. Med Decis Mak. 1999;19(1):42–8.
11. Tamhankar MA, Biousse V, Ying GS, Prasad S, Subramanian PS, Lee MS, Eggenberger E, Moss HE, Pineles S, Bennett J, Osborne B, Volpe NJ, Liu GT, Bruce BB, Newman NJ, Galetta SL, Balcer LJ. Isolated third, fourth, and sixth cranial nerve palsies from presumed microvascular versus other causes: a prospective study. Ophthalmology. 2013;120(11):2264–9. https://doi.org/10.1016/j.ophtha.2013.04.009.
12. Warwar RE, Bhullar SS, Pelstring RJ, Fadell RJ. Sudden death from pituitary apoplexy in a patient presenting with an isolated sixth cranial nerve palsy. J Neuroophthalmol. 2006;26(2):95–7.
13. Chrousos GA, Dipaolo F, Kattah JC, Laws ER. Paresis of the abducens nerve after trivial head injury. Am J Ophthalmol. 1993;116(3):387–8. https://doi.org/10.1016/s0002-9394(14)71368-6.
14. Robertson DM, Hines JD, Rucker CW. Acquired sixth-nerve paresis in children. Arch Ophthalmol. 1970;83(5):574–9.
15. Lepore FE. False and non-localizing signs in neuro-ophthalmology. Curr Opin Ophthalmol. 2002;13(6):371–4.
16. Durkin SR, Tennekoon S, Kleinschmidt A, Casson RJ, Selva D, Crompton JL. Bilateral sixth nerve palsy. Ophthalmology. 2006;113(11):2108–9. https://doi.org/10.1016/j.ophtha.2006.06.026.
17. Sanders SK, Kawasaki A, Purvin VA. Long-term prognosis in patients with vasculopathic sixth nerve palsy. Am J Ophthalmol. 2002;134(1):81–4.
18. Teuscher AU, Meienberg O. Ischaemic oculomotor nerve palsy. Clinical features and vascular risk factors in 23 patients. J Neurol. 1985;232(3):144–9.
19. Chan JW, Albretson J. Causes of isolated recurrent ipsilateral sixth nerve palsies in older adults: a case series and review of the literature. Clin Ophthalmol. 2015;9:373–7. https://doi.org/10.2147/OPTH.S78319.
20. Volpe NJ, Lessell S. Remitting sixth nerve palsy in skull base tumors. Arch Ophthalmol. 1993;111(10):1391–5.
21. King AJ, Stacey E, Stephenson G, Trimble RB. Spontaneous recovery rates for unilateral sixth nerve palsies. Eye (Lond). 1995;9(4):476–8.
22. Jacobson DM, McCanna TD, Layde PM. Risk factors for ischemic ocular motor nerve palsies. Arch Ophthalmol. 1994;112(7):961–6.
23. Patel SV, Holmes JM, Hodge DO, Burke JP. Diabetes and hypertension in isolated sixth nerve palsy: a population-based study. Ophthalmology. 2005;112(5):760–3. https://doi.

org/10.1016/j.ophtha.2004.11.057.

24. Jacobson DM. Progressive Ophthalmoplegia with acute ischemic abducens nerve palsies. Am J Ophthalmol. 1996;122(2):278–9. https://doi.org/10.1016/s0002-9394(14)72029-x.

25. Simha A, Irodi A, David S. Magnetic resonance imaging for the ophthalmologist: a primer. Indian J Ophthalmol. 2012;60(4):301–10. https://doi.org/10.4103/0301-4738.98711.

26. Kontzialis M, Choudhri AF, Patel VR, Subramanian PS, Ishii M, Gallia GL, Aygun N, Blitz AM. High-resolution 3D magnetic resonance imaging of the sixth cranial nerve: anatomic and pathologic considerations by segment. J Neuroophthalmol. 2015;35(4):412–25. https://doi.org/10.1097/WNO.0000000000000313.

27. Yousry I, Camelio S, Schmid UD, Horsfield MA, Wiesmann M, Brückmann H, Yousry TA. Visualization of cranial nerves I-XII: value of 3D CISS and T2-weighted FSE sequences. Eur Radiol. 2000;10(7):1061–7.

28. Yagi A, Sato N, Taketomi A, Nakajima T, Morita H, Koyama Y, Aoki J, Endo K. Normal cranial nerves in the cavernous sinuses: contrast-enhanced three-dimensional constructive interference in the steady state MR imaging. AJNR Am J Neuroradiol. 2005;26(4):946–50.

29. Galetta SL, Smith JL. Chronic isolated sixth nerve palsies. Arch Neurol. 1989;46(1):79–82.

30. Moster ML, Savino PJ, Sergott RC, Bosley TM, Schatz NJ. Isolated sixth-nerve palsies in younger adults. Arch Ophthalmol. 1984;102(9):1328–30.

31. Sakalas R, Harbison JW, Vines FS, Becker DP. Chronic sixth nerve palsy. An initial sign of basisphenoid tumors. Arch Ophthalmol. 1975;93(3):186–90.

32. Savino PJ, Hilliker JK, Casell GH, Schatz NJ. Chronic sixth nerve palsies. Are they really harbingers of serious intracranial disease? Arch Ophthalmol. 1982;100(9):1442–4.

33. Shrader EC, Schlezinger NS. Neuro-ophthalmologic evaluation of abducens nerve paralysis. Arch Ophthalmol. 1960;63:84–91.

第 **14** 章

第4对脑神经麻痹（滑车神经麻痹）

Philip Kim，Amanda D. Henderson

病例1

一例22岁男性患者，向下看时出现双眼垂直复视，持续3个月。患者自诉第一眼位注视时没有复视。他重要的病史包括颅内一个巨大的四叠体池囊肿，该囊肿之前压迫中脑顶盖和小脑上表面，导致梗阻性脑积水。患者接受了枕下开颅囊肿开窗术，术后醒来发现双眼复视。检查显示双眼视力均为20/20。RAPD均为阴性。双眼的面对面视野检查均正常。眼球运动检查显示双眼内转时，下转受限。遮盖试验结果如图14.1所示。双马氏杆测试结果显示外旋15°。眼前节及眼后节检查未见明显异常。

对于该患者而言，最合适的治疗方法是什么？

（A）观察±单眼遮盖。

（B）棱镜疗法。

（C）视轴矫正训练。

（D）斜视手术。

该患者术后出现双侧滑车神经麻痹。患者向下看时的复视症状与遮盖试验的结果相符。眼球运动检查提示双侧上斜肌无力，并且双马氏杆测试显示患者有较大度数的外旋（>10°），这些强烈提示患者双侧滑车神经麻痹。由于患者在第一眼位注视时没有复视症状，因此棱镜疗法不合适。在脑神经麻痹的情况下，视轴矫正训练是无益的。一般在其眼位稳定的情况下可以考虑斜视手术，但此患者的病情可能会继续变化，此时进行斜视手术为时过早（在不干预的情况下，病情可能会改善）。因此，(A)观察，根据需要用单眼遮盖来控制症状，是该患者的最佳选择。

病例2

一例75岁男性患者，表现为长期持续性进展的垂直复视。患者目前戴棱镜眼镜，以减轻远距离的垂直复视。患者有非胰岛

2Δ 左眼上斜视	正位	正位
正位	1Δ 左眼上斜视	2Δ 外隐斜
8Δ 左眼上斜视 4Δ 内隐斜	1Δ 内隐斜	3Δ 右眼上斜视 1Δ 内隐斜

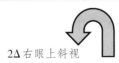 2Δ 右眼上斜视　　　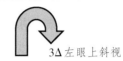 3Δ 左眼上斜视

图14.1 交替遮盖试验显示，向下及向左注视和头部向右倾斜时出现右眼上斜视，向下及向右注视和头部向左倾斜时出现左眼上斜视。

素依赖的2型糖尿病相关病史。初次就诊时，双眼视力均为20/20。双眼的面对面视野检查均正常，且RAPD均为阴性。眼球运动检查显示左眼下斜肌功能亢进。患者的遮盖试验如图14.2所示。患者还表现出7个棱镜度的大范围垂直融合和长期的头部倾斜（既往照片所示）。眼前节及眼后节检查均未见明显异常。

该患者目前症状的可能病因是什么？

(A)微血管性。

(B)压迫性。

(C)先天性。

(D)创伤性。

该患者可能的诊断是(C)先天性左侧滑车神经麻痹。长期性复视伴同侧下斜肌功能亢进，代偿性融合范围大，以及头向对侧倾斜，支持先天性病因。

解剖

滑车神经，也称为第4对脑神经，负责支配上斜肌。它是所有脑神经中行程最长的，因此很容易受到损害。滑车神经核起源于中脑下丘水平，位于中脑导水管下方。此后，双侧滑车神经束交叉。然后，每条神经从脑干背侧伸出，围绕脑干向前弯曲，在小脑幕游离缘下方前行，并穿行在大脑后动脉和小脑上动脉之间，穿过硬脑膜进入海绵窦，然后走行于动眼神经的外侧、下方及三叉神经第一分支的上方。接着，滑车神经穿

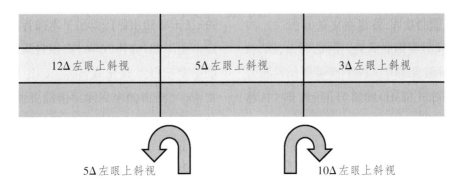

图14.2 交替遮盖试验显示左眼上斜视，向右注视和头部向左倾斜时更严重。

过眶上裂,在Zinn环外支配上斜肌。

上斜肌起源于蝶骨体,通过沿眼眶顶部的内侧边缘穿行进入滑车(一个可以改变上斜肌运动方向的纤维滑轮)。在滑车上环绕穿行后,上斜肌附着在眼球后颞侧的巩膜上。该路径导致上斜肌具有如下3个主要功能:①首要作用——眼球内旋;②次要作用——眼球下转;③第3个作用——眼球外转。

病因学

外伤是滑车神经麻痹最常见的原因[1-3]。滑车神经是所有脑神经中最长、最薄的,因此最容易受到损伤,在其穿过桥前池走行在小脑幕游离缘时,滑车神经尤其容易受到剪切和挤压损伤[4]。双侧滑车神经麻痹通常是由于神经交叉处的前髓帆损伤引起的,可由不伴意识丧失或颅骨骨折的轻微头部损伤引起[5]。

先天性滑车神经麻痹失代偿是另一个常见的、与滑车神经麻痹相关的、症状性垂直复视的病因。先天性滑车神经麻痹大多出现在成年期,患者通常有一个朝向受累滑车神经对侧的长期代偿性倾斜头位,这一点可以通过检查过去的照片来确认。当儿童出现这种情况时,常见的主诉是斜颈,而不是复视,因为患眼通常有中枢抑制[6]。此外,先天性滑车神经麻痹的其他特征包括较大的上斜视(通常大>10个棱镜度)、较轻且常为间歇性的复视症状、下斜肌亢进和代偿性垂直融合幅度较大(>3个棱镜度)。

微血管缺血可能导致获得性滑车神经麻痹,尤其是在50岁以上,有高血压、糖尿病和高胆固醇血症等血管危险因素的患者

中。与其他微血管性脑神经麻痹一样,这些滑车神经麻痹通常会在几个月内自行缓解。如果怀疑获得性、微血管性脑神经麻痹,但是在复视发作后约3个月内没有改善,或出现其他神经系统症状或体征,那么有必要进行神经影像检查。

滑车神经麻痹的其他病因可能包括感染、炎症或肿瘤。这些情况往往会影响多条脑神经,当多条脑神经受累时,神经影像检查是必不可少的。多发性脑神经病变的诊疗将在第15章详细讨论。

检查

眼球运动和眼位检查是评估患者复视情况的主要工具。眼球运动检查可以大致分辨出有问题的眼外肌,判断单侧或双侧上斜肌麻痹,并评估同侧下斜肌是否存在功能亢进(若存在,提示可能是先天性病因)。

遮盖[遮盖-去遮盖和(或)交替遮盖]试验或双马氏杆检查可用于量化不同注视位置的复视,通常会在上斜肌无力的情况下显示出特定表现。大多数情况下,滑车神经麻痹的眼位模式将反映Parks-Bielschowsky试验的预期结果,即受累眼将出现上斜视,向对侧注视和头部向同侧倾斜时,偏斜度会加剧。Parks-Bielschowsky三步检查法历来是诊断上斜肌麻痹的金标准,但最近的研究表明,30%的上斜肌萎缩无法用该方法检出[7]。这种敏感性可能反映了长期性麻痹会经历一致性扩展,即随着时间的推移,在不同的注视位置上,眼位测量可能会变得更加一致,在向对侧注视和头部向同侧倾斜时,特征性上斜视眼位偏斜不会加剧[8]。根

据我们的经验,在许多此类病例中,头部倾斜可能存在残余的不一致性,对诊断有提示作用。

在眼位检查中,如果垂直偏斜并不是滑车神经麻痹所致,则应调查其他病因,包括反向偏斜、甲状腺相关眼病和其他眼眶病变、重症肌无力和部分动眼神经麻痹。此外,双侧滑车神经麻痹并不符合传统意义上的特征性眼位模式。因为双眼分别向外下注视通常会加剧眼位的偏斜,同时伴有上斜肌麻痹眼的上斜视。

除了眼球运动检查和遮盖试验外,双马氏杆检查通常有助于量化患者眼位偏斜的旋转程度。由于上斜肌的主要作用是控制眼球内旋,上斜肌无力将导致受累眼的相对外旋。5°以上为阳性,10°以上提示双侧滑车神经麻痹。这项检查也有助于临床区分滑车神经麻痹和反向偏斜,因为后者通常会导致相对内旋,而不是外旋。

疾病管理

与动眼神经和外展神经麻痹相比,滑车神经麻痹不太可能由动脉瘤、肿瘤等结构性病变引起[9-11],这一发现可从神经的解剖特征中得到解释,详见第12、13章。因此,与动眼神经和外展神经(译者注:原书此处为fourth nerve,考虑可能是著者笔误)麻痹相比,滑车神经麻痹可能不太需要神经影像检查。对于慢性、稳定的滑车神经麻痹,尤其是有先天性证据时,影像学检查可能更不需要。然而,我们建议对以下情况的患者进行MRI增强扫描:进行性恶化的滑车神经麻痹者;急性起病的年轻患者,或无血管危险因素的患者;表现为与其他神经系统体征或症状相关的患者。

治疗由滑车神经麻痹引起的症状性复视的标准方法包括佩戴棱镜、遮盖疗法和斜视手术。与贴附式Fresnel棱镜治疗相比,采用单眼遮盖治疗,滑车神经麻痹预计在数月内缓解或改变其严重程度或模式。与埋入式棱镜相比,贴附式Fresnel棱镜有一些显著的优势,包括具有更大的棱镜校正度(高达40个棱镜度)、更轻的重量和更大的校正直径。然而,贴附式Fresnel棱镜会引起佩戴棱镜的眼睛视物模糊,在某些情况下导致患者满意度下降。虽然贴附式Fresnel棱镜比单眼遮挡更具美观效果,但置于镜片上的棱镜贴片仍隐约可见(并非完全不可见),因此,一些追求美观的患者可能无法接受。

对于复视和眼位稳定的患者,如果能够很好地耐受棱镜矫正,那么将棱镜植入眼镜镜片可能是最佳选择。在这些病例中,与使用贴附式Fresnel棱镜不同的是,需矫正的棱镜度应分配在双眼镜片上,从而减少每个镜片的畸变,并保持双眼镜片的重量和厚度相似。Tamhankar等最近的一项研究显示,埋入式棱镜在短暂和稳定的复视患者中达到了高满意度[12]。这些棱镜对于<10个垂直棱镜度的适度偏斜最为有利,但这项研究报告也分享了在超过这一设定标准的患者中取得的一些成功。与贴附式Fresnel棱镜相比,埋入式棱镜的总体优势是更美观、更好的视觉清晰度和对比度,增加了光学防治的有效性,并且根据我们的经验,埋入式棱镜在解决垂直和水平偏斜共存时更为成功。在垂直性上斜视有望稳定的病例中,如先天性病因患者,埋入式棱镜和眼外肌手术是治

疗的一线选择。在这些病例中，患者对解决复视所需的棱镜度要求较低，因为他们通常保留了较大的垂直融合幅度，以协助融合。在这些病例中，棱镜的使用也常受到患者对埋入式棱镜矫正度的耐受限制（标准上限约为10个棱镜度），以及在上限附近明显增加的镜片厚度和重量的影响。此外，虽然目前可用的棱镜技术可以解决斜视的垂直和水平分量，但它不能提供任何旋转矫正。当棱镜度较大时，建议使用较小的镜片尺寸以减少镜片重量，使用高折射率材料以减少镜片厚度，并在双眼镜片之间平均分割棱镜度以达到对称，从而提高患者对镜片的耐受性和满意度。总体而言，据报道，棱镜疗法在先天性滑车神经麻痹患者和获得性滑车神经麻痹患者中的成功率分别高达92.8%和86%[12]。

斜视手术适用于患有大角度斜视且超出棱镜矫正范围的、有明显旋转成分导致眼位偏斜（棱镜无法解决），以及不耐受棱镜的患者。斜视手术应在眼位偏斜稳定至少4~6个月后进行[1]。手术干预的目的是尽量减少垂直斜视及减少异常的头部姿势。可根据多种因素选择不同的手术方式，包括偏斜的大小和是否存在其他眼外肌受累。然而，目前对于该疾病的最佳手术方式还没有达成共识[4]。

病例治疗及转归

建议第一例患者采用第一眼位注视时进行阅读（以减少向下注视时复视造成的功能限制），并建议1个月后随访。随着时间的推移，患者的复视症状有所改善，目前他在远距离第一眼位注视的情况下仍无复视症状。第二例患者接受了埋入式棱镜的矫正眼镜，棱镜矫正效果持续良好。

结论

如上所述，上斜肌麻痹在临床上有几种不同的表现。患者最常表现出 Parks-Biel-schowsky 三步检查法的特点。然而，由于这一疾病的异质性，需要考虑该疾病的多种分类表现和各种相似疾病鉴别，为了获得正确的诊断，可能需要进行额外的检查。当垂直斜视显示出不典型或非特异性眼位模式时，可能需要进行神经系统和眼眶成像检查，这些影像结果可以支持或排除上斜肌麻痹的初始诊断。滑车神经麻痹有多种治疗选择，棱镜矫正可以带来高满意度，但有时也会受到限制，因为它无法矫正较大的偏斜度和旋转。因此，有些病例在经过约6个月的稳定期后，需要通过斜视手术来解决这些问题。

（易佐慧子 徐永红 译）

参考文献

1. Diora JR, Plager DA. Sudden-onset trochlear nerve palsy: clinical characteristics and treatment implications. J AAPOS. 2019;23(6):321.e321–5. https://doi.org/10.1016/j.jaapos.2019.09.011.
2. Mollan SP, Edwards JH, Price A, Abbott J, Burdon MA. Aetiology and outcomes of adult superior oblique palsies: a modern series. Eye (Lond). 2009;23(3):640–4. https://doi.org/10.1038/eye.2008.24.
3. Bagheri A, Fallahi M-R, Abrishami M, Salour H, Aletaha M. Clinical features and outcomes of treatment for fourth nerve palsy. J Ophthalmic Vis Res. 2010;5(1):27–31.
4. Prasad S, Volpe NJ. Paralytic strabismus: third, fourth, and sixth nerve palsy. Neurol Clin.

2010;28(3):803–33. https://doi.org/10.1016/j.ncl.2010.04.001.

5. von Noorden GK, Murray E, Wong SY. Superior oblique paralysis a review of 270 cases. Arch Ophthalmol. 1986;104(12):1771–6.

6. Chang MY, Coleman AL, Tseng VL, Demer JL. Surgical interventions for vertical strabismus in superior oblique palsy. Cochrane Database Syst Rev. 2017;11:CD012447. https://doi.org/10.1002/14651858.CD012447.pub2.

7. Manchandia AM, Demer JL. Sensitivity of the three-step test in diagnosis of superior oblique palsy. J AAPOS. 2014;18(6):567–71. https://doi.org/10.1016/j.jaapos.2014.08.007.

8. Demer JL, Kung J, Clark RA. Functional imaging of human extraocular muscles in head tilt dependent hypertropia. Invest Ophthalmol Vis Sci. 2011;52(6):3023–31. https://doi.org/10.1167/iovs.10-6596.

9. Dosunmu EO, Hatt SR, Leske DA, Hodge DO, Holmes JM. Incidence and etiology of presumed fourth cranial nerve palsy: a population-based study. Am J Ophthalmol. 2018;185:110–4. https://doi.org/10.1016/j.ajo.2017.10.019.

10. Fang C, Leavitt JA, Hodge DO, Holmes JM, Mohney BG, Chen JJ. Incidence and etiologies of acquired third nerve palsy using a population-based method. JAMA Ophthalmol. 2017;135(1):23–8. https://doi.org/10.1001/jamaophthalmol.2016.4456.

11. Patel SV, Mutyala S, Leske DA, Hodge DO, Holmes JM. Incidence, associations, and evaluation of sixth nerve palsy using a population-based method. Ophthalmology. 2004;111(2):369–75. https://doi.org/10.1016/j.ophtha.2003.05.024.

12. Tamhankar MA, Ying GS, Volpe NJ. Success of prisms in the management of diplopia due to fourth nerve palsy. J Neuroophthalmol. 2011;31(3):206–9. https://doi.org/10.1097/WNO.0b013e318211daa9.

第15章

多发性脑神经病变

Anna M. Gruener

病例

一例57岁女性患者,主诉双眼"不能同时视物"一段时间。伴随右眼流泪和不适,且偶尔出现自限性头痛。其右眼和左眼视力分别为20/20和20/16。瞳孔检查正常。眼球运动检查显示右眼轻度内转不足,以及垂直运动范围缩小。右眼前节检查显示轻度结膜充血和角膜上皮点状缺损,轻度角膜知觉减退。扩瞳眼底检查未见明显异常。Hess屏检查法显示右侧动眼神经及滑车神经麻痹。

患者最可能的诊断是什么?

(A)重症肌无力。

(B)毛霉菌病。

(C)IgG4相关性疾病。

(D)Tolosa-Hunt综合征(痛性眼肌麻痹)。

(E)Graves眼病。

(F)海绵窦脑膜瘤。

疾病管理

尽管患者的病史有些模糊(经常如此),但其临床表现提示病情进展相当缓慢,且累及右侧的动眼神经(Ⅲ)、滑车神经(Ⅳ)及三叉神经(Ⅴ)的眼支,与(F)海绵窦脑膜瘤最相符。

治疗多发性脑神经病变(又称多颅神经病变)的第一步是定位病变,这需要一些颅底及相关结构的解剖学知识。在神经眼科学中,我们特别关注Ⅱ~Ⅵ对脑神经的问题。

脑干疾病(例如,由脑卒中和多发性硬化引发的脑干病变)通常伴有邻近组织的病变体征(如皮质脊髓束功能障碍、眼球震颤、凝视麻痹和核间性眼肌麻痹),可通过MRI成像证实[1]。

穿过蛛网膜下隙的脑神经可能受到累及脑脊液、脑膜、脑实质和血管系统的多种疾病的影响。这些疾病包括感染(如细菌、病毒和真菌)、肿瘤(如淋巴瘤和白血病)、炎症（如神经系统结节病）、血管炎（如巨细胞动脉炎和肉芽肿性血管炎）和副肿瘤疾病[2-6]。做出正确的诊断是有挑战性的，可能需要反复进行腰椎穿刺和脑脊液分析。在多发性脑神经病变的情况下，仔细记录病史（包括旅居史、性行为、接触动物、蜱虫叮咬和免疫状态）和进行全面的神经系统检查是关键，可能有助于发现其他阳性体征。

进入海绵窦后，CN Ⅲ、Ⅳ、V₁、V₂（第3对脑神经、第4对脑神经、第5对脑神经的第一及第二分支）沿海绵窦侧壁走行，而CN Ⅵ（第6对脑神经）位于海绵窦内颈内动脉外下方（图15.1）。交感神经纤维沿海绵窦内颈内动脉走行，然后短暂加入 CN Ⅵ，而后加入 CN V₁。所有支配眼球运动的脑神经（Ⅲ、Ⅳ和Ⅵ）从海绵窦起，通过被Zinn环分隔开的眶上裂，进入眼眶（图15.2）。CN Ⅲ的上下分支及 CN Ⅵ通过 Zinn 环内进入眼眶，而 CN Ⅳ通过 Zinn 环外进入眼眶。至于感觉神经，CN V₁的终末支（泪腺支、额支和鼻睫支）穿过眶上裂进入眼眶，而 CN V₂的终末支（眶下支和颧骨支）经过相对迂曲的走行从眶下裂进入眼眶。视神经（CN Ⅱ）在这个拥挤的空间内，通过视神经管穿过眶尖。尽管视神经不从海绵窦内穿行，但它离海绵窦很近（图15.1）。

由于眶尖、眶上裂和海绵窦的解剖结构是相邻的，相关的综合征和疾病具有相似的临床症状和体征。合并的多条眼运动神经麻痹可表现为多条眼肌麻痹，可伴有部分或完全性上睑下垂、瞳孔不等大和眼球突出。轻度上睑下垂和瞳孔不等大均应考虑自主神经系统受累，并可能有助于病变定位。

总的来说，眶上裂综合征是罕见的，通常与外伤有关，不伴有视神经受累[7]。相反，伴有视神经病变临床表现的多发性脑神经病变，无论视盘外观正常还是视盘苍白，通常都指向眶尖综合征，或者更少见的蔓延至视交叉的海绵窦综合征[8]。视盘肿胀很罕见，若出现，则更特异地提示是由眶尖综合征的静脉瘀血所致。此外，同时表现节后Horner综合征和CN Ⅵ麻痹，则强烈提示海绵窦病变（如肿瘤或海绵窦瘘），CN V₂受累也是如此。CN V₂功能障碍表现为面中部感觉障碍，除非与创伤或手术有关，否则可提示癌症（如来自头颈部鳞状细胞癌的神经周围扩散）、感染（如毛霉菌病）或IgG4相关的周围神经病变[9,10]。临床及影像学上均可能发现眶下神经增粗，提示可能需要进行活检[11]。突发的严重头痛，伴随明显的视力丧失（由于视交叉受压）和眼肌麻痹（通常由于海绵窦受累而表现为双侧），应考虑垂体（肿瘤）卒中，这是神经眼科急症[12]。

感染（如毛霉菌病）往往有相对剧烈的临床表现，常伴有疼痛和全身不适（如发烧、乏力）。海绵窦血栓形成通常是由于感染的连续扩散（例如，由鼻旁窦炎、面中部感染或眼眶蜂窝织炎）引起，是另一种神经眼科急症，其特征是疼痛加剧、眼球突出、眼眶充血和眼肌麻痹，最终可能累及双眼[13,14]。炎症性疾病的疼痛可从严重（如Tolosa-Hunt综合征，即痛性眼肌麻痹）到相对轻微（如IgG4相关眼眶疾病或伴眼外肌浸润的结节病）。然而，明显的疼痛也可能提示转移癌。颈动脉-海绵窦瘘（CCF）患者偶尔会有严重疼痛，但更常见的情况是轻度不适。其临床症状，包括眼球突出、结膜及巩膜表层血管动

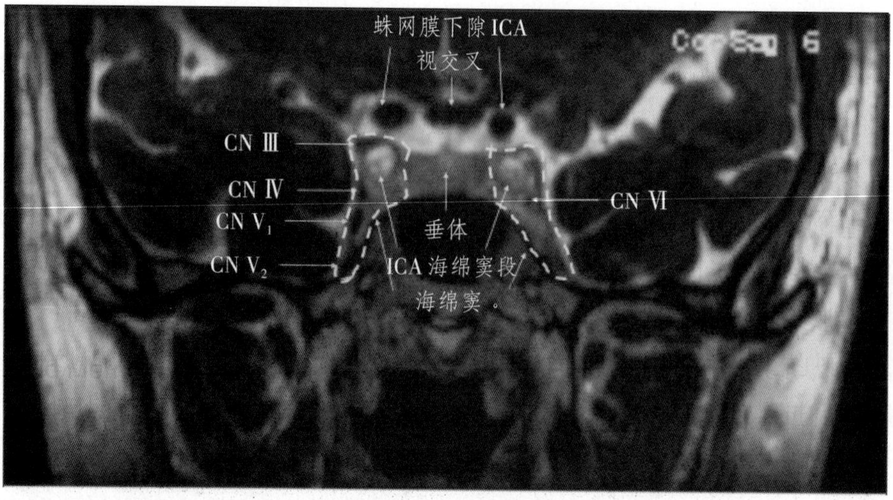

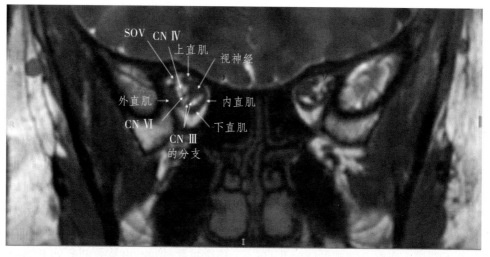

图 15.1 海绵窦。冠状位 CISS MRI 显示海绵窦的结构（虚线所示）。CN Ⅲ、Ⅳ、V₁ 和 V₂ 位于海绵窦的硬脑膜壁内而被保护，而 CN Ⅵ 则位于海绵窦更内侧。（©AR Carey 2020. All Rights Reserved.）

图 15.2 眶尖。冠状位 CISS MRI 显示眶尖的结构。CN Ⅲ、Ⅳ、V₁ 和 Ⅵ 通过眶上裂进入眶内（CN Ⅲ、V₁ 的鼻睫支及 Ⅵ 位于 Zinn 环内，CN Ⅳ、V₁ 的泪腺支及额支位于 Zinn 环外）。（©AR Carey 2020. All Rights Reserved.）

脉血成分增加、球结膜水肿、眼部杂音（主观±客观）、眼压升高及眼肌麻痹，部分取决于血流量的高低[15]。低流量瘘可能表现眼眶充血或眼运动神经功能障碍，或两者兼有。对于高流量瘘，更具特征性的临床表现是眼球突出（可能是搏动性的）、球结膜水肿和眼部杂音。考虑到 CN Ⅵ 裸露的位置邻近颈内动脉的海绵窦部，因此，CCF 中孤立的 CN Ⅵ 受累是最常见的，但即使缺乏其他征象，也有表现为多发性脑神经病变的报道[1,16]。复发性疼痛性眼肌麻痹性神经病变（以前称为眼肌麻痹性偏头痛）通常发生在年轻患者中，几乎只影响 CN Ⅲ，但也可能表现为多发性眼运动神经病变[17-19]。

在评估可能的多发性脑神经病变时,也应考虑相似疾病的鉴别。尽管典型的重症肌无力(将在第24章中进一步讨论)可以出现几乎任何类型的眼肌麻痹,但它从不累及瞳孔(抗体影响毒蕈碱胆碱能受体的极少数情况除外)或包括 CN V 在内的感觉神经[20]。与多发性脑神经病变表现相似的其他疾病包括 Graves 眼病(在第25章中进一步讨论)、眶底骨折和慢性进行性眼外肌麻痹。格林-巴利综合征的米勒-费雪变异型是一种罕见的、自限性的、自身免疫介导的周围神经病变,其临床特征也包括眼肌麻痹[21]。

从诊断角度来看,多发性脑神经病变定位于眶尖、眶上裂或海绵窦,需要及时进行神经影像学检查。MRI增强成像将发现上述区域的大多数病变。然而,当需要显示鼻旁窦的骨性结构时(例如,毛霉菌病和鼻窦-眼眶曲霉菌病),CT成像可能是补充或更好的选择。当怀疑CCF时,可能需要额外的超声检查和数字减影血管造影(DSA)检查[15]。

毛霉菌病最常与糖尿病相关,其次是血液系统恶性肿瘤和实体器官移植[22]。此外,血清游离铁水平的升高使宿主易患毛霉菌病[23]。感染部位通常为鼻-眼眶,但可能扩散至颅内(鼻-眶-脑毛霉菌病)。根霉属及毛霉属(相对少见)是最常见的潜在病原体,可通过组织病理学检查和培养鉴定。虽然毛霉菌病可以发生在任何年龄段,但在儿童中很少见,更多发生在五六十岁的成年人中[22]。患者通常表现为渐进性眼球突出和眶尖综合征。鼻和口咽部检查可能发现坏死区域,面部麻木提示病变更具侵袭性。需要与毛霉菌病鉴别的一个重要的相似疾病是曲霉菌病,它可能是惰性的,也可能是快

速进展的[24,25]。在免疫功能良好的侵袭性鼻窦-眼眶真菌感染患者中,相比毛霉菌病,曲霉菌病的可能性更大[26,27]。毛霉菌病的治疗并不简单,受医生的个人临床经验影响很大。即使及时诊断,它的发病率和死亡率依然非常高,超过了90%的传播性疾病[28]。总的来说,治疗包括:①逆转任何潜在的易感倾向(即纠正高血糖和停止、中断免疫治疗);②清除感染组织;③大剂量全身抗真菌药物治疗。侵袭性真菌感染的疾病管理在第8章中详细讨论。

IgG4相关眼眶疾病(IgG4-ROD)是一种未被充分认识的疾病,其病因尚不清楚。发病的中位年龄为59岁(30~86岁),男性和女性均可发病[29]。临床表现通常包括慢性眼睑肿胀和眼球突出。与通常急性发作的非特异性眼眶炎症不同,IgG4-ROD的发展更为隐匿。虽然该疾病最常见累及泪腺,但也可能浸润视神经鞘、眶下神经及海绵窦[29]。IgG4相关的硬脑膜炎表现为头痛逐渐加重,并可能伴有视神经受累和视力下降[30]。眼外肌浸润最常见为外直肌受累,通常是双侧的,且不累及肌腱。眼肌麻痹不一定会随之发生,但如果发生,往往会相对无痛[31]。有多种疾病需与之鉴别,包括淋巴瘤、结节病、ANCA介导的系统性血管炎、反应性淋巴增生,以及 Erdheim-Chester 病和 Rosai-Dorfman 病。诊断的金标准仍然是组织病理学特征的确认[32]。一般来说,糖皮质激素(GC)是治疗 IgG4相关疾病(IgG4-RD)的有效初始疗法,但容易复发[33]。有时会使用传统的类固醇保留免疫治疗(硫唑嘌呤、吗替麦考酚酯、甲氨蝶呤等),但没有研究比较它们的疗效区别。就长期疗效和安全性而言,

利妥昔单抗是否优于GC仍有待观察。然而，即使不联合GC，利妥昔单抗在IgG4-RD的治疗中也确实有效，因为一项涉及30例患者的前瞻性开放性临床试验显示，采用利妥昔单抗治疗，分别有47%和40%的患者在6个月和12个月时病情完全得到缓解[34]。利妥昔单抗治疗的主要缺点是有严重感染及低丙种球蛋白血症的风险[35]。

Tolosa-Hunt综合征(THS)是一种罕见的、来源不明的肉芽肿性疾病，儿童和成年人均可发生[36-38]。其主要累及海绵窦，也可能累及眶上裂，很少累及眶尖。临床表现为眼肌麻痹(病变可能以不同的组合方式涉及3条眼球运动神经)，并同时伴有明显疼痛或前驱疼痛。THS的疼痛在使用GC后72小时内明显缓解，但关于药物剂量或持续时间，目前尚无公认的指南[39]。如果不治疗，THS可能会在数周内自限性好转，但随着时间的推移，THS可能会复发。由其他各种原因(如淋巴瘤、转移癌、结节病和IgG4-ROD)所致的海绵窦综合征也可能对类固醇有类似的治疗反应，因此，无论在临床上还是神经放射学上，THS仍然是一种排他性的诊断。过去因为受成像技术的限制，无法显示出这类病例的具体病变信息，因此描述以"综合征"[40]。而如今，之所以仍沿用"综合征"，是因为难以对海绵窦和眶上裂中的炎性病灶进行活检确认。在海绵窦和眶上裂中，即使仅存在少量炎性组织，也会引起以疼痛和复视为主要表现的综合征，即THS。

虽然了解上述情况是有帮助的，但重要的是要记住，多发性脑神经病变最常见的病因是海绵窦肿瘤[1]。尤其是当患者有癌症既往史时，必须考虑转移癌[41-43]。然而，大多数原发性海绵窦病变的病因是脑膜瘤[44]。海绵窦脑膜瘤一般生长缓慢，很少危及生命。然而，眼肌麻痹和相关的复视最终可能接踵而至，并涉及任意组合的眼运动神经。CN Ⅲ受累可能伴有瞳孔不等大，但在生长缓慢的海绵窦病变中，瞳孔豁免并不罕见[44]。CN Ⅵ受累可能伴随Horner综合征。神经外科文献对三叉神经功能障碍的重要性关注相对较少，但需重点记住的是，三叉神经功能障碍可能引起明显不适，甚至导致神经营养性角膜炎和视力丧失。头痛和面部疼痛也可能是伴随的症状，但不太常见，且往往提示其他病理改变。虽然海绵窦手术在技术上是可行的，但可能会有脑脊液漏、感染和脑卒中的并发症[45,46]。此外，手术可能会导致既有的脑神经病变短期恶化，甚至发生新的脑神经病变[47]。手术导致的CN Ⅲ医源性损害几乎是可以预料的，且常常并发错向再生(译者注：动眼神经的错向再生是指其恢复过程中神经纤维错向再生，发生眼内、眼外肌的神经支配异常，从而产生一些眼球运动异常现象)，导致持续性复视[44,48]。由于手术切除完整海绵窦脑膜瘤的可能性很小，再生长的可能性很高。自20世纪90年代以来，常联合放射外科治疗(RS)，而并非单纯手术切除[49,50]。2010年的一项Meta分析研究了海绵窦脑膜瘤患者治疗后影响预后的因素，并得出如下结论：与单纯手术相比，RS提高了肿瘤控制率，与切除范围无关[51]。2018年的系统回顾和Meta分析表明，与分次放疗(RT)相比，RS治疗的肿瘤体积缩小更明显[52]。两种方法对于CN Ⅲ、Ⅴ麻痹的临床治疗后效果相似。放射性视神经病变(在第3章中详细讨论)

可能是两者的长期并发症。海绵窦脑膜瘤治疗的总体目标应该是避免神经功能缺损。为此,在进行初始的期待治疗后,对任何海绵窦外肿瘤浸润进行有限手术切除(有助于确认诊断),并联合某种形式的放疗可能是大多数患者的最佳选择[53]。在脑膜瘤引起的眼运动神经麻痹中,高达51%的患者在放疗后恢复,另有11%的患者有所改善[54],部分性麻痹患者的改善率高于完全性麻痹患者[55]。改善时间从1个月到30个月不等,中位数为6个月[56]。对于残留的眼球运动障碍的患者,可以考虑进行斜视手术;然而,由于恢复时间不等,关于手术时机的数据是有限的。

病例治疗及转归

该患者的MRI图像显示右侧海绵窦强

化病灶,与脑膜瘤一致。有趣的是,该患者因为头痛购买了折扣券进行MRI扫描,意外发现了脑膜瘤,而这是海绵窦病变的常见病因。随着患者眼肌麻痹越来越严重,她最终选择了分次放疗。我们希望放疗能够阻止或至少延迟由于 CN Ⅵ 受累而出现的第一眼位复视的发生,并保护患者的角膜免受 CN V_1 功能障碍的影响。

结论

总之,多发性脑神经病变的存在提醒医生注意占位性病变的可能,或在某些情况下出现更弥漫的感染或炎症过程。联合多条受累的颅神经及相关的神经体征,有助于定位病变和指导神经影像检查。

（易佐慧子　译）

参考文献

1. Keane JR. Multiple cranial nerve palsies: analysis of 979 cases. Arch Neurol. 2005;62(11):1714–7.
2. Chaturvedi A, Baker K, Jeanmonod D, Jeanmonod R. Lyme disease presenting with multiple cranial nerve deficits: report of a case. Case Rep Emerg Med. 2016;2016:1–3.
3. Newman NJ. Multiple cranial neuropathies: presenting signs of systemic lymphoma. Surv Ophthalmol. 1992;37(2):125–9.
4. Lacomis D. Neurosarcoidosis. Curr Neuropharmacol. 2011;9(3):429–36.
5. Nagashima T, Maguchi S, Terayama Y, Horimoto M, Nemoto M, Nunomura M, et al. P-ANCA-positive Wegener's granulomatosis presenting with hypertrophic pachymeningitis and multiple cranial neuropathies: case report and review of literature. Neuropathology. 2000;20(1):23–30.
6. Fujimoto S, Kumamoto T, Ito T, Sannomiya K, Inuzuka T, Tsuda T. A clinicopathological study of a patient with anti-Hu-associated paraneoplastic sensory neuronopathy with multiple cranial nerve palsies. Clin Neurol Neurosurg. 2002;104(2):98–102.
7. Caldarelli C, Benech R, Iaquinta C. Superior orbital fissure syndrome in lateral orbital wall fracture: management and classification update. Craniomaxillofac Trauma Reconstr. 2016;9(4):277–83.
8. Yeh S, Foroozan R. Orbital apex syndrome. Curr Opin Ophthalmol. 2004;15(6):490–8.
9. Ugradar S, Bonelli L, Rootman D. Facial numbness in the ophthalmology clinic. A portentous sign. Eye (Lond). 2020;34(4):663–8.
10. Inoue D, Zen Y, Sato Y, Abo H, Demachi H, Uchiyama A, et al. IgG4-related perineural disease. Int J Rheumatol. 2012;2012:401890.
11. Hardy TG, McNab AA, Rose GE. Enlargement of the infraorbital nerve: an important sign associated with orbital reactive lymphoid hyperplasia or immunoglobulin G4-related disease. Ophthalmology. 2014;121(6):1297–303.

12. Murad-Kejbou S, Eggenberger E. Pituitary apoplexy: evaluation, management, and prognosis. Curr Opin Ophthalmol. 2009;20(6):456–61.

13. Ebright JR, Pace MT, Niazi AF. Septic thrombosis of the cavernous sinuses. Arch Intern Med. 2001;161(22):2671–6.

14. Hsu C-W, Tsai W-C, Lien C-Y, Lee J-J, Chang W-N. The clinical characteristics, implicated pathogens and therapeutic outcomes of culture-proven septic cavernous sinus thrombosis. J Clin Neurosci. 2019;68:111–6.

15. Henderson AD, Miller NR. Carotid-cavernous fistula: current concepts in aetiology, investigation, and management. Eye (Lond). 2018;32(2):164–72.

16. Kurata A, Takano M, Tokiwa K, Miyasaka Y, Yada K, Kan S. Spontaneous carotid cavernous fistula presenting only with cranial nerve palsies. AJNR Am J Neuroradiol. 1993;14(5):1097–101.

17. Wang Y, Wang X-H, Tian M-M, Xie C-J, Liu Y, Pan Q-Q, et al. Ophthalmoplegia starting with a headache circumscribed in a line-shaped area: a subtype of ophthalmoplegic migraine? J Headache Pain. 2014;15(1):19.

18. Huang C, Amasanti M, Lovell B, Young T. Recurrent painful ophthalmoplegic neuropathy. Pract Neurol. 2017;17(4):318–20.

19. Lal V, Sahota P, Singh P, Gupta A, Prabhakar S. Ophthalmoplegia with migraine in adults: is it ophthalmoplegic migraine? Headache. 2009;49(6):838–50.

20. Baptista AG, DeSouza HS. Pupillary abnormalities in myasthenia gravis. Neurology. 1961;11(3):210.

21. Al Othman B, Raabe J, Kini A, Lee AG. Update: the Miller Fisher variants of Guillain-Barré syndrome. Curr Opin Ophthalmol. 2019;30(6):462–6.

22. Jeong W, Keighley C, Wolfe R, Lee WL, Slavin MA, Kong DCM, et al. The epidemiology and clinical manifestations of mucormycosis: a systematic review and meta-analysis of case reports. Clin Microbiol Infect. 2019;25(1):26–34.

23. Ibrahim AS, Gebermariam T, Fu Y, Lin L, Husseiny MI, French SW, et al. The iron chelator deferasirox protects mice from mucormycosis through iron starvation. J Clin Invest. 2007;117(9):2649–57.

24. Mauriello JAJ, Yepez N, Mostafavi R, Barofsky J, Kapila R, Baredes S, et al. Invasive rhinosino-orbital aspergillosis with precipitous visual loss. Can J Ophthalmol. 1995;30(3):124–30.

25. Sivak-Callcott JA, Livesley N, Nugent RA, Rasmussen SL, Saeed P, Rootman J. Localised invasive sino-orbital aspergillosis: characteristic features. Br J Ophthalmol. 2004;88(5):681–7.

26. Mody KH, Ali MJ, Vemuganti GK, Nalamada S, Naik MN, Honavar SG. Orbital aspergillosis in immunocompetent patients. Br J Ophthalmol. 2014;98(10):1379–84.

27. Adulkar NG, Radhakrishnan S, Vidhya N, Kim U. Invasive sino-orbital fungal infections in immunocompetent patients: a clinico-pathological study. Eye (Lond). 2019;33(6):988–94.

28. Roden MM, Zaoutis TE, Buchanan WL, Knudsen TA, Sarkisova TA, Schaufele RL, et al. Epidemiology and outcome of zygomycosis: a review of 929 reported cases. Clin Infect Dis. 2005;41(5):634–53.

29. Kubota T, Moritani S. Orbital IgG4-related disease: clinical features and diagnosis. ISRN Rheumatol. 2012;2012:412896.

30. Lee CS, Harocopos GJ, Kraus CL, Lee AY, Van Stavern GP, Couch SM, et al. IgG4-associated orbital and ocular inflammation. J Ophthalmic Inflamm Infect. 2015;5:15.

31. Tiegs-Heiden CA, Eckel LJ, Hunt CH, Diehn FE, Schwartz KM, Kallmes DF, et al. Immunoglobulin G4-related disease of the orbit: imaging features in 27 patients. AJNR Am J Neuroradiol. 2014;35(7):1393–7.

32. Yadlapati S, Verheyen E, Efthimiou P. IgG4-related disease: a complex under-diagnosed clinical entity. Rheumatol Int. 2018;38(2):169–77.

33. Kamisawa T, Okazaki K. Diagnosis and treatment of IgG4-related disease. Curr Top Microbiol Immunol. 2017;401:19–33.

34. Carruthers MN, Topazian MD, Khosroshahi A, Witzig TE, Wallace ZS, Hart PA, et al. Rituximab for IgG4-related disease: a prospective, open-label trial. Ann Rheum Dis. 2015;74(6):1171–7.

35. Ebbo M, Grados A, Samson M, Groh M, Loundou A, Rigolet A, et al. Long-term efficacy and safety of rituximab in IgG4-related disease: data from a French nationwide study of thirty-three patients. PLoS One. 2017;12(9):e0183844.

36. Smith JL, Taxdal DS. Painful ophthalmoplegia. The Tolosa-Hunt syndrome. Am J Ophthalmol. 1966;61(6):1466–72.

37. Kline LB, Hoyt WF. The Tolosa-Hunt syndrome. J Neurol Neurosurg Psychiatry. 2001;71(5):577–82.

38. Pérez CA, Evangelista M. Evaluation and management of Tolosa-Hunt Syndrome in children: a clinical update. Pediatr Neurol. 2016;62:18–26.

39. Mullen E, Green M, Hersh E, Iloreta A-M, Bederson J, Shrivastava R. Tolosa-Hunt syndrome: appraising the ICHD-3 beta diagnostic criteria. Cephalalgia. 2018;38(10):1696–700.

40. Sondheimer FK, Knapp J. Angiographic findings in the Tolosa-Hunt syndrome: painful ophthalmoplegia. Radiology. 1973;106(1):105–12.

41. Nassrallah G, Sun V, Guiot M-C, Mikhail M, Arthurs B. Cavernous sinus syndrome associated with metastatic colorectal cancer and perineural spread along the trigeminal nerve. Am J Ophthalmol Case Rep. 2017;6:67–70.

42. Seixas NB, Belsuzarri TAB, Belsuzarri NCB, Pozetti M, Araujo JFM. Cavernous sinus syndrome as the first manifestation of metastatic breast disease. Surg Neurol Int. 2017;8:40.

43. Hughes JD, Kapurch J, Van Gompel JJ, Meyer FB, Pollock BE, Atkinson J, et al. Diagnosis and outcome of biopsies of indeterminate lesions of the cavernous sinus and Meckel's cave: a retrospective case series in 85 patients. Neurosurgery. 2018;83(3):529–39.

44. Newman S. A prospective study of cavernous sinus surgery for meningiomas and resultant common ophthalmic complications (an American Ophthalmological Society thesis). Trans Am Ophthalmol Soc. 2007;105:392–447.

45. Heth JA, Al-Mefty O. Cavernous sinus meningiomas. Neurosurg Focus. 2003;14(6):e3.

46. Morisako H, Goto T, Ohata H, Goudihalli SR, Shirosaka K, Ohata K. Safe maximal resection of primary cavernous sinus meningiomas via a minimal anterior and posterior combined transpetrosal approach. Neurosurg Focus. 2018;44(4):E11.

47. O'Sullivan MG, van Loveren HR, Tew JMJ. The surgical resectability of meningiomas of the cavernous sinus. Neurosurgery. 1997;40(2):238–44. discussion 245–7

48. Schatz NJ, Savino PJ, Corbett JJ. Primary aberrant oculomotor regeneration: a sign of intracavernous meningioma. Arch Neurol. 1977;34(1):29–32.

49. Pollock BE, Stafford SL, Link MJ, Garces YI, Foote RL. Single-fraction radiosurgery of benign cavernous sinus meningiomas. J Neurosurg. 2013;119(3):675–82.

50. Klinger DR, Flores BC, Lewis JJ, Barnett SL. The treatment of cavernous sinus meningiomas: evolution of a modern approach. Neurosurg Focus. 2013;35(6):E8.

51. Sughrue ME, Rutkowski MJ, Aranda D, Barani IJ, McDermott MW, Parsa AT. Factors affecting outcome following treatment of patients with cavernous sinus meningiomas. J Neurosurg. 2010;113(5):1087–92.

52. Leroy H-A, Tuleasca C, Reyns N, Levivier M. Radiosurgery and fractionated radiotherapy for cavernous sinus meningioma: a systematic review and meta-analysis. Acta Neurochir. 2018;160(12):2367–78.

53. Sindou M, Nebbal M, Guclu B. Cavernous sinus meningiomas: imaging and surgical strategy. Adv Tech Stand Neurosurg. 2015;42:103–21.

54. Haghighi N, Seely A, Paul E, Dally M. Hypofractionated stereotactic radiotherapy for benign intracranial tumours of the cavernous sinus. J Clin Neurosci. 2015;22(9):1450–5. https://doi.org/10.1016/j.jocn.2015.03.026.

55. Chen JC, Giannotta SL, Yu C, Petrovich Z, Levy ML, Apuzzo ML. Radiosurgical management of benign cavernous sinus tumors: dose profiles and acute complications. Neurosurgery. 2001;48(5):1022–32. https://doi.org/10.1097/00006123-200105000-00011.

56. Maclean J, Fersht N, Bremner F, Stacey C, Sivabalasingham S, Short S. Meningioma causing visual impairment: outcomes and toxicity after intensity modulated radiation therapy. Int J Radiat Oncol Biol Phys. 2013;85(4):e179–86. https://doi.org/10.1016/j.ijrobp.2012.10.032.

第 16 章

眼球震颤和上斜肌肌纤维颤搐(SOM)

Kemar E. Green, Daniel R. Gold

引言

眼球震颤是一种由慢相漂移始动的不自主、节律性眼球运动,分为两种类型(图16.1):急跳性眼球震颤(快相和慢相交替)和摆动性眼球震颤(往返慢相)。急跳性和摆动性眼球震颤都可包含水平、垂直和旋转成分中的一种或多种。有些眼球震颤在生命早期(婴儿期)表现出来,获得性眼球震颤与多种病理情况有关。获得性球眼震颤患者在病理性慢相眼球偏离注视点时出现症状,经常引起振动幻视、运动错觉。针对眼球震颤的治疗方法包括药物治疗、化学去神经治疗(如肉毒杆菌毒素治疗)、手术治疗和光学治疗等。治疗的目的是通过稳定视网膜成像来改善视力。虽然眼球震颤的治疗尚缺乏大规模随机对照试验研究,我们在这里将讨论目前已有据可循的治疗方法。

病例1

一例30岁男性患者,既往被诊断为脊髓小脑共济失调8型,因视远时复视和视物"跳跃"就诊。神经系统检查提示严重的四肢和步态共济失调。眼球运动检查提示明显的平稳跟踪受损和前庭眼动反射抑制(VORS,头部运动时出现眼球扫视运动)、扫视过度和凝视诱发性眼震[即向右注视时出现右跳性眼震(RBN)和向左注视时出现左跳性眼震(LBN)]伴反跳性眼震(即向右注视时出现RBN,返回中心注视时出现LBN;向左注视时出现LBN,返回中心注视时出现RBN)。患者视远时有双眼水平复视,视近时没有,虽然无外展障碍,但视远时存在分开不足型内斜视(常见于小脑共济失调患者)。他的垂直"跳跃"或振动幻视可以用下跳性眼震(DBN)来解释,在向下和向外侧注视时明显(视频示例见 https://collections.lib.

眼球震颤(慢相为病理阶段)			
摆动性	急跳性(慢相速度)		
	直线型(恒速型)	减速型	增速型
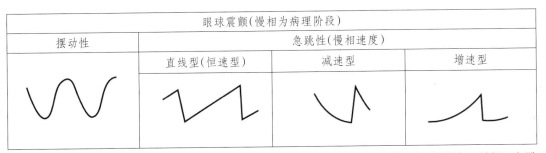			

图16.1　急跳性和摆动性眼震波形。在摆动性眼震中,眼球往返慢相(具有相等的速度)类似于钟摆。急跳性眼震慢相运动可表现为恒速型、增速型和减速型,有助于定位和明确病因(例如,增速型常见于婴幼儿眼震)。在急跳性眼震中,慢相(病理阶段)后出现快相(复位阶段)。[From Neuro-Ophthalmology Virtual Education Library: NOVEL (online) Available at: https://collections.lib.utah.edu/ark:/87278/s6hx56nc]

utah.edu/ark:/87278/s6dj8q9h)。因患者传入功能正常,无视神经或视网膜疾病证据,双眼视力20/50可能由严重的DBN所致。

以下哪一种治疗方案应该作为首选?

(A)4-氨基吡啶。

(B)阿普唑仑。

(C)托吡酯。

(D)保妥适,即肉毒杆菌毒素。

(E)手术治疗。

疾病管理

这例患者有明确的小脑变性史,伴有共济失调和多种眼球运动异常,然而,最明显的视觉症状是他的DBN。当同时出现扫视跟踪受损和VORS、凝视诱发性眼球震颤和反跳性眼球震颤及DBN时,病变定位于小脑绒球或副绒球,DBN也可见于小脑小结或小舌,甚至脑干旁正中束(罕见)受累。双眼超量扫视提示小脑顶核受累(单侧或双侧)。在给出的药物选项中,(A)4-氨基吡啶(4-AP)的使用证据最充分。目前关于DBN的理论主要有3种:浦肯野细胞的抑制作用缺失,使前半规管通路过度激活,导致眼球向上慢相漂移;前庭小脑的浦肯野细胞会优先激发眼球向下运动,因此,损伤可能会引起眼球向上漂移;耳石垂直张力失衡[1-3]。DBN最常用的药物包括4-AP、氯唑沙酮、氯硝西泮和巴氯芬。在这些药物中,4-AP已经经过了最严格的检测并被报道(至少在最近几年),这种药物可作用于钾离子通道。钾离子通道拮抗剂被认为可以通过延长浦肯野细胞的动作电位来恢复小脑对前庭细胞核的固有抑制作用[4]。在美国,4-AP的商品名为达法普里丁(Ampyra),FDA未批准其用于治疗DBN。不幸的是,保险公司很少为达法普里丁承保,其没有保险且价格过高。因此,在美国更常用复合4-AP的处方,然而,患者应被告知FDA尚未证实复合配方的安全性和有效性。有少数随机试验显示4-AP及相关化合物(如3,4-二氨基吡啶)对下跳性眼球震颤的疗效[5]。与安慰剂组相比,3,4-二氨基吡啶降低了DBN的慢相速度、振动幻视和姿势不稳定的程度[6]。一项小样本(n＝8)双盲前瞻性交叉研究显示,在降低眼球震颤的慢相速度方面,相同剂量(10mg)的4-AP比3,4-二氨基吡啶更有效[7]。有趣的是,在另一项研究中,与10mg每日4次使用

4-AP相比,采用5mg每日4次4-AP的患者慢相速度下降更多,视力和步态改善更明显[8]。即使临床医生没有眼球运动记录设备,视力可作为随诊时一个有用的客观测量指标。总的来说,大部分患者对4-AP耐受性好,主要的副作用仅有罕见的癫痫发作和感觉异常报告。因此,对于癫痫患者禁用4-AP[9]。一项来自小样本初步研究的Ⅳ级证据表明,500mg每日3次使用氯唑沙酮可改善视力、降低DBN[10]。有关其他药物使用的支持证据主要限于病例报告和小样本病例系列。在药物治疗无效的患者中,有一些来自前瞻性病例系列的证据表明,可以通过双侧上直肌后退和下斜肌部分切除术来移动下跳性眼球震颤中上视偏心原点[11]。然而,并没有临床试验直接对比DBN手术治疗和药物治疗的疗效差别。

病例2

一例25岁女性患者,因双眼视神经炎出现视力丧失,数月后出现振动幻视和双眼水平复视,最后诊断为多发性硬化症(MS)。数月后她到门诊就诊,传入性检查提示:右眼视力20/60,左眼视力20/125,左眼RAPD弱阳性。石原色盲检测图结果显示:右眼15/16,左眼13/16。双眼颞侧视盘轻度苍白。传出性检查提示:双眼内转不足,外侧注视时出现外展性眼球震颤。第一眼位注视时,有自发的上跳性眼球震颤(UBN),也有垂直凝视诱发性眼球震颤(上视时上跳,下视时下跳)。平稳跟踪运动正常。虽然患者有双眼视神经病变的证据,但若其较差的视力仅用视神经病变来解释的话,其色觉异常在某种程度

上会比预期更好。因此,我们认为UBN加重了其视觉功能不良(视频示例见 https://collections.lib.utah.edu/ark:/87278/s64517rm)。

以下哪一种治疗方法应该作为首选?
(A)酒精(乙醇)。
(B)氯硝西泮。
(C)美金刚。
(D)肉毒杆菌毒素。
(E)手术治疗。

本例患者双侧核间性眼肌麻痹(INO)是由双侧内侧纵束损伤(常见于MS患者)所致。上跳性眼球震颤是中线髓质和脑桥中脑病变的典型表现。UBN可能由于前半规管(向上或反重力)通路的破坏,该路径通过3个投射上行,即内侧纵束、腹侧被盖束、小脑上脚或结合臂[12]。通常情况下,前半规管通路不对称损伤时,眼球震颤是上跳性和旋转性的,这一点与单纯UBN相反。单纯UBN的另一个常见病因是延髓尾背侧损伤(包括 Roller 核和中介核),这在该患者的MRI上得到了证实。在此病例中,最合适的治疗方法是(C)美金刚。

UBN的治疗证据仅限于病例报告和小样本观察性研究。与DBN不同,UBN通常是一种短暂的症状,仅持续数周,在某些病例可转变为DBN(如韦尼克脑病)[13],这使得进行随机临床试验变得困难。一项小样本(n = 10)双盲交叉研究显示,10mg每日4次使用美金刚可抑制UBN[14]。4-AP(5~10mg,每日3次)也有助于降低UBN中的慢相速度[15]。最后,在一项小样本(n=2)的非对照试验中,γ-氨基丁酸(GABA)B能通过巴氯芬(5mg,每日3次)增强其疗效,从而减少症状性UBN中的慢相速度和振动幻视,

也进一步证明像 DBN 一样，通过增强小脑绒球、副绒球和脑干前庭核之间的抑制可减轻 UBN[16]。症状性 UBN 的低患病率限制了大样本随机试验的开展。

病例3

一例 30 岁男性患者，有 15 年的 MS 病史，因视物水平"摇晃"12 个月就诊。传入性检查显示双眼视力 20/100，Hardy-Rand-Ritter（H-R-R）色盲图检查显示双眼 0/10，眼底检查提示明显的双侧视神经萎缩。传出性检查提示注视诱发性眼球震颤、扫视平稳跟踪和超量扫视，这些表现均能用 MRI 所示的颅后窝大量脱髓鞘斑块来解释。此外，还有水平摆动性眼震，在扫视终止后和眨眼后眼球震颤可获得短暂抑制（MS 患者获得性摆动型眼球震颤的典型特征，该患者的视频示例见 https://collections.lib.utah.edu/ark:/87278/s6nc9v0z）。

以下哪一种治疗方案应该作为首选？

（A）加巴喷丁。

（B）苯海索。

（C）肉毒杆菌毒素。

（D）手术治疗。

（E）佩戴棱镜。

该患者的水平振动幻视由继发于 MS 的获得性摆动性眼震（APN）引起，脑干或小脑功能障碍引起的神经积分器不稳定可能是 MS 和其他脱髓鞘疾病发生的机制[17]，通常视力较差眼的眼球震颤幅度更大。APN 的两个最常见病因是 MS 和眼上颚肌震颤（OPT），OPT 由 Guillain-Mollaret 三角内的病变引起，常因脑桥出血损伤中央被盖束降支

所致（视频示例见 https://collections.lib.utah.edu/ark:/87278/s6mh1mnm）。MS 引起的 APN 通常是水平的或椭圆的，也可能存在垂直的、旋转的或收敛-发散成分。OPT 引起的 APN 通常是垂直和（或）旋转的，也可存在水平和会聚-发散成分。任何一种疾病引起的眼球震颤表现都是不同的，甚至同一患者的两只眼表现出的眼球震颤也略有不同。答案是（A）加巴喷丁，尽管美金刚也常用。

多年来，加巴喷丁和美金刚均被证明对 APN 有效[9,14]。在一项双盲对照研究中[18]，加巴喷丁（高达 900mg/d）改善了视力和降低了眼球震颤速度。一项前瞻性单盲交叉研究比较了美金刚（40 或 60 mg/d）和加巴喷丁（1200 mg/d）在一组 MS 伴 APN 患者中的疗效，结果显示，在两个治疗组中，眼球震颤均减少 50% 及以上[19]。最近，一项单中心对照交叉试验显示，加巴喷丁（300mg，每日 4 次）和美金刚（10mg，每日 4 次）均可改善视近时单眼视力，以及眼球震颤的振幅、速度和强度，并且两种方法都具有良好的耐受性[20]。该研究还发现美金刚对减少视远时振动幻视更有效。

病例4

一例 70 岁女性患者，因急性前庭综合征（AVS、眩晕、失衡、自发性眼震、恶心呕吐和头部运动不耐受）急性发作来急诊科就诊，头脉冲-眼震-扭转偏斜（Head Impulse，Nystmus，Test of Skew，HINTS）检查提示：水平甩头试验（HIT）正常，方向改变或注视诱发的眼球震颤（如右注视时向右跳动和左注视时向左跳动），以及正常的垂直眼位（即斜视检查

正常）。综合来看,注视诱发眼球震颤和正常HIT高度提示中枢(血管)病因导致的AVS,MR弥散加权成像(DWI)显示右侧小脑后下动脉(PICA)区域梗死,并伴有右侧PICA高度狭窄。由于自发性眼球震颤,患者出现振动幻视症状,数天后轻微改善。数周后患者因出现持续性振动幻视于门诊就诊,检查提示有轻度自发性RBN。观察眼球震颤2分钟,RBN逐渐变慢后停止(即零相),此时LBN变得明显,强度增加。又过了90~120秒,LBN又转回RBN,然后是LBN,该患者被诊断为周期交替性眼球震颤(PAN),回顾其最初的MRI后发现右侧小脑小结受损,该区域由PICA供血。PAN引起振动幻视足以影响其视物清晰度和阅读能力(该患者的视频示例见https://collections. lib. utah. edu / ark:/87278 / s6pc708r; see more profound example of PAN in a cerebellar degeneration – https://collections.lib.utah.edu/ark:/87278/s62k013r)。

以下哪一种治疗方案应该作为首选?

(A)加巴喷丁。

(B)巴氯芬。

(C)美金刚。

(D)4-氨基吡啶。

(E)手术治疗。

如果检查者在评估过程中只评估一次眼球震颤,非常容易忽视PAN。最好的方法是,任何自发性水平眼球震颤患者至少需观察2分钟,以评估是否存在PAN。患者也可能伴有代偿性转头,以缓解振动幻视——例如,当眼球震颤是RBN时,右侧注视时RBN最大(即,根据Alexander定律,在快相位方向),左侧注视时RBN最小;因此,在RBN过程中,患者的头部可能会转向右侧,从而使视

线直接朝向左侧。如果患者有潜在的DBN或扫视侵扰,如方波跳动,这些在PAN暂时消失的零相可能更加明显。对临床医生来说,认识PAN很重要,因为它能很好地定位于小脑小结或小舌叶腹侧,(B)巴氯芬是一种非常有效的药物。如果发病突然且伴有其他神经系统症状(如本例患者急性发作眩晕),在证实其他病因之前,应推测由血管病变引起。此外,还应考虑急性至亚急性发作的脑炎和药物毒性(如锂和抗癫痫药物)。如果是由PAN引起的振动幻视,表现更偏慢性,年轻患者应考虑Chiari畸形(特别是伴有枕部头痛)或MS,老年患者应考虑小脑变性。患者缺乏视觉症状或振动幻视症状应考虑先天性PAN,白化病是常见病因之一。与典型获得性PAN在90~120秒后转换不同,先天性PAN患者的转换周期更短、更随机。眼部疾病如玻璃体积血和白内障也与PAN有关,一旦视力恢复,眼球震颤就会消失[21]。小脑小结和小舌叶腹侧与前庭核有广泛联系,并在"速度储存"中发挥重要作用。考虑到半规管(即内淋巴、壶腹等)的机械约束,"速度储存"机制对于在长时间头部旋转时保持持续前庭传入是必要的。小脑小结或小舌叶通常通过GABA抑制速度储存,这就是GABAB激动剂巴氯芬在PAN中如此有效的原因[22,23]。美金刚可能对某些患者也有效[24]。

病例5

一例45岁男性患者,因视物短暂"闪烁"每次持续数秒,伴垂直复视就诊。这种情况每天会发生多次,当闭上双眼或只闭上右眼时消失。发作间歇期眼位正常;然而,

在一次发作中，右眼出现快速重复的内旋运动（解释右眼振动幻视），并伴有 2~3 个棱镜度的左眼上斜视（解释垂直复视）。诊断为右侧上斜肌肌纤维颤搐（SOM），头颅 MRI 正常，无明显神经血管压迫累及右侧第 4 对脑神经（该患者视频示例见 https://collections.lib.utah.edu/ark:/87278/s69w3q5b；更多眼球震颤病例视频见 https://collections.lib.utah.edu/ ark:/87278/s6993k7q）。

以下哪一种治疗方案应该作为首选？

（A）卡马西平。

（B）加巴喷丁。

（C）奥卡西平。

（D）局部噻吗洛尔。

（E）上述任何一项。

该患者的 SOM 可能起源于滑车神经节段性脱位引起的假突触传递[25]。SOM 可能由神经血管压迫第 4 对脑神经引起，可能由创伤引起[26]，也可能与其他压迫性病变有关[25,27]。在这种情况下，这例患者首先尝试（A）~（D）是合理的，所以答案是（E）上述任何一项。首选哪种药物的决定应基于副作用和合并症考虑——例如，症状轻微但不能很好地耐受口服药物的患者局部使用噻吗洛尔；卡马西平、奥卡西平或加巴喷丁用于伴有神经性疼痛的症状更明显的 SOM 患者。

由于 SOM 患病率低且自然病程不可预测，药物治疗的证据仅限于病例系列和观察研究。药物治疗的目的是减少滑车神经的兴奋性。在一项回顾性综述中（n = 20），卡马西平（200mg，每日 3~4 次）使超过 80% 的患者症状改善且耐受良好[28]。在同一研究中，关于苯妥英钠和普萘洛尔的疗效尚无定论。病例报告提供了支持使用加巴喷丁[29-31]、局部 β 受体阻滞剂（如噻吗洛尔）[32,33] 和美金刚[34]的一些证据。手术资料的证据更弱，手术仅用于药物难治性病例。对于难治性病例，上斜肌腱断腱术后行同侧下斜肌后退或部分切除术是另一种推荐术式，但术后可能伴有复视（特别是下视时）[35]。在有明确脑干根部入口区滑车神经受压的病例中，病例报道证据表明微血管减压手术可有效控制症状[36-39]。

结论

关于眼球震颤（如 DBN、UBN、PAN 和 APN）和眼球震颤样运动（如 SOM）的治疗证据有限。这主要是由于这些疾病的患病率相对较低、确切的病理生理机制尚未完全明确，以及患有相同疾病的患者之间也可能存在差异（例如，一例患者因耳石垂直张力失衡导致 DBN，另一例患者因半规管垂直通路失衡导致 DBN）。表 16.1 总结了现有的证据。正确识别 PAN 和 SOM 能指导用药，从而使患者的症状明显改善，根据我们的经验，一些 DBN、UBN 和 APN 患者可能对某些药物也有显著的反应。不幸的是，上述讨论的大多数药物都有副作用，包括头晕或镇静，这对许多患者来说可能超过了药物的益处。从低剂量（或最低剂量的一半）开始慢慢增加，同时让患者记录症状，可以帮助每例患者找到最低有效剂量。药物的联合应用通常也是需要的，如由 MS 或 OPT 导致的 APN 患者，选择加巴喷丁联合美金刚。振动幻视的部分改善比完全治愈更常见，所以临床医生和患者必须一起讨论治疗的目标，以确保治疗效果与患者治疗前预期是一致的。

表16.1 眼球震颤和上斜肌肌纤维颤搐的药物治疗证据

药物	证据	标准剂量	禁忌证	不良反应
下跳性眼球震颤				
4-氨基吡啶	RCT[6-8]	5mg(bid～qid)	肾病或癫痫发作史	癫痫发作和感觉异常
氯唑沙宗	小型初步研究[10]	500mg(tid～qid)	肝病	嗜睡、头晕、胃肠道出血和致命的肝毒性
氯硝西泮	病例系列[40]	1～2mg(bid～tid)	肝病和闭角型青光眼	嗜睡、共济失调和呼吸抑制
巴氯芬	病例系列[16]	5～15mg(tid)		嗜睡、失眠、疲劳和虚弱
加巴喷丁	交叉研究[14]	最大剂量1200mg(tid)	肾病	头晕、嗜睡和外周水肿
上跳性眼球震颤				
美金刚	交叉试验[14]	5～10mg(bid～tid)		疲劳、头晕、头昏、头痛、MS神经系统症状的短暂恶化
4-氨基吡啶	病例报告[15]	5～10mg(tid)	同上	同上
巴氯芬	病例系列[16]	5～25mg(tid)		同上
获得性钟摆型眼球震颤				
美金刚	RCT[17,18]和交叉研究[14]	40～60mg/d		同上
加巴喷丁	RCT[18-20]和交叉研究[14]	最大剂量1200mg(tid)	同上	同上
氯硝西泮	病例系列[41]	1～2mg(bid～tid)	同上	同上
周期交替性眼球震颤				
巴氯芬	病例系列[23]	5～10mg(tid)	同上	同上
美金刚	病例报告[24]	5～10mg(qid)	同上	同上
上斜肌肌纤维颤搐				
卡马西平	回顾性综述[28]	200mg(bid～tid)	血液病、肝脏疾病、肾衰竭、心脏疾病和妊娠	Steven-Johnson综合征、血细胞减少症、低钠血症和头晕
加巴喷丁	病例报告[29-31]	最大剂量1200mg(tid)	同上	同上
美金刚	病例报告[34]	40～60mg/d		同上
局部噻吗洛尔	病例报告[32,33]	0.5%剂型1～2滴/日	完全性心脏传导阻滞和哮喘	复视、视物模糊、眼痛和头晕
苯妥英	回顾性综述[28]	最大剂量100mg(tid)	心脏疾病、重症肌无力、肾脏疾病和妊娠	恶心、头晕、震颤、牙龈增生和淋巴细胞减少

MS,多发性硬化;RCT,随机对照试验;bid,每日2次;tid,每日3次;qid,每日4次。

（吴秋艳 译）

参考文献

1. Zee DS, Friendlich AR, Robinson DA. The mechanism of downbeat nystagmus. Arch Neurol. 1974;30:227–37.
2. Baloh RW, Spooner JW. Downbeat nystagmus: a type of central vestibular nystagmus. Neurology. 1981;31:304.
3. Glasauer S, Hoshi M, Kempermann U, Eggert T, Büttner U. Three-dimensional eye position and slow phase velocity in humans with downbeat nystagmus. J Neurophysiol. 2003;89:338–54.
4. Leigh RJ. Potassium channels, the cerebellum, and treatment for downbeat nystagmus. Neurology. 2003;61:158–9.
5. Strupp M, Teufel J, Zwergal A, Schniepp R, Khodakhah K, Feil K. Aminopyridines for the treatment of neurologic disorders. Neurol Clin Pract. 2017;7:65–76.
6. Strupp M, Schuler O, Krafczyk S, Jahn K, Schautzer F, Buttner U, Brandt T. Treatment of downbeat nystagmus with 3,4-diaminopyridine: a placebo-controlled study. Neurology. 2003;61:165–70.
7. Kalla R, Spiegel R, Claassen J, Bardins S, Hahn A, Schneider E, Rettinger N, Glasauer S, Brandt T, Strupp M. Comparison of 10-mg doses of 4-aminopyridine and 3,4-diaminopyridine for the treatment of downbeat nystagmus. J Neuro-Ophthalmol. 2011;31:320–5.
8. Claassen J, Spiegel R, Kalla R, et al. A randomised double-blind, cross-over trial of 4-aminopyridine for downbeat nystagmus—effects on slowphase eye velocity, postural stability, locomotion and symptoms. J Neurol Neurosurg Psychiatry. 2013;84:1392–9.
9. Rucker JC. Nystagmus and Saccadic Intrusions. Continuum (Minneap Minn). 2019;25:1376–400.
10. Feil K, Claassen J, Bardins S, Teufel J, Krafczyk S, Schneider E, Schniepp R, Jahn K, Kalla R, Strupp M. Effect of chlorzoxazone in patients with downbeat nystagmus: a pilot trial. Neurology. 2013;81:1152–8.
11. Hertle RW, Ahmad A. Clinical and electrophysiological results of eye muscle surgery in 17 patients with downbeat nystagmus. Indian J Ophthalmol. 2019;67:109–15.
12. Leigh RJ, Zee DS. The neurology of eye movements. 5th ed. Oxford/New York: Oxford University Press; 2015.
13. Kattah JC, Tehrani AS, du Lac S, Newman-Toker DE, Zee DS. Conversion of upbeat to downbeat nystagmus in Wernicke encephalopathy. Neurology. 2018;91:790–6.
14. Thurtell MJ, Joshi AC, Leone AC, Tomsak RL, Kosmorsky GS, Stahl JS, Leigh RJ. Crossover trial of gabapentin and memantine as treatment for acquired nystagmus. Ann Neurol. 2010;67:676–80.
15. Glasauer S, Kalla R, Büttner U, Strupp M, Brandt T. 4-aminopyridine restores visual ocular motor function in upbeat nystagmus. J Neurol Neurosurg Psychiatry. 2005;76:451–3.
16. Dieterich M, Straube A, Brandt T, Paulus W, Büttner U. The effects of baclofen and cholinergic drugs on upbeat and downbeat nystagmus. J Neurol Neurosurg Psychiatry. 1991;54:627–32.
17. Averbuch-Heller L, Zivotofsky AZ, Das VE, DiScenna AO, Leigh RJ. Investigations of the pathogenesis of acquired pendular nystagmus. Brain. 1995;118:369–78.
18. Averbuch-Heller L, Tusa RJ, Fuhry L, Rottach KG, Ganser GL, Heide W, Büttner U, Leigh RJ. A double-blind controlled study of gabapentin and baclofen as treatment for acquired nystagmus. Ann Neurol. 1997;41:818–25.
19. Starck M, Albrecht H, Pöllmann W, Dieterich M, Straube A. Acquired pendular nystagmus in multiple sclerosis: an examiner-blind cross-over treatment study of memantine and gabapentin. J Neurol. 2010;257:322–7.
20. Nerrant E, Abouaf L, Pollet-Villard F, Vie A-L, Vukusic S, Berthiller J, Colombet B, Vighetto A, Tilikete C. Gabapentin and memantine for treatment of acquired pendular nystagmus: effects on visual outcomes. J Neuroophthalmol. 2020;40:198–206.
21. Razmara A, Mackay D, Galetta SL, Prasad S. Teaching Video NeuroImages: periodic alternating nystagmus evident only in darkness. Neurology. 2013;80:e32.
22. Cohen B, Helwig D, Raphan T. Baclofen and velocity storage: a model of the effects of the drug on the vestibulo-ocular reflex in the rhesus monkey. J Physiol. 1987;393:703–25.
23. Michael Halmagyi G, Rudge P, Gresty MA, John Leigh R, Zee DS. Treatment of periodic alternating nystagmus. Ann Neurol. 1980;8:609–11.
24. Kumar A, Thomas S, McLean R, Proudlock FA, Roberts E, Boggild M, Gottlob I. Treatment of acquired periodic alternating nystagmus with memantine: a case report. Clin Neuropharmacol. 2009;32:109–10.
25. Zhang M, Gilbert A, Hunter DG. Superior oblique myokymia. Surv Ophthalmol. 2018;63:507–17.

26. Adamec I, Habek M. Superior oblique myokymia. Pract Neurol. 2018;18:415–6.
27. Hashimoto M, Ohtsuka K, Suzuki Y, Minamida Y, Houkin K. Superior oblique myokymia caused by vascular compression. J Neuro-Ophthalmol. 2004;24:237–9.
28. Williams PE, Purvin VA, Kawasaki A. Superior oblique myokymia: efficacy of medical treatment. J AAPOS. 2007;11:254–7.
29. Tomsak RL, Kosmorsky GS, Leigh RJ. Gabapentin attenuates superior oblique myokymia. Am J Ophthalmol. 2002;133:721–3.
30. Bek S, Kasikci T, Genc G, Odabasi Z. Gabapentin and superior oblique myokymia. Neuro-Ophthalmology. 2009;33:336–8.
31. Deokule S, Burdon M, Matthews T. Superior oblique myokymia improved with gabapentin. J Neuro-Ophthalmol. 2004;24:95–6.
32. Borgman CJ. Topical timolol in the treatment of monocular oscillopsia secondary to superior oblique myokymia: a review. J Optom. 2014;7:68–74.
33. Sathyan S, Antony RC. Superior oblique myokymia: some novel observations. Middle East Afr J Ophthalmol. 2017;24:162–4.
34. Jain S, Farooq SJ, Gottlob I. Resolution of superior oblique myokymia with memantine. J AAPOS. 2008;12:87–8.
35. Brazis PW. The natural history and results of treatment of superior oblique myokymia. Arch Ophthalmol. 1994;112:1063.
36. Samii M, Rosahl SK, Carvalho GA, Krzizok T. Microvascular decompression for superior oblique myokymia: case report. J Neurosurg. 1998;89:1020–4.
37. Fam MD, Scott C, Forster A, Kamel MH. Microvascular decompression for superior oblique myokymia: case report. Br J Neurosurg. 2014;28:552–5.
38. Kawasaki T, Fujitsu K, Ichikawa T, Miyahara K, Okada T, Tanino S, Uriu Y, Tanaka Y, Watanabe N, Yuda K. Superior oblique myokymia: a case report of surgical treatment, review of the literature, and consideration of surgical approach. World Neurosurg. 2019;131:197–9.
39. Mikami T, Minamida Y, Ohtsuka K, Houkin K. Resolution of superior oblique myokymia following microvascular decompression of trochlear nerve. Acta Neurochir. 2005;147:1005–6.
40. Young YH, Huang TW. Role of clonazepam in the treatment of idiopathic downbeat nystagmus. Laryngoscope. 2001;111:1490–3.
41. Currie JN, Matsuo V. The use of clonazepam in the treatment of nystagmus-induced oscillopsia. Ophthalmology. 1986;93:924–32.

第 **4** 部分

短暂性视觉症状

第 **17** 章

短暂性单眼视力丧失

David Merriott, Steven Carter, Lilangi S. Ediriwickrema

病例1

一例75岁的高加索人女性患者,既往有偏头痛、高胆固醇血症、哮喘和胃食管反流病病史,因左眼3个月内反复发作5次"视物扭曲"症状来诊。该患者将视物"扭曲感"比作毕加索的画作或透过万花筒视物。患者否认视物模糊或视力丧失。尽管视物存在"扭曲感",患者依然能识别视野中的图像。每次发作持续10~30分钟,并自行缓解。患者否认有任何相关的头痛、眼痛、畏光、恶心或复视症状。既往右眼从未出现类似的症状。所有的发作均在休息时发生,没有特定的诱发因素。其他系统检查结果无阳性发现。患者的双眼视力为20/20,眼压正常,RAPD阴性。眼底检查显示视盘无苍白或水肿,且无视盘周围血管稀疏或阻塞征象。视野检查正常。双眼OCT显示视网膜神经纤维和神经节细胞层正常。头颅、颈部的MRI和MRA成像没有发现肿块、血管异

常或血管痉挛表现。

对于该患者而言,最佳的处理方案是什么?

(A)去甲替林。

(B)维拉帕米。

(C)舒马曲坦。

(D)阿司匹林。

疾病管理

该患者的诊断可能是视网膜性偏头痛,这是一种排除性诊断。钙通道阻滞剂(CCB),如(B)维拉帕米,可减少症状的发作频率和程度。三环类抗抑郁药治疗偶尔被用作偏头痛的预防措施,但对于视网膜性偏头痛患者而言,这不是预防的最佳选择。视网膜性偏头痛患者禁用曲坦类药物治疗。

这例患者的特征性表现包括单眼出现扭曲的几何图形,不伴有完全性视力丧失、头痛、眼痛或局灶性神经功能障碍。偏头痛在普通人群中的患病率约为15%。在患有

偏头痛的人群中,大约每200例患者中就有1例会出现视网膜性偏头痛[1]。视网膜性偏头痛在人群中真正的患病率尚不清楚[2,3]。国际头痛协会将视网膜性偏头痛定义为反复发作的单眼视觉障碍,包括闪光感、暗点或失明,(可能)与偏头痛相关[4]。然而,患者可出现不伴有任何相关症状的孤立性视网膜性偏头痛,因此,这一定义可能存在争议。视网膜性偏头痛与类似诊断的非头痛性偏头痛和有先兆偏头痛的主要区别在于:视网膜性偏头痛的视觉变化是单眼的[5]。

视网膜性偏头痛作为一种排除性诊断,其确诊需要详尽的病史,包括视觉症状的持续时间、频率、发病时间、地点、诱发因素、是否有局灶性神经症状、相关全身症状和心血管疾病史,尤其是在50岁以上的人群中应慎重诊断[6]。视网膜性偏头痛的诱发因素与典型偏头痛的诱发因素类似,包括压力、吸烟、高血压、口服避孕药、运动、脱水、低血糖和高温环境[7-9]。视网膜性偏头痛患者往往会出现类似于黑色、灰色或白色阴影区域的阴性视觉症状(译者注:视觉体验不足或缺损为阴性视觉症状;所目及物像非真实世界为阳性视觉症状),这些现象往往突然出现,或在几分钟内出现[1]。大约65%的患者会出现阴性视觉现象,而4%的患者出现完全的阳性视觉现象,31%的患者出现阳性和阴性混合的视觉现象[3]。研究表明,约一半的视网膜性偏头痛患者出现单眼失明或整个视野模糊[3,10]。对于伴有单眼视力完全丧失的患者,需要紧急进行神经影像学检查和头颈部血管成像,以及超声心动图,以排除心脏栓塞或血管的原因。虽然大多数情况下症状持续的时间较短,但视网膜性偏头痛可持续1小时,通常逐渐起病、逐渐缓解[3,11]。

鉴于视网膜性偏头痛视觉症状的短暂性,眼科检查往往是正常的,RAPD通常是阴性。但检眼镜检查可能发现视网膜血管痉挛和灌注不足[8,11,12]。发作期间的荧光素血管造影(FA)可能显示视网膜中央动脉及其分支的充盈延迟或闭塞,但睫状循环系统正常[5,13,14]。与健康对照组相比,有慢性偏头痛病史的患者可能有视网膜神经纤维层和神经节细胞层(GCL),以及脉络膜层变薄[15]。值得注意的是,视盘玻璃疣与视盘血管阻塞可能密切相关,当伴有视网膜性偏头痛引起的血管痉挛发生时,可能增加视网膜梗死的易感性[16]。

尽管视网膜性偏头痛患者偶尔会出现永久性的视野暗点,但通常预后良好[3]。治疗应侧重于促进生活方式的改变,以减少偏头痛的发生,包括缓解压力、控制血压、避免使用激素类口服避孕药,以及戒烟[5,17]。虽然这类疾病最佳治疗方案的证据有限,但有报道,通过CCB治疗,如(B)维拉帕米,可减少发作频率和症状的严重程度。已证明这些药物可以减少血管痉挛,促进血管扩张,并减少血小板聚集[5,18,19]。由于通常发作时间较短,因此不建议采用急性期的止痛治疗。CCB的禁忌证包括射血分数降低的心力衰竭、严重低血压和近期ST段抬高心肌梗死[20]。三环类抗抑郁药和抗癫痫药,如丙戊酸钠、加巴喷丁和托吡酯,也可用于减轻偏头痛症状。阿司匹林单药治疗以前一直用于抗血小板聚集,然而,由于重大出血事件的风险增加,对于初级心血管疾病的预防,其风险大于收益。对于视网膜性偏头痛患者来说，每周2次使用小剂量(81mg)阿司匹林治疗可能是另一个合理的选择[3,21]。鉴于曲坦类药物和麦角类药物的促血管收缩性，在视网膜性偏头痛患者中应禁用[3]。根据患者中症状的严重程度，安抚和随访可作为处理方式之一。

病例2

一例有慢性偏头痛病史的60岁女性患者，因左眼两次发作短暂性"黑蒙"就诊。第一次"黑蒙"出现在一个月之前，持续时间为2分钟，自周边发展至中央，似"黑球"般遮挡住她眼前的大部分视野。第二次左眼视力模糊出现在突然转头后，持续时间不到1分钟。这些发作与她既往典型的偏头痛症状截然不同，以往的偏头痛是眼前有一个从左到右移动的锯齿状物象，持续约20分钟，并伴有头痛。其否认发作时有头晕、无力、疼痛或其他局灶性神经功能障碍。既往史包括高脂血症、颈椎管狭窄、高血糖、眩晕和二尖瓣疾病。阳性家族史包括多名家族成员由心肌梗死导致早亡。患者的双眼视力为20/20，眼压正常，散瞳后眼底检查显示玻璃体后脱离。超声心动图检查无异常。颈动脉超声检查显示没有斑块形成或狭窄。头颈部计算机断层扫描血管造影(CTA)显示左侧颈内动脉(ICA)远端中度的管腔不规则，类似于珠状结构，提示纤维肌性发育不良(FMD)(图17.1)。并无明显的颅内血管狭窄。患者随之服用阿司匹林和他汀类药物，以预防脑卒中。

对于该FMD患者而言，还应该做哪些其他的诊断性检查？

（A）动脉活检。

（B）头颅到骨盆的CT。

（C）专业的血管造影以评估动脉狭窄的程度。

（D）无须进一步检查。

疾病管理

FMD是短暂性单眼视力丧失(TMVL)的一个罕见病因。鉴于其有累及全身多处血管床的倾向，任何被诊断为FMD的患者都应接受(B)一次从头颅到骨盆的CT扫描。

作为一种非炎症性和非动脉硬化性的动脉疾病，FMD影响的是全身中小型血管，最常见的是累及肾血管系统(约75%)和脑血管系统(25%~72%)[22,23]。绝大多数FMD患者是女性(约90%)和高加索人(约95%)[23,24]。由于许多患者没有症状，所以人群中的总体患病率尚不明确，但一项研究发现，健康的肾移植捐赠者患病率为3.3%[25]。

FMD患者中，伴有肾性高血压者可出现头痛和耳鸣的症状。眼部症状在FMD中并不常见。然而，有报告称年仅12岁的患者出现TMVL和罕见的视网膜中央动脉阻塞(CRAO)[26,27]。因此，患者可表现为突然的无痛性、短暂性单眼视力丧失，发作时间为10~20秒，可在一天内多次复发，或持续数天无痛性视力模糊[27-30]。考虑到这些患者年纪较轻，动脉粥样硬化栓子引起CRAO的可能性不大，但他们应该接受动脉粥样硬化疾病的排查。检眼镜检查可能是正常的，但可以发现小动脉血管收缩和血管迂曲[31]。FA可显示视网膜动脉闭塞或视网膜动脉"串珠样"改变引起的灌注不良[26-28,32]。OCT

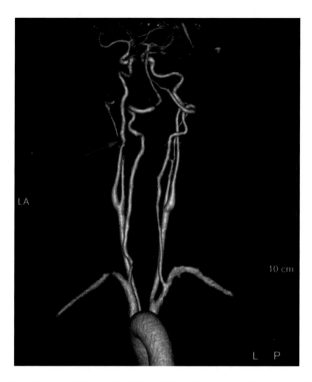

图17.1　CTA显示左侧ICA远端中度的管腔不规则,类似于珠状结构(红色箭头所示)。(© LS Ediriwickrema 2020. All Rights Reserved.)

上内层视网膜萎缩可能有助于解释这类患者由于慢性间歇性视网膜缺血导致的无痛性和缓慢进行的单眼视力丧失[31]。

鉴于动脉活检或数字减影血管造影检查的有创性,无创血管成像作为关键的诊断方法被广泛应用。多灶性FMD的经典外观为"串珠样",是由受累处血管变窄和扩张交替所致。由于局灶性FMD只影响一段血管,最初可能会与动脉粥样硬化疾病相混淆。典型的FMD通常影响ICA颅外段的远端,而动脉粥样硬化一般出现在ICA近心端1cm之内[22]。FMD的组织学研究较少,91%的患者有中膜纤维增生,内膜纤维增生(7%)和中膜周围纤维增生(0.7%)也可出现[24]。

FMD的治疗重点是控制血压,通过抗血小板药物降低血栓栓塞的风险,并对受累的血管床进行周期性检查,以监测并发症[33]。FMD患者可出现动脉夹层(19.7%)、脑卒中或短暂性脑缺血发作(19.2%)和动脉瘤(17%)[24]。因此,紧急的眼部症状可能来自眼动脉或睫状动脉扩张或缺血造成的血管损伤[29]。视力预后轻重不一,取决于血管损伤的病因和处理。在没有CRAO或慢性视网膜缺血证据的复发性TMVL患者中,视力可恢复至发病前的水平,特别是经过了抗凝或血管重建治疗[29,30,34]。

病例3

一例39岁女性患者,3个月来双眼交替出现短暂性视力模糊和畏光,既往体健。患者否认局部视野暗点、耳鸣、复视、眼球转动痛、恶心和呕吐。偶尔会出现持续数秒单眼视力模糊。右眼视力为 20/20，左眼视力为 20/25，眼压正常，双眼瞳孔等大，对光反射良好，无 RAPD。双眼的 Hardy-Rand-Rittler 色觉测试结果都是 8/10。裂隙灯检查显示：双眼视盘玻璃疣，视盘周围血管无异常。眼底自发荧光（图 17.2）显示：双眼视盘表面高自发荧光。Humphrey 视野检查（24-2 模式）显示双眼下方弓形缺损，与 OCT 上颞侧 RN-FL 变薄相吻合。

对于该患者而言，下一步最合适的处理方式是什么？

（A）紧急腰椎穿刺，降低颅内压。
（B）头颅及眼眶 MRI 平扫+增强。
（C）角膜厚度测量和前房角镜检查。
（D）安抚宣教，6 个月内随访观察。

疾病管理

该患者的诊断是双眼视盘玻璃疣（ON-HD）。检眼镜、自发荧光、OCT 和（或）超声检查可明确诊断，并与视盘水肿相区别。因此，（D）安抚宣教和随访是下一步最合适的处理。

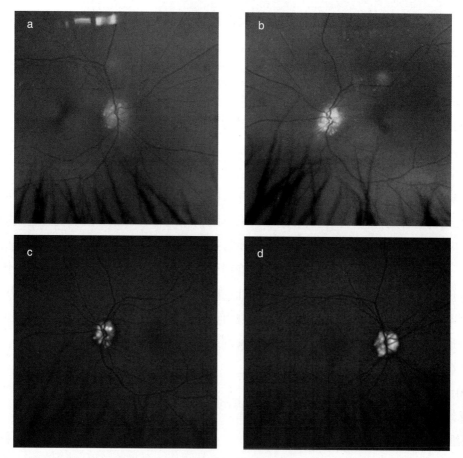

图 17.2 右眼（a）和左眼（b）眼底彩照显示双眼中度模糊的视盘边界，视盘玻璃疣及黄斑区玻璃膜疣。自发荧光显示右眼（c）和左眼（d）视盘表面高自发荧光。（© LS Ediriwickrema 2020. All Rights Reserved.）

尽管大多数ONHD患者没有症状，但仍有8.6%的患者可能出现TMVL[35]。该病通常是偶然发现的。如果ONHD是浅表型的，那么检眼镜检查会发现结节性隆起的视盘改变，伴有视盘边界模糊，但不遮挡盘周血管[36]。然而，埋藏型视盘玻璃疣的眼底表现类似于视盘水肿[37]。视野检查发现87%的患者有视野缺损，最常见的是弓形缺损、生理盲点扩大、鼻侧阶梯和视野缩窄[36,38,39]。

ONHD的确诊主要依赖于眼底检查，并辅以多模式影像。B超可以显示ONHD钙质沉积，表现为高回声信号，其后有低回声影，尤其是在低到中等增益的设置下，显示更为明显。与眼眶CT扫描和眼底自发荧光相比，B超可以发现更多的ONHD；然而，它对未完全钙化的埋藏性ONHD的诊断作用

有限[40]。此外，眼底自发荧光可发现有高自发荧光的视盘玻璃疣，而FA可显示视盘玻璃疣染色[41]。FA可区分ONHD[表现为晚期视盘周围染色[75%]或早期结节状染色（25%）]和视盘水肿（表现为早期弥漫性荧光素渗漏）[40,42]。OCT可检测到未钙化的埋藏型视盘玻璃疣。随着SD-OCT和增强深度成像OCT（EDI-OCT）的出现，鉴别ONHD和视盘水肿的准确性显著提升。EDI-OCT可以评估视神经的深部结构，对埋藏型ONHD的检出率（76%）高于B超（59%）[40]。目前，OCT是检测视盘玻璃疣的金标准，其特征是视盘内部低反射团块核心，边缘覆以高反射信号（图17.3）[43]。

虽然ONHD最常见的并发症是周边视野缺损，但脉络膜新生血管膜、非动脉炎性前部

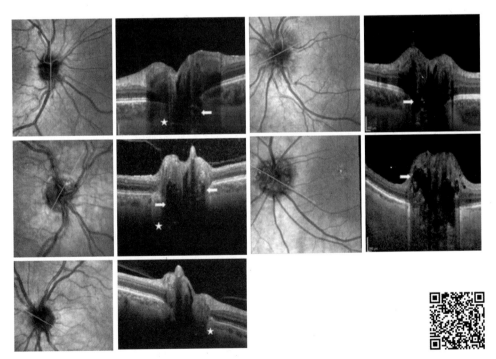

图17.3 EDI-OCT显示不同深度和大小的视盘玻璃疣（ODD）。已明确的视盘玻璃疣的特征是伴高反射性前表面边界和低反射核心（箭头所示）。偶尔可探及明显的后边界。筛板上方的高反射点和高反射线提示是小的埋藏型视盘玻璃疣（星标所示）。（© AR Carey 2020. All Rights Reserved.）

缺血性视神经病变、视网膜中央静脉阻塞和 CRAO 也有报道[35,44-48]。有研究表明，ONHD 患者与正常对照组相比，视神经轴突有拥挤和压迫现象，视盘周围血管密度明显下降，这可能解释了以上并发症出现的机制[49,50]。

总之，ONHD 可能是由视盘内和周围的非细胞性钙化沉积物所构成。73%~90% 的 ONHD 是双侧的[44,51-53]。发病机制仍未完全阐明。但诸多证据表明，ONHD 可能是轴浆运输中断和轴索变性，导致线粒体流出，进而形成的钙质凝结物[54]。ONHD 的患病率为 0.4%~3.7%，有家族史者的罹患风险增加 10 倍[41]。ONHD 的危险因素可能包括先天性小视盘和中胚层发育不良引起的血管结构异常[37,55]。在某些眼部和全身性疾病中，ONHD 的发生率较高，包括视网膜色素变性、弹性假黄瘤、Usher 综合征、Alagille 综合征、斑痣性错构瘤病、Best 病和颅缝早闭等疾病[51,56]。

目前关于 ONHD 的治疗方案尚有限。有些学者将降眼压药治疗作为一种可能的青光眼保护方案，因为与单纯的 ONHD 患者相比，合并眼压高的 ONHD 患者视野丢失的范围更大。然而，目前尚缺乏这种治疗方案的循证医学证据[57]。还有学者推测，血管活性药物（如己酮可可碱）能增加视盘血流灌注，但至今没有研究确定这种干预的保护作用[36,40]。尽管缺乏行之有效的治疗方案，ONHD 患者的视功能总体情况良好。鉴于 ONHD 引起 TMVL 的罕见性，在将 TMVL 的病因归结为 ONHD 之前，应排除其他引起视力丧失的疾病，特别是在病史、临床表现、眼底检查和眼部影像学并不支持该诊断时，更应慎重。ONHD 的主要处理方式是随访观察。

病例 4

一例 59 岁的男性患者，多年来出现左眼间歇性 TMVL，每月发作 2~3 次，通常为渐进性"黑蒙"，几分钟后缓慢恢复正常。该患者有高脂血症、高血压和大量吸烟史。偶尔会出现视物模糊，并在发作后有间歇性头晕。患者否认有头痛、头皮发麻、咀嚼疼痛和肌肉无力症状。右眼未见异常。日常用药包括非洛地平和阿托伐他汀。双眼视力为 20/25，眼压正常，裂隙灯和眼底检查均正常。双眼 Humphrey 视野检查（30-2 模式）显示无视野缺损，OCT 显示 RNFL 无水肿或变薄。超声心动图正常，但 CTA 显示右侧大脑中动脉纺锤形动脉瘤，以及左侧 ICA 狭窄达 70%（图 17.4）。我们给患者安排了紧急动脉瘤修复术。然而，其出现了自发性弥漫性蛛网膜下腔出血，因此，又紧急施行了动脉瘤夹闭术。在随访检查中，患者没有再发作 TMVL，或出现视力丧失。

对于该患者而言，下一步的最佳处理方案是什么？

（A）密切观察，控制血压和胆固醇水平。

（B）紧急转诊，对左侧颈动脉狭窄进行手术方案评估。

（C）双重抗血小板治疗。

（D）颈动脉超声检查。

疾病管理

这例患者很可能是由动脉粥样硬化栓子引起的 TMVL，这些栓子源自他狭窄的 ICA。目前美国神经病学会的指南建议，在过去 6 个月内有症状的颈动脉狭窄的患者应

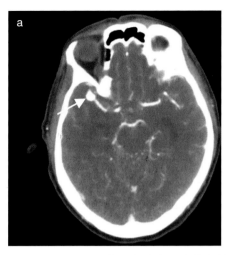
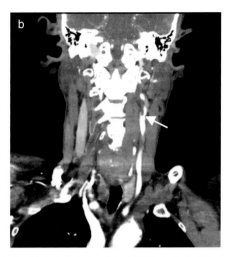

图17.4　CTA 显示（a）右侧大脑中动脉处动脉瘤（箭头所示）和（b）左侧颈内动脉管腔狭窄（箭头所示）。

该（B）紧急转诊至血管外科，同时建议将狭窄程度 70% 作为施行颈动脉内膜剥脱术的指征[58]。其他治疗包括心血管危险因素的管理、他汀类药物治疗和抗血栓药物治疗。

继发于动脉粥样硬化栓子的 TMVL，临床表现是突发的、无痛性视力丧失，常继发于严重狭窄的 ICA[59,60]。北美有症状性颈动脉内膜切除术临床试验（NASCET）发现，在颈动脉粥样硬化的情况下，TMVL 的平均发作时间为 4 分钟，还有研究报告发现，高达 85% 的患者视觉症状将持续不到 15 分钟[61,62]。虽然大多数患者会出现部分或完全的视力丧失，但多达 1/3 的患者会出现阳性视觉现象，如闪光感[61]。此外，海拔高度的变化会使颈动脉疾病患者容易发生血栓栓塞[60,63]。与其他引起 TMVL 的原因一样，眼科检查通常是正常的。

10%~15% 的短暂性脑缺血发作患者在 90 天内发生脑卒中，其中一半发生在最初发作后的 48 小时内[64,66]。目前对 TIA 的定义是由局灶性脑、脊髓或视网膜缺血引起的短暂性神经功能障碍，眼底检查和弥散加权成像 MRI 未发现缺血梗死病灶[67]。根据这一定义，应将任何 TMVL 患者视为即将发生脑卒中的高危人群，进行紧急排查。

目前并不清楚哪些患者出现 TMVL 后需要紧急进行心血管检查。一般来说，45 岁以下的患者不太可能患有症状性动脉粥样硬化和颈动脉狭窄，因而不建议进行全身排查。一些研究对 45 岁以下的患者进行了 3~6 年的随访，发现在 TMVL 发作后，被调查的 58 例患者中无一例发生单一的血管事件[68,69]。然而，在 45 岁及以上的患者中，栓塞是造成眼球低灌注和随后的视网膜 TIA（r-TIA）的最常见原因。缺血性 TMVL 的定义是持续时间不超过 24 小时。在出现 r-TIA 或视网膜动脉阻塞并有视网膜缺血症状的患者中，高达 25% 的患者在随后进行的弥散加权成像 MRI 上显示出无症状的急性梗死的影像学征象，这促使美国心脏协会建议在 TMVL 症状出现的 24 小时内对这些患者进行神经影像学评估[67,70-72]。研究还调查了有明显颈动脉狭窄的患者出现 r-TIA 或半侧 TIA(h-TIA)的脑卒中风险,半侧 TIA 被定义为持续时间小于 24 小时的局灶性缺血性脑功能障碍。对 NASCET 试验数据进行亚组分析,比较这两组患者在单纯药物治疗后的脑卒中风险,结果显示,r-TIA 和 h-TIA 患者的 2 年脑卒中风险分别为 16.6% 和 43.5%[73]。因为 NASCET 试验的药物治疗不包括他汀类药物,所以很可能高估了上述两类人群的脑卒中风险。但是这些数据明确了对这类患者进行神经血管评估的迫切性和必要性。抗血小板药物、控制血压和血脂、抗凝(如果存在心房颤动),以及颈动脉内膜切除术(如有必要),可使任何形式的 TIA 患者的脑卒中风险降低 80%[74,75]。

对怀疑因血栓栓塞引起的 r-TIA 患者,所行检查应包括头颈部 CTA 或 MRA 的大血管成像。也可采用颈动脉多普勒超声检查。需要行超声心动图检查以排除血栓栓塞症的心脏来源。也建议进行血液检查,包括全血细胞计数、凝血功能检查、血脂检查和糖化血红蛋白检测。最后,应对患者进行戒烟、降糖、降脂和降压管理。有 50% 及以上血管狭窄的孤立性 TMVL 患者,在血管重建后的 3 年内脑卒中风险可能会增加。具有其他高危特征(年龄≥75 岁,男性,h-TIA 或脑卒中史,间歇性跛行史,ICA 狭窄达 80%~

94%,血管造影无侧支循环)的患者更可能从血管重建中获益。有一个或少于一个危险因素的患者,脑卒中的绝对风险降低(ARR)为 2.2%,而有 2 个或≥3 个高危因素的患者的 ARR 分别为 4.9% 和 14.3%[62]。对于眼科医生来说,最重要的是将这些患者送到与脑卒中中心有联系的急诊科进行快速检查。

结论

TMVL 是一个常见的临床问题,其鉴别诊断疾病谱较为宽泛(表 17.1)。初步评估的关键包括单侧性、视力丧失的类型和具体特征、患者的年龄、有无疼痛,以及视野缺损的类型。需要重点关注的病例包括视网膜性偏头痛引起的 TMVL、视盘玻璃疣和动脉粥样硬化血栓栓塞(表 17.2)。当临床中遇到 TMVL 患者,必须排除动脉粥样硬化栓塞来源、严重的纤维肌性发育不良,因为这些患者面临较高的脑卒中风险。还须考虑到巨细胞动脉炎和房角关闭,以减轻永久性视力丧失的风险。一旦排除了这些疾病,临床医生可以考虑其他潜在的病因,如高黏血症、眼表异常(如严重的干眼症),以及继发于眼眶肿瘤压迫的注视性诱发性黑蒙。为加强患者对疾病的理解和提高治疗依从性,进行患者宣教也是至关重要的。

表 17.1 短暂性单眼视力丧失的鉴别诊断

诊断	主要的临床特征	临床检查、实验室和影像学检查结果
心血管性		
动脉粥样硬化栓塞 颈动脉狭窄 纤维肌性发育不良 血管痉挛	完全丧失视力,但可能在几分钟到几小时恢复	动静脉局部缩窄;Hollenhorst 斑块;颈动脉超声检查或头颈部血管造影可显示血管狭窄;危险因素包括高血压、高脂血症、糖尿病

(待续)

表 17.1（续）

诊断	主要的临床特征	临床检查、实验室和影像学检查结果
自身免疫性		
巨细胞性动脉炎	年龄>50岁，头痛，"颌跛行"，近端肌肉酸痛，颞动脉触痛，严重视力丧失（可能先于TMVL出现）	视盘苍白水肿，视盘周围出血；ESR[a]加快，CRP[a]，血小板升高；FA显示脉络膜和视网膜中央动脉充盈迟缓；诊断性颞动脉活检，特征性超声检查发现
其他血管炎：狼疮，克罗恩病，大动脉炎	临床表现异质性较大，可从无症状到严重的视力或视野损害；有自身免疫性疾病的个人史或家族史	棉绒斑，视网膜出血；自身免疫性检查可确诊；FA是评估视网膜缺血和血管病变程度的关键
血液性		
高凝状态	血液学病史、癌症、OCP[a]的使用；临床表现不一	棉绒斑，视网膜出血，视网膜缺血；可能有异常的PT/PTT/INR[a]，血小板，纤维蛋白原，蛋白C，蛋白S，抗凝血酶，凝血因子，V莱顿突变，狼疮抗凝剂
神经性		
偏头痛	视力丧失先于头痛出现，持续数分钟至一小时，有偏头痛的既往史	视力正常，通常无视野缺损，实验室及影像学检查正常
合并视乳头水肿的颅内压升高	双眼持续数秒的视物模糊，与直立性头痛和搏动性耳鸣有关	视力及视野表现各异（如生理盲点扩大、弓形暗点），视乳头水肿；腰穿颅内压升高；MRI[a]可显示空蝶鞍，眼球后部扁平，视盘突出，以及占位性病变；MRV[a]显示静脉窦狭窄或血栓形成
眼部疾病		
闭角型青光眼（间歇期）	各种程度的视力丧失，同时伴有眼痛	可能有急性视野缺损，杯盘比扩大，RNFL变薄；前房角镜检查显示窄房角，可并发白内障
严重干眼	间歇性视力模糊，±异物感或眼痛	角膜上皮点状缺损及荧光素着染
眼眶肿瘤	短暂性视力丧失，可随眼球运动再次出现	眼部检查各异，结果可正常；眼眶CT[a]或MRI显示眼眶肿物
视网膜性偏头痛	通常年龄小于40岁，无头痛的视觉先兆，可重复出现	眼部检查，实验室检查，影像学检查正常
视盘玻璃疣	持续数秒的视力丧失或视野缩窄，罕见永久性后遗症	异常的视盘表现；自发荧光显示局灶性视盘高自发荧光；B超显示高回声信号伴其后声影；OCT[a]显示团状低信号，周围环以高反射边界

[a]ESR，红细胞沉降率；CRP，C反应蛋白；OCP，口服避孕药；PT，凝血酶原时间；PTT，部分凝血酶原时间；INR，国际标准化比值；MRI，磁共振成像；MRV，磁共振静脉血管成像；RNFL，视网膜神经纤维层；OCT，光学相干断层扫描；CT，计算机断层成像。

表17.2 短暂性单眼视力丧失的病例总结

病因	起病情况	症状持续时长	视力丧失的类型	有临床意义的并发症
视网膜性偏头痛	逐渐起病，并持续数分钟	可持续一小时	单眼黑蒙或视物模糊（程度高达50%），视物变形，视野变灰，视野移动	永久性暗点
纤维肌性营养不良	突然发生，症状可加重	每次10~20秒，反复发作；或持续数天	全视野变暗或模糊	主动脉夹层（19.7%），脑卒中、TIA[a]（19.2%），动脉瘤（17%）[b]
视盘玻璃疣	突然发生	数秒	视物模糊，视野缩窄	永久性视野缺损（87%），CNVM（24.5%），NAION，CRAO，CRVO[a,b]
颈动脉栓塞	突然发作	数分钟	象限性视野缺损（部分或完全缓解），闪光暗点	脑卒中（2年内风险为16.6%）[b]

[a]TIA，短暂性脑缺血发作；CNVM，脉络膜新生血管膜；NAION，非动脉炎性前部缺血性视神经病变；CRAO，视网膜中央动脉阻塞；CRVO，视网膜中央静脉阻塞。

[b]若有数据，则列出百分比。

（张露 译）

参考文献

1. Gan KD, Mouradian MS, Weis E, Lewis JR. Transient monocular visual loss and retinal migraine. CMAJ. 2005;173(12):1441–2. https://doi.org/10.1503/cmaj.050128.
2. Lai J, Dilli E. Migraine aura: updates in pathophysiology and management. Curr Neurol Neurosci Rep. 2020;20(6):1–10. https://doi.org/10.1007/s11910-020-01037-3.
3. Grosberg BM, Solomon S, Friedman DI, Lipton RB. Retinal migraine reappraised. Cephalalgia. 2006;26(11):1275–86. https://doi.org/10.1111/j.1468-2982.2006.01206.x.
4. Olesen J. Headache Classification Committee of the International Headache Society (IHS) the international classification of headache disorders, 3rd edition. Cephalalgia. 2018;38(1):1–211. https://doi.org/10.1177/0333102417738202.
5. Pradhan S, Chung SM. Retinal, ophthalmic, or ocular migraine. Curr Neurol Neurosci Rep. 2004;4:391–7.
6. Winterkorn JMS. "Retinal migraine" is an oxymoron. J Neuro-Ophthalmol. 2007;27(1):1–2. https://doi.org/10.1097/WNO.0b013e3180334dd1.
7. Tomsak RL, Jergens PB. Benign recurrent transient monocular blindness: a possible variant of acephalgic migraine. Headache J Head Face Pain. 1987;27(2):66–9. https://doi.org/10.1111/j.1526-4610.1987.hed2702066.x.
8. Burger SK, Saul RF, Selhorst JB, Thurston SE. Transient monocular blindness caused by vasospasm. N Engl J Med. 1991;325(12):870–3. https://doi.org/10.1056/NEJM199109193251207.
9. Imes R, Hoyt WF. Exercise-induced transient visual events in young healthy adults. J Clin Neuroophthalmol. 1989;9(3):178–80. https://collections.lib.utah.edu/details?id=226317. Accessed June 28, 2020
10. Ewing CC. Recurrent monocular blindness. Lancet. 1968;291(7550):1035–6. https://doi.org/10.1016/S0140-6736(68)91142-2.
11. Youssef N, Maalouf N, Saade J. Teaching NeuroImages: retinal migraine in action. Artic Neurol. 2018; https://doi.org/10.1212/WNL.0000000000005130.
12. Biousse V, Newman NJ, Sternberg P. J. Retinal vein occlusion and transient monocular visual loss associated with hyperhomocystinemia. Am J Ophthalmol. 1997;124(2):257–60. https://doi.org/10.1016/S0002-9394(14)70800-1.
13. Pandit JC, Fritsche P. Permanent monocular blindness and ocular migraine. J R Soc Med. 1997;90(12):691–2. https://doi.org/10.1177/014107689709001219.
14. Beversdorf D, Stommel E, Allen CN, Stevens R, Lessell S. Recurrent branch retinal infarcts in association with migraine. Headache J Head Face Pain. 1997;37(6):396–9. https://doi.

org/10.1046/j.1526-4610.1997.3706396.x.

15. Reggio E, Chisari CG, Ferrigno G, et al. Migraine causes retinal and choroidal structural changes: evaluation with ocular coherence tomography. J Neurol. 2017;264(3):494–502. https://doi.org/10.1007/s00415-016-8364-0.

16. Newman NJ, Lessell S, Brandt EM. Bilateral central retinal artery occlusions, disk drusen, and migraine. Am J Ophthalmol. 1989; https://doi.org/10.1016/0002-9394(89)90305-X.

17. Byrne E. Retinal migraine and the pill. Med J Aust. 1979;2(12):659–60. https://doi.org/10.5694/j.1326-5377.1979.tb127272.x.

18. Albers GW, Simon LT, Hamik A, Peroutka SJ. Nifedipine versus propranolol for the initial prophylaxis of migraine. Headache J Head Face Pain. 1989;29(4):215–8. https://doi.org/10.1111/j.1526-4610.1989.hed22904215.x.

19. Tfelt-Hansen P. Prophylactic pharmacotherapy of migraine: some practical guidelines. Neurol Clin. 1997;15(1):153–65. https://doi.org/10.1016/S0733-8619(05)70301-7.

20. Yancy CW, Jessup M, Bozkurt B, et al. 2013 ACCF/AHA guideline for the management of heart failure: a report of the American College of Cardiology Foundation/American Heart Association task force on practice guidelines. Circulation. 2013;128(16) https://doi.org/10.1161/CIR.0b013e31829e8776.

21. Zheng SL, Roddick AJ. Association of aspirin use for primary prevention with cardiovascular events and bleeding events: a systematic review and meta-analysis. JAMA – J Am Med Assoc. 2019;321(3):277–87. https://doi.org/10.1001/jama.2018.20578.

22. Luscher TF, Stanson AW, Houser OW. Subject review arterial fibromuscular dysplasia. Mayo Clin Proc. 1987; https://doi.org/10.1016/S0025-6196(12)65051-4.

23. Narula N, Kadian-Dodov D, Olin JW. Fibromuscular dysplasia: contemporary concepts and future directions. Prog Cardiovasc Dis. 2018;60(6):580–5. https://doi.org/10.1016/j.pcad.2018.03.001.

24. Olin JW, Froehlich J, Gu X, et al. The United States registry for fibromuscular dysplasia: results in the first 447 patients. Circulation. 2012;125(25):3182–90. https://doi.org/10.1161/CIRCULATIONAHA.112.091223.

25. Brinza EK, Gornik HL. Fibromuscular dysplasia: advances in understanding and management. Cleve Clin J Med. 2016;83(11):S45–51. https://doi.org/10.3949/ccjm.83.s2.06.

26. Sawada T, Harino S, Ikeda T. Central retinal artery occlusion in a patient with fibromuscular dysplasia. Retin J Retin Vitr Dis. 2004;24(3):461–4. https://doi.org/10.2147/OPTH.S55011.

27. Warrasak S, Tapaneya-Olarn W, Euswas A, Sriphojanart S, Sirikulchayanonta V, Leelachaikul P. Fibromuscular dysplasia: a rare cause of cilioretinal artery occlusion in childhood. Ophthalmology. 2000;107(4):737–41. https://doi.org/10.1016/S0161-6420(99)00147-5.

28. Altun A, Altun G, Olcaysu OO, Kurna SA, Aki SF. Central retinal artery occlusion in association with fibromuscular dysplasia. Clin Ophthalmol. 2013;7:2253–5. https://doi.org/10.2147/OPTH.S55011.

29. Choi JH, Jung J, Park KP, et al. Intracranial fibromuscular dysplasia presenting as various ocular manifestations. J Neurol Sci. 2014;337(1–2):232–4. https://doi.org/10.1016/j.jns.2013.12.009.

30. Finsterer J, Strassegger J, Haymerle A, Hagmüller G. Bilateral stenting of symptomatic and asymptomatic internal carotid artery stenosis due to fibromuscular dysplasia. J Neurol Neurosurg Psychiatry. 2000;69(5):683–6. https://doi.org/10.1136/jnnp.69.5.683.

31. Kraus CL, Sheybani A, Schadlu R, Apte RS. Retinal vascular occlusions and macular thinning in fibromuscular dysplasia. Retin Cases Br Rep. 2010;4(4):370–2. https://doi.org/10.1097/ICB.0b013e3181b5f2ab.

32. Meire FM, De Laey JJ, Van Thienen MN, Schuddinck L. Retinal manifestations in fibromuscular dysplasia. Eur J Ophthalmol. 1991;1(2):63–8. https://doi.org/10.1177/112067219100100202.

33. Gornik HL, Persu A, Adlam D, et al. First international consensus on the diagnosis and management of fibromuscular dysplasia. Vasc Med (United Kingdom). 2019;24(2):164–89. https://doi.org/10.1177/1358863X18821816.

34. Collins GJ, Rich NM, Clagett GP, Spebar MJ, Salander JM. Fibromuscular dysplasia of the internal carotid arteries. Clinical experience and follow-up. Ann Surg. 1981;194(1):89–96. https://doi.org/10.1097/00000658-198107000-00016.

35. Megur B, Megur D, Megur U, Reddy S. Anterior ischemic optic neuropathy in association with optic nervehead drusen. Indian J Ophthalmol. 2014;62(7):829–31. https://doi.org/10.4103/0301-4738.138636.

36. Allegrini D, Pagano L, Ferrara M, et al. Optic disc drusen: a systematic review: up-to-date and future perspective. Int Ophthalmol. 2020; https://doi.org/10.1007/s10792-020-01365-w.

37. Rosenberg MA, Savino PJ, Glaser JS. A clinical analysis of pseudopapilledema. Arch Ophthalmol. 1979;97(1):65–70. https://doi.org/10.1001/archopht.1979.01020010005001.

38. Savino PJ, Glaser JS, Rosenberg MA. A clinical analysis of pseudopapilledema: II. Visual field defects. Arch Ophthalmol. 1979;97(1):71–5. https://doi.org/10.1001/archo pht.1979.01020010011002.

39. Noval S, Visa J, Contreras I. Visual field defects due to optic disk drusen in children. Graefes Arch Clin Exp Ophthalmol. 2013;251(10):2445–50. https://doi.org/10.1007/s00417-013-2384-6.

40. Hamann S, Malmqvist L, Costello F. Optic disc drusen: understanding an old problem from a new perspective. Acta Ophthalmol. 2018;96(7):673–84. https://doi.org/10.1111/aos.13748.

41. Davis P, Jay W. Optic nerve head drusen. Semin Ophthalmol. 2003;18(4):222–42.

42. Pineles SL, Arnold AC. Fluorescein angiographic identification of optic disc drusen with and without optic disc edema. J Neuro-Ophthalmol. 2012;32(1):17–22. https://doi.org/10.1097/WNO.0b013e31823010b8.

43. Malmqvist L, Bursztyn L, Costello F, et al. The optic disc drusen studies consortium recommendations for diagnosis of optic disc drusen using optical coherence tomography. J Neuro-Ophthalmol. 2018;38(3):299–307. https://doi.org/10.1097/WNO.0000000000000585.

44. Duncan JE, Freedman SF, El-Dairi MA. The incidence of neovascular membranes and visual field defects from optic nerve head drusen in children. J AAPOS. 2016;20(1):44–8. https://doi.org/10.1016/j.jaapos.2015.10.013.

45. Karti O, Top Karti D, Zengin MO, Yüksel B, Oguztoreli M, Kusbeci T. Acute unilateral anterior ischemic optic neuropathy secondary to optic nerve head drusen: report of a rare coexistence. Neuro-Ophthalmology. 2019;43(5):330–3. https://doi.org/10.1080/01658107.2018.1520900.

46. Purvin V, King R, Kawasaki A, Yee R. Anterior ischemic-optic neuropathy in eyes with optic disc drusen. Arch Ophthalmol. 2004;122(1):48–53. https://doi.org/10.1001/archopht.122.1.48.

47. Farah SG, Mansour AM. Central retinal artery occlusion and optic disc drusen. Eye. 1998;12(3):480–2. https://doi.org/10.1038/eye.1998.112.

48. Auw-Haedrich C, Staubach F, Witschel H. Optic disk drusen. Surv Ophthalmol. 2002;47(6):515–32. https://doi.org/10.1016/S0039-6257(02)00357-0.

49. Leal-González M, Pessanha F, Azevedo González-Oliva M, Pérez-Fernández E, Gili P. Study of peripapillary vascular flow using optical coherence tomography angiography in optic nerve head drusen. Clin Experiment Ophthalmol. 2020:ceo.13783. https://doi.org/10.1111/ceo.13783.

50. Cennamo G, Montorio D, Giunta P, Tranfa F. Optical coherence tomography angiography in nonarteritic anterior ischemic optic neuropathy due to optic nerve head drusen. Neurol Sci. 2020:1–3. https://doi.org/10.1007/s10072-020-04493-4.

51. Palmer E, Gale J, Crowston JG, Wells AP. Optic nerve head drusen: an update. Neuro-Ophthalmology. 2018;42(6):367–84. https://doi.org/10.1080/01658107.2018.1444060.

52. Almog Y, Nemet A, Nemet AY. Optic disc drusen demonstrate a hyperechogenic artifact in B mode ultrasound. J Clin Neurosci. 2016;23:111–9. https://doi.org/10.1016/j.jocn.2015.08.005.

53. Wilkins JM, Pomeranz HD. Visual manifestations of visible and buried optic disc drusen. J Neuro-Ophthalmol. 2004;24(2):125–9. https://doi.org/10.1097/00041327-200406000-00006.

54. Lam BL, Morais CG, Pasol J. Drusen of the optic disc. Curr Neurol Neurosci Rep. 2008;8(5):404–8. https://doi.org/10.1007/s11910-008-0062-6.

55. Mullie MA, Sanders MD. Scleral canal size and optic nerve head drusen. Am J Ophthalmol. 1985;99(3):356–9. https://doi.org/10.1016/0002-9394(85)90369-1.

56. White RJ, Watson DJ, Koozekanani DD, Montezuma SR. Association of optic nerve head drusen with best vitelliform macular dystrophy: a case series. Case Rep Ophthalmol. 2018;9(1):76–86. https://doi.org/10.1159/000485963.

57. Grippo TM, Shihadeh WA, Schargus M, et al. Optic nerve head drusen and visual field loss in normotensive and hypertensive eyes. J Glaucoma. 2008;17(2):100–4. https://doi.org/10.1097/IJG.0b013e31814b995a.

58. Chaturvedi S., Bruno A., Feasby T., Holloway R., Benavente O., Cohen, S. N., Cote R., Hess D., Saver J., Spence J. D., Stern B., Wilterdink J. Carotid endarterectomy—An evidence-based review. Report of the Therapeutics and Technology Assessment Subcommittee of the American Academy of Neurology. Neurology 2005;65(6):794–801. https://doi.org/10.1212/01.wnl.0000176036.07558.82.

59. Vodopivec I, Cestari DM, Rizzo JF. Management of transient monocular vision loss and retinal artery occlusions. Semin Ophthalmol. 2017;32(1):125–33. https://doi.org/10.1080/08820538.2016.1228417.

60. Donders RCJM, Algra A, Rappelle LJ, Van Gijn J, Koudstaal PJ. Clinical features of transient monocular blindness and the likelihood of atherosclerotic lesions of the internal carotid artery. J Neurol Neurosurg Psychiatry. 2001;71(2):247–9. https://doi.org/10.1136/jnnp.71.2.247.

61. Goodwin JA, Gorelick PB, Helgason CM. Symptoms of amaurosis fugax in atherosclerotic

carotid artery disease. Neurology. 1987;37(5):829–32. https://doi.org/10.1212/wnl.37.5.829.

62. Benavente O, Eliasziw M, Streifler JY, Fox AJ, Barnett HJM, Meldrum H. Prognosis after transient monocular blindness associated with carotid-artery stenosis. N Engl J Med. 2001;345(15):1084–90. https://doi.org/10.1056/NEJMoa002994.

63. Pula JH, Kwan K, Yuen CA, Kattah JC. Clinical ophthalmology update on the evaluation of transient vision loss. Clin Ophthalmol. 2016; https://doi.org/10.2147/OPTH.S94971.

64. Biousse V. Acute retinal arterial ischemia: an emergency often ignored. Am J Ophthalmol. 2014;157(6):1119–21. https://doi.org/10.1016/j.ajo.2014.02.018.

65. Johnston SC, Rothwell PM, Nguyen-Huynh MN, et al. Validation and refinement of scores to predict very early stroke risk after transient ischaemic attack. Lancet. 2007;369(9558):283–92. https://doi.org/10.1016/S0140-6736(07)60150-0.

66. Johnston SC, Gress DR, Browner WS, Sidney S. Short-term prognosis after emergency department diagnosis of TIA. J Am Med Assoc. 2000;284(22):2901–6. https://doi.org/10.1001/jama.284.22.2901.

67. Easton JD, Saver JL, Albers GW, et al. Definition and evaluation of transient ischemic attack. Stroke. 2009;40(6):2276–93. https://doi.org/10.1161/STROKEAHA.108.192218.

68. Tippin J, Corbett JJ, Kerber RE, Schroeder E, Thompson HS. Amaurosis fugax and ocular infarction in adolescents and young adults. Ann Neurol. 1989;26(1):69–77. https://doi.org/10.1002/ana.410260111.

69. Poole CJM, Russell RWR, Harrison P, Savidge GF. Amaurosis fugax under the age of 40 years. J Neurol Neurosurg Psychiatry. 1987;50(1):81–4. https://doi.org/10.1136/jnnp.50.1.81.

70. Lee J, Kim SW, Lee SC, Kwon OW, Kim YD, Byeon SH. Co-occurrence of acute retinal artery occlusion and acute ischemic stroke: diffusion-weighted magnetic resonance imaging study. Am J Ophthalmol. 2014;157(6):1231–8. https://doi.org/10.1016/j.ajo.2014.01.033.

71. Helenius J, Arsava EM, Goldstein JN, et al. Concurrent acute brain infarcts in patients with monocular visual loss. Ann Neurol. 2012;72(2):286–93. https://doi.org/10.1002/ana.23597.

72. Biousse V, Nahab F, Newman NJ. Management of acute retinal ischemia: follow the guidelines! Ophthalmology. 2018;125:1597–607. https://doi.org/10.1016/j.ophtha.2018.03.054.

73. Streifler JY, Benavente OR, Hachinski VC, et al. The risk of stroke in patients with first-ever retinal vs hemispheric transient ischemic attacks and high-grade carotid stenosis. Arch Neurol. 1995;52(3):246–9. https://doi.org/10.1001/archneur.1995.00540270034016.

74. Rothwell PM, Giles MF, Chandratheva A, et al. Effect of urgent treatment of transient ischaemic attack and minor stroke on early recurrent stroke (EXPRESS study): a prospective population-based sequential comparison. Lancet. 2007;370(9596):1432–42. https://doi.org/10.1016/S0140-6736(07)61448-2.

75. Lavallée PC, Meseguer E, Abboud H, et al. A transient ischaemic attack clinic with round-the-clock access (SOS-TIA): feasibility and effects. Lancet Neurol. 2007;6(11):953–60. https://doi.org/10.1016/S1474-4422(07)70248-X.

第 **18** 章

短暂性双眼视力丧失

Santi S. Karnam，Amrita-Amanda D. Vuppala

病例

一例37岁的女性患者，因"发作性视力丧失和头痛"来诊。既往史包括肥胖、原发性高血压（HTN）、2型糖尿病（T2DM）和先兆性偏头痛。她的母亲在年轻时有心肌梗死（MI）病史。其他家族史无特殊。这次视力丧失从几周前开始，表现为双眼黑蒙，持续数分钟后恢复正常，发作时可伴有头痛。进一步追问病史，患者回忆起这些黑蒙只影响双眼的左侧视野。她每次通过遮挡一眼观察另一眼的视野缺损情况。头痛始于2个月前，与平日的慢性偏头痛不同，症状比较轻微，发生于颞侧，每次持续30分钟至1小时，发作时不伴畏光或恶心。患者曾尝试用对乙酰氨基酚、咖啡因和舒马曲坦治疗头痛，但效果甚微。全身系统症状还有胸部不适和发作性心悸，并伴有意识模糊和呼吸急促。这些症状仅持续几分钟，患者之前将这些表现归因为焦虑症，因此并未仔细检查。

此次检查发现，患者视力正常，双眼瞳孔等大且无RAPD，色觉正常，眼压正常。脑神经检查无异常。前节检查正常。

散瞳眼底检查未发现双眼视乳头水肿，双眼视盘周围可见自发性视网膜静脉搏动。

下一步的最佳处理措施是什么？

（A）向患者解释视力丧失并非由眼部疾病引起，并转诊到神经科，以便更好地控制偏头痛。

（B）建议患者到急诊科行脑卒中评估。

（C）滴用人工泪液，一周内复诊。

（D）将患者转到初级保健医生处，对胸部不适的情况，以及高血压、肥胖、2型糖尿病和急性心肌梗死家族史进行评估。

正确的选择是（B）将患者送到急诊科进行脑卒中评估。该患者有短暂性双眼同侧偏盲，同时合并与以往不同表现的头痛。此外，该患者是一位有血管病变的年轻女性，有胸部不适、呼吸短促的伴随症状，既往史包括高血压、肥胖和2型糖尿病。其母亲在年轻时患有急性心肌梗死。

讨论

短暂性双眼视力丧失(TBVL)被定义为双眼的发作性视力丧失,持续时间不超过24小时,最终视力可完全恢复[1]。上述病例展示了TBVL患者症状的多变性和复杂性。TBVL的漏诊可能导致严重的后果,包括永久性失明、脑卒中和死亡,因此,正确处理这些患者至关重要。

TBVL的鉴别诊断包括眼科疾病、神经科疾病和全身性疾病,见表18.1。为了明确诊断,分析患者视力丧失的类型及特点是必不可少的环节。视力丧失的程度可从轻度视物模糊,到明显的视物遮挡感,再至部分或完全黑蒙。必须注意区分双眼偏盲和与单眼视野缺损。双眼偏盲的短暂性视力丧失患者可能仅主诉单眼的视力丧失(通常是颞侧视野缺损的患眼)。视力丧失的类型是确定急性视力丧失病因和是否需要进行紧急检查的关键。双眼短暂性完全性视力丧失倾向于与双眼视盘水肿更相关,而半侧视野缺损则提示短暂性脑缺血发作、偏头痛和(或)枕叶癫痫发作[2]。

尽管了解视力丧失的特征非常重要,但详细的病史询问同样不可或缺,包括既往用药史和眼部疾病史、全身疾病、家庭和社会史,以及全面的眼科和神经眼科检查。需要格外关注的血管危险因素包括糖尿病、高血压、高脂血症、心脏病,或其他增加血管病变或颅内病变风险的疾病,如癌症[3]。若有肿瘤、自身免疫性疾病或心脏疾病的家族史,则可能提示患者需要更紧急的检查,尤其在年轻患者中更需要注意。下面,笔者将回顾TBVL的各种病因,以及如何在临床上辨识,从而做出正确的诊断。

血管性因素

TBVL的病因中最值得关注的是血管类疾病。由血压调节异常、血管痉挛或血栓栓塞引起的血管灌注异常可导致脑卒中、TIA(颈动脉或椎基底动脉供应)和后部可逆性白质脑病综合征(PRES)。

短暂性脑缺血发作 对于所有年龄段的TBVL患者,如果没有明显的眼病原因,如干眼症、急性糖尿病性白内障或急性闭角型青光眼,均应考虑TIA。虽然有血管危险因素的患者应进一步降低急诊室评估的阈

表18.1 TBVL的病因

血管性	TIA(颈动脉或椎基底动脉供应),PRES
大脑皮层性	偏头痛、癫痫
颅内压升高	CSF分泌增加(脉络丛乳头状瘤),CSF流出、吸收减少(阻塞性脑积水、脑膜炎、SAH),静脉流出减少(静脉窦血栓形成,颈静脉压迫),颅内占位
系统性	巨细胞动脉炎,动脉粥样硬化性疾病(光因性黑蒙),高凝状态,血栓栓塞
眼源性	干眼,白内障,视盘玻璃疣,视网膜动、静脉阻塞,房角关闭,凝视诱发的短暂性黑蒙

缩写:CSF,脑脊液;PRES,后部可逆性白质脑病综合征;SAH,蛛网膜下腔出血;TBVL,短暂性双眼视力丧失;TIA,短暂性脑缺血发作。

值，但是没有明显血管疾病史的患者也可能出现TIA。因此，如果可以排除眼部病因，且病史与TIA一致，就应该进行脑卒中评估。TIA继发的发作性视力丧失最常见的表现是单眼视力丧失；然而，双眼的表现包括短暂性同侧偏盲、双眼阳性视觉现象。最不常见的是双眼完全视力丧失或失明[5]。一项针对826例有短暂性视觉症状的TIA患者的回顾性研究发现，约20%的患者有需要紧急干预或处理的栓塞，心房颤动在短暂性同侧偏盲患者中很常见[5]。约1/4的脑卒中和TIA病灶血流由椎基底动脉供应。椎基底动脉脑卒中的表现与典型的偏瘫脑卒中不同，通过了解病史可帮助医生排除TIA。例如，偏瘫或前循环脑卒中通常表现为不对称的面部下垂、手臂、腿部无力和语言障碍，而椎基底动脉供血不足（VBI）可引起眩晕（最常见）、共济失调、晕厥、吞咽困难或构音障碍、恶心或呕吐、眼球震颤和意识改变或混淆。虽然如此，有作者认为，对于不伴其他神经功能缺陷的孤立性双眼视力丧失的患者，应怀疑视觉皮层缺血，并应按照疑似椎基底动脉TIA伴其他局灶性神经系统症状的处理方式，对患者进行紧急评估[6]。当怀疑是近期发生的TIA，有必要在急诊室进行快速检查，以评估是否存在严重的心脏异常和血流动力学不稳定，并处理与这些事件相关的跌倒风险。临床医生应当为这些患者进行紧急神经影像学检查和脑卒中评估[4]。检查可能包括脑部MRI、头颈部血管的MR或CT血管造影、超声心动图、血清检测（包括血脂、糖化血红蛋白和促甲状腺激素），以及通过远程技术或心电图进行心律评估。这些检查的目的是发现潜在的、可处理的问题，以降低患者的整体脑卒中风险。

后部可逆性白质脑病综合征　对于有高血压、自身免疫疾病或肾脏疾病，或慢性免疫抑制病史的患者，如果出现头痛、视觉症状（包括TBVL）、意识模糊和癫痫发作，应怀疑PRES。双眼视力丧失尽管是短暂性的，但往往持续时间较长，可持续数小时至数天。短暂性视力丧失的表现与前文讨论的脑卒中和TIA非常相似，因此，患者可能被误诊为血管性疾病。神经影像学检查发现缺血性脑病的影像改变有助于鉴别诊断。诊断性神经影像学检查包括脑MRI及弥散加权成像，其特征性影像表现为T1低信号、T2高信号的血管性水肿，及大脑分水岭区域的皮质和皮质下表观弥散系数增加（ADC）[7]。由于PRES通常与持续的、明显的血压升高有关，因此，处理方法包括密切监测及控制血压。如果已经出现癫痫发作，则要进行相应的治疗。PRES患者的视力预后良好，通常在纠正血压后，可恢复到发病前的水平[8,9]。

脑源性因素

癫痫　癫痫可以引起短暂的阳性视觉现象和头痛，需要与偏头痛相鉴别。据报道，40%~45%的癫痫患者会出现头痛，通常出现在癫痫发作之后[10]。当试图确定视觉先兆是继发于癫痫发作还是偏头痛时，应详细了解的病史包括对视觉现象的描述和持续时间。癫痫的视觉先兆可能引起短暂的双侧视觉现象，通常是色彩鲜艳的、圆形或球形的图像，移动迅速，几乎总是在同一侧，持续时间为几分钟或更短。相比之下，偏头痛的视觉先兆往往更多的是几何或线性的，位置不固定,在几分钟内形成,持续时间更长,可从15分钟到1小时[10]。对于伴有短暂性双侧视力障碍的癫痫,其病因检查应包括脑部MRI和脑电图(EEG)。对于每周发作数次视觉先兆的癫痫患者,标准的60分钟EEG检查可能是正常的。此时,采用动态EEG检查对患者进行较长时间的监测可能是有用的,一般为48~72小时;或将患者送入癫痫监测单位(EMU),用EEG进行为期一周的连续监测。如果你是一名眼科医生,你的神经科同事可以根据你所在医院的EEG监测研究来帮助指导你进行这项工作。通常情况下,如果高度怀疑癫痫发作是导致TBVL的原因,可以在门诊进行评估,而不是把患者送到急诊室。但是,如果患者在出现视力障碍时伴有意识丧失,则应在急诊室进行快速评估。

颅内压升高　颅内压升高的原因可能是CSF生成增加(脉络丛乳头瘤)、CSF流出或吸收减少(阻塞性脑积水、脑膜炎、SAH),或静脉流出减少(静脉窦血栓形成、颈静脉压迫和颅内肿块),所有这些都可能导致视乳头水肿。典型的视乳头水肿被定义为继发于颅内压升高的双侧视乳头肿胀[11]。68%~72%的视乳头水肿患者会出现短暂性视力模糊(TVO)[12]。继发于视乳头水肿的TVO可能是双眼或单眼的,通常持续数秒,并与位置变化有关。患者可能会将视力丧失描述为短暂的"隧道感"或双眼阵发性"黑蒙"。有趣的是,类似的TVO可发生在视盘玻璃疣和其他影响视盘的异常情况下[13]。通常认为,TVO是由视盘短暂缺血引起的,水肿的视乳头(间质压力增加)降低了眼部灌注压,继而动静脉和CSF的压力波动进一步加重了视乳头水肿。虽然TVO在视乳头水肿中很常见,但没有证据表明它们与视觉结果相关,除了治疗有可能存在的颅高压外,不需要其他特殊治疗[14]。第6章详细讨论了视乳头水肿的处理。

偏头痛　临床中,良性偏头痛与TIA往往较难鉴别。当偏头痛患者出现不同性质和不同相关症状(即麻痹、瘫痪、视力丧失、语言障碍和面部无力)的新型头痛时,TIA应该是临床医生鉴别的重点。偏头痛的视觉先兆可表现为"线条或波浪"的光环,可在头痛发生前几分钟出现,持续时间长达1小时。这些光环通常影响双眼,呈同向、半侧的模式。有些患者可能难以描述出双眼半侧的受累情况,或并不清楚其实是双眼的一侧视野受到影响。无血管性危险因素(如高血压、高脂血症、心脏病和糖尿病),以及伴有阳性视觉现象,提示患者的双眼视觉症状与偏头痛更相关。偏头痛患者更容易出现阳性视觉现象(火花、线条、波浪和色彩改变),而不是视野"变黑"或"变灰"。然而,TIA患者很少出现阳性视觉现象。但是,有新发作的枕部脑卒中患者诉视野中出现"卡通图案"的阳性视觉现象,呈同向半侧特点。因此,在临床上区分偏头痛和脑卒中确实存在诸多困难。但是,偏头痛中的阳性视觉现象可能会随着发作时间的推移而扩散或增强,这可能是鉴别诊断的要点之一。例如,在先兆性偏头痛期间,最初一小部分视野受累,随着时间的推移,该区域可能会扩大到覆盖更多的视野(通常长达1小时)。这种病程的特点与TIA不同。TIA的视觉变化通常是突然开始的,并不是缓慢形成或扩大,而且在发作之前、期间或之后不一定伴有头痛症状。然而,由于在临床上较难区分TIA

和偏头痛,同时考虑到"偏头痛性脑卒中"的风险,一些学者建议对新发的有先兆的偏头痛患者进行血管、神经眼科和神经影像学检查[15]。

系统因素

许多系统性疾病可导致短暂性双眼视力丧失,包括巨细胞动脉炎、心脏血栓栓塞、高凝状态和动脉粥样硬化疾病。

巨细胞动脉炎 在所有导致TBVL的病因中,GCA是有可能导致单眼或双眼永久性视力丧失的急症。GCA是一种累及大中动脉的结节性、肉芽肿性炎症[16]。其通常出现在50岁以上的人群中,表现为短暂性的单眼或双眼视力丧失,伴有"下颌运动障碍"、风湿性多肌痛和颞动脉压痛。与GCA相关的短暂性视力丧失通常被描述为失明(或单眼视力完全丧失),但双眼视力完全丧失的情况可能较少发生。这些突然发作的短暂性视力丧失通常发生在永久性视力丧失的前几天,往往继发于短暂的视网膜、脉络膜、视神经缺血。在永久性视力丧失的GCA患者中,高达85%的患者被诊断为AION,而其余15%的人继发于视网膜动脉闭塞[17,18]。除视力丧失外,患者还可能有复视或眼痛。如果不及时使用皮质类固醇,GCA可迅速导致双眼永久性视力丧失,以及脑血管意外[19]。根据病史和检查,发现视网膜动脉闭塞或视盘水肿、苍白而怀疑GCA,则需要行紧急处理,详见第23章。

眼部因素

全面的眼部病史和检查可能有助于排除引起TBVL的眼前节疾病,如干眼症(DES)、急性房角关闭和急性糖尿病性白内障。

干眼症 DES通常表现为间歇性的视力变化,患者描述为"模糊、雾状或朦胧感",也可包括单眼复视和其他眼部不适。详细的眼表检查包括用荧光素染色的点状上皮糜烂、泪液破裂时间缩短、泪膜碎片、睑板腺功能障碍、睑缘炎,或上述检查的任何组合。不规则的空气-泪液界面会严重影响视力,导致双眼或单眼复视,或严重的视力模糊。处理方法包括润滑和解除眼表干燥的根本原因(例如,睑板腺功能障碍、睑缘炎、甲状腺相关性眼病、神经营养性角膜炎和暴露性角膜炎)[20]。

急性闭角型青光眼 如果TBVL与眼睛疼痛或发红有关,伴或不伴有虹视,需要考虑到原发性急性闭角型青光眼这一疾病,检查时需要关注患者眼压升高与否、远视度数、结膜充血、裂隙灯检查时有无角膜水肿及青光眼斑,以及前房角膜镜检查时房角是否变窄。对这些患者在确诊之前不建议扩瞳,可能需要进行虹膜切开术,以防止今后发生房角关闭[21]。

白内障 对于血糖控制欠佳的糖尿病患者,应考虑糖尿病性白内障的可能。眼部检查可能发现晶状体有雪花状不透明改变。病史可表现为血糖升高的相关症状(如多饮、多尿、多食和体重减轻)。

总之,详细的病史询问和检查有助于区分TBVL的病因,以及评估是否威胁最终视力。当考虑血管性因素时,应紧急进行神经影像学检查和脑卒中评估。如果患者描述了任何与GCA有关的特征,应尽快使用类固醇类药物,同时对患者进行评估。

(张露 译)

参考文献

1. Thurtell MJ. Transient visual loss. Int Ophthalmol Clin. 2009;49(3):147–66. https://doi.org/10.1097/IIO.0b013e3181a8d41f.

2. Tandon A, Dinkin M. Transient visual loss. Int Ophthalmol Clin. 2019;59(3):83–98. https://doi.org/10.1097/IIO.0000000000000275.

3. Pula JH, Kwan K, Yuen CA, Kattah JC. Update on the evaluation of transient vision loss. Clin Ophthalmol Auckl NZ. 2016;10:297–303. https://doi.org/10.2147/OPTH.S94971.

4. Ji R, Schwamm LH, Pervez MA, Singhal AB. Ischemic stroke and transient ischemic attack in young adults: risk factors, diagnostic yield, neuroimaging, and thrombolysis. JAMA Neurol. 2013;70(1):51–7. https://doi.org/10.1001/jamaneurol.2013.575.

5. Lavallée PC, Leila S, Julien L, et al. Clinical significance of isolated atypical transient symptoms in a cohort with transient ischemic attack. Stroke. 2017;48(6):1495–500. https://doi.org/10.1161/STROKEAHA.117.016743.

6. Krasnianski M, Bau V, Neudecker S, Lindner A, Zierz S. Isolated bilateral blindness as the sole manifestation of transient ischaemic attacks. Acta Ophthalmol Scand. 2006;84(3):415–8. https://doi.org/10.1111/j.1600-0420.2006.00635.x. PMID: 16704710.

7. Staykov D, Schwab S. Posterior reversible encephalopathy syndrome. J Intensive Care Med. 2012;27(1):11–24. https://doi.org/10.1177/0885066610393634.

8. Guerriero S, Ciracì L, Centoducati T, et al. Bilateral visual loss as presenting symptom of posterior reversible encephalopathy syndrome in a patient with HIV/tuberculosis coinfection: a case report. Case Rep Ophthalmol Med. 2012;2012:850176. https://doi.org/10.1155/2012/850176.

9. Chou MC, Lee CY, Chao SC. Temporary visual loss due to posterior reversible encephalopathy syndrome in the case of an end-stage renal disease patient. Neuroophthalmology. 2017;42(1):35–9. https://doi.org/10.1080/01658107.2017.1322109. PMID: 29467807; PMCID: PMC5812712.

10. Panayiotopoulos CP. Elementary visual hallucinations, blindness, and headache in idiopathic occipital epilepsy: differentiation from migraine. J Neurol Neurosurg Psychiatry. 1999;66(4):536–40. https://doi.org/10.1136/jnnp.66.4.536.

11. Zhang J, Foroozan R. Optic disc edema from papilledema. Int Ophthalmol Clin. 2014;54(1):13–26. https://doi.org/10.1097/IIO.0000000000000006.

12. Wall M, Kupersmith MJ, Kieburtz KD, et al. The idiopathic intracranial hypertension treatment trial: clinical profile at baseline. JAMA Neurol. 2014;71(6):693–701. https://doi.org/10.1001/jamaneurol.2014.133.

13. Sadun AA, Currie JN, Lessell S. Transient visual obscurations with elevated optic discs. Ann Neurol. 1984;16(4):489–94. https://doi.org/10.1002/ana.410160410.

14. Takkar A, Goyal MK, Bansal R, Lal V. Clinical and neuro-ophthalmologic predictors of visual outcome in idiopathic intracranial hypertension. Neuroophthalmology. 2018;42(4):201–8. Published 2018 Jan 9. https://doi.org/10.1080/01658107.2017.1400570.

15. Otlivanchik O, Liberman AL. Migraine as a stroke mimic and as a stroke chameleon. Curr Pain Headache Rep. 2019;23(9):63. https://doi.org/10.1007/s11916-019-0801-1.

16. Pfadenhauer K. Bilateral loss of vision in temporal arteriitis--a preventable condition? Versicherungsmedizin. 2014;66(4):193–7.

17. Chen JJ, Leavitt JA, Fang C, Crowson CS, Matteson EL, Warrington KJ. Evaluating the incidence of arteritic ischemic optic neuropathy and other causes of vision loss from giant cell arteritis. Ophthalmology. 2016;123(9):1999–2003. https://doi.org/10.1016/j.ophtha.2016.05.008.

18. Hayreh SS, Podhajsky PA, Zimmerman B. Ocular manifestations of giant cell arteritis. Am J Ophthalmol. 1998;125(4):509–20. https://doi.org/10.1016/s0002-9394(99)80192-5.

19. Jonasson F, Cullen JF, Elton RA. Temporal arteritis. A 14-year epidemiological, clinical and prognostic study. Scott Med J. 1979;24(2):111–7. https://doi.org/10.1177/003693307902400203.

20. Alshamrani A, Almousa A, Almulhim A, et al. Prevalence and risk factors of dry eye symptoms in a Saudi Arabian population. Middle East Afr J Ophthalmol. 2017;24(2):67–73. https://doi.org/10.4103/meajo.MEAJO_281_16.

21. Prum BEJ, Herndon LWJ, Moroi SE, et al. Primary angle closure Preferred Practice Pattern(®) guidelines. Ophthalmology. 2016;123(1):1–P40. https://doi.org/10.1016/j.ophtha.2015.10.049.

第 **19** 章

视觉先兆

Kiel M. Woodward, Amrita-Amanda D. Vuppala

病例

一例26岁女性患者,因头痛伴视力障碍就诊。患者诉双侧眼球后方剧烈搏动性头痛,伴枕部及颈部放射痛,同时伴畏光及恶心,持续数小时,有时长达一天。头痛前偶伴有闪光感,累及双眼左侧大部分视野,通常持续约30分钟。患者曾因上述症状多次于当地医院急诊室就诊,但头颈部MRI及CTA检查、脑电图检查均未见明显异常。患者否认其他病史,否认吸烟史,仅有口服避孕药物史(低剂量雌激素–黄体酮复合避孕药)。神经系统检查及眼科检查均未见明显异常。

1.考虑使用下列哪种方法来治疗该患者的急性偏头痛?

(A)口服曲坦类药物。

(B)口服镁剂。

(C)氯胺酮滴鼻。

(D)单脉冲经颅磁刺激(sTMS)。

(E)以上均可。

答案:该患者最可能患有发作性偏头痛(伴或不伴先兆)。目前有先兆偏头痛可用的疗法越来越多,上述疗法对于有先兆偏头痛都有一定的缓解效果(E)。尚无证据表明曲坦类药物会导致颅内血管收缩,或增加脑卒中风险。

2.患者过去被告知,由于患有视觉先兆性偏头痛,她罹患脑卒中的风险较高。根据最新关于有先兆偏头痛和与脑卒中风险的文献,你会给她什么建议?

(A)不用担心,患和不患有先兆偏头痛的年轻女性的脑卒中风险并没有区别。

(B)换一种避孕方式,对于有先兆偏头痛的年轻女性,服用含雌激素的避孕药会增加脑卒中风险。

(C)不用担心,虽然大剂量使用含雌激素的避孕药会增加女性的脑卒中风险,但低剂量使用此类药物并不会增加脑卒中风险。

(D)换一种避孕方式,如果停止使用含雌激素的避孕药,你的脑卒中风险将恢复正常。

答案：多项研究表明，有先兆偏头痛患者的脑卒中风险会增加，而使用含雌激素的复合型激素避孕药(CHC)及吸烟会加剧这种风险。长期以来，相关指南将有先兆偏头痛视为使用含雌激素的CHC的绝对禁忌证。如今神经科医生对此的争议越来越大，因为指南参考的多数研究都是在CHC中雌激素含量较高(>50 μg)的时代进行的，而目前使用的CHC中雌激素的含量要小得多(10~35 μg)。尽管存在争议，但尚无研究直接比较CHC中雌激素的含量与脑卒中风险的关系。因此，我们建议(B)患者换一种避孕方式，对于有先兆偏头痛的年轻女性，服用含雌激素的避孕药会增加脑卒中风险。

讨论

视觉先兆的分类

视觉先兆(aura，拉丁语，意为"微风")是阳性视觉症状和阴性视觉症状的组合，可发生于偏头痛、癫痫或脑血管事件(如癫痫、短暂性脑缺血发作等)中。视觉先兆可单眼发作(视网膜性偏头痛)或双眼同时发作(皮质起源的偏头痛)。视觉先兆可表现为较简单的幻觉，如闪光感或视觉暗点，也可表现得更为复杂，如城堡样光谱(亦称闪辉性暗点)、视物显小症或视物变形[1]。偏头痛或局灶性癫痫患者在疾病发作时常会有视物模糊的症状，但这是否代表先兆现象尚未达成共识[2]。

有先兆偏头痛的诊断标准见表19.1，该表改编自2018年最新发布的第3版国际头痛分类标准(ICHD-3)[3]。在所有先兆亚型中，视觉先兆目前最为常见，98%以上的有先兆偏头痛患者会出现视觉先兆，而这一比例在感觉异常和语言功能障碍中分别为36%和10%[1,4]。为什么视觉先兆远比其他先兆常见？为什么视觉先兆症状如此多变？人们对此知之甚少。需要注意的是，与偏头痛相关的先兆可能独立于头痛而发生。当

表19.1 ICHD-3中有先兆偏头痛的诊断标准

A.	符合B和C标准的至少2次发作
B.	出现下列1种或多种完全可恢复的先兆症状：
	1.视觉症状
	2.感觉症状
	3.言语和(或)语言症状
	4.运动症状
	5.脑干症状
	6.视网膜症状
C.	至少符合下列4项特征中的2项：
	1.至少有1种先兆症状持续超过5分钟和(或)2种及以上先兆症状接连发生
	2.每个独立的先兆症状持续5~60分钟
	3.至少有一种先兆症状是单侧的
	4.头痛伴随先兆出现，或在先兆发作60分钟内出现
D.	头痛无法用ICHD-3中的其他诊断更好地解释

ICHD-3：第3版国际头痛分类标准。

偏头痛伴随视觉先兆出现时,两者没有固定的时间关系,视觉先兆可发生于头痛发作前、发作时或发作后[2]。

偏头痛视觉先兆的病理生理学机制,目前广泛认可的是皮层扩散性抑制学说(CSD)。Leão于1944年首次使用兔模型描述了这一过程,后续的一些研究利用灌注加权MRI和功能性MRI成像技术证实了这一过程也存在于人脑中[5-7]。CSD是发生在皮质神经元和神经胶质细胞上的一种缓慢传导的去极化波,其后续的超极化波会以3~5mm/min的速度沿皮质向邻近区域扩散,同时伴随着离子稳态的剧烈变化,以及神经递质的释放[8]。随后机体试图恢复自身稳态,能量需求增加,使得脑血流量产生一过性增加。虽然研究证明,对动物模型脑皮质进行机械刺激、电刺激,以及应用含钾溶液和内皮素,均可触发CSD,但人类CSD的确切触发因素尚不清楚[8]。

视觉先兆性偏头痛与缘于局灶性脑损伤的视觉先兆的鉴别诊断

虽然偏头痛是视觉先兆最常见的病因,但视觉先兆也可能发生于癫痫、脑卒中、肿瘤,以及其他局灶性脑损伤或功能障碍的情况下。虽然结构性病变很少导致典型的、不伴其他局灶神经系统症状的偏头痛样视觉先兆发作,但识别需要进一步进行神经影像学检查的患者是一个常见的难题。先兆自身的特征和患者的人口统计学特征有助于确定是否需要对患者进行进一步检查。

一项比较偏头痛及癫痫的视觉先兆的研究发现,偏头痛的视觉先兆通常持续时间更长(偏头痛为5~60分钟,癫痫为1~2分钟)、频率更低(偏头痛每月1~2次,癫痫每月3~4次),并且视野改变无固定模式,也不会出现偏侧化。此外,由于偏头痛的区域会向周围扩散,患者通常在出现视觉先兆后,会有特征性的恶心、呕吐,以及畏光或畏声[9]。如果未观察到这些偏头痛的典型特征,或者视觉先兆发作时患者出现意识丧失,则应常规进行EEG检查,以排除癫痫的可能。

一个病例系列分析了由大脑器质性病变引起的视觉先兆的特征,并提出了一些可能需要进一步进行影像学检查的指征及危险信号:不伴头痛的视觉先兆、持续时间小于5分钟的视觉先兆、发作年龄大于40岁的视觉先兆、固定化的视觉先兆(尤其是固定在半侧视野内)、视觉先兆发作较前频繁或发作形式变化、典型先兆发作后产生持续性暗点、存在癫痫发作[10]。对于有上述任何一种危险信号的患者,都需要进行头颅MRI平扫+增强检查,以明确是否存在出血性、感染性、占位性或炎症等器质性变化。

视觉先兆性偏头痛与心脏的联系

几项研究表明,对于年轻患者,有先兆偏头痛与卵圆孔未闭(PFO)存在相关性,且较大的PFO与右向左分流的相关性最高[11]。研究发现,行卵圆孔封堵手术的患者,偏头痛总体发作次数较假手术组并没有显著减少,尽管二次分析提示前者偏头痛先兆的频率显著降低[12]。有先兆偏头痛与遗传性出血性毛细血管扩张症(一种常见的肺动静脉畸形综合征,可导致右向左分流)也存在相关性[13]。鉴于偏头痛先兆与心脏右向左分流的这种相关性,有人提出了一种假设:微栓子或缺氧可能诱发细胞损伤,并导致CSD。

近期多项研究表明,有先兆偏头痛患者较无先兆偏头痛患者的脑卒中风险增加[14]。小于45岁的年轻女性的脑卒中风险最高,吸烟和使用CHC会加重这一风险[14]。一项研究表明,先兆发作的频率可能与脑卒中风险直接相关,因为与先兆发作次数<13次/年的患者(OR=3.58)相比,发作次数≥13次/年的患者(OR=10.4)脑卒中风险更高[15]。虽然有证据表明,有先兆偏头痛与脑卒中风险增加有关,但其中的机制尚不清楚。目前已经提出的机制包括由于PFO发病率增加导致的反常性栓塞所致的脑卒中,以及"偏头痛性脑梗死"。人们推测,脑卒中是由CSD后发生的一系列生化反应引起的血管收缩和低灌注所致。

基于CHC与脑卒中风险的相关数据,世界卫生组织(WHO)和美国妇产科学会(ACOG)所制定的现行指南将有先兆偏头痛列为所有类型CHC使用的绝对禁忌证[16]。神经科医生对此有一定的争议,因为研究中存在混杂因素可能影响对雌激素使用风险的判断,如雌激素剂量、先兆发作的频率、MRI成像对脑卒中诊断的准确性,以及其他脑卒中危险因素。发现使用CHC会增加脑卒中风险的原始研究是在CHC中雌激素含量>50μg时进行的(现在认为属于"高剂量",不推荐常规使用),而目前已经可以选择使用"低剂量"(10~35μg)CHC[14]。最近的一项回顾性研究调查了使用CHC(可能是"低剂量"CHC)的偏头痛患者的脑卒中风险,结果仍然表明,相较未使用CHC的有先兆偏头痛患者(OR=2.7),使用CHC者的脑卒中风险增加(OR=6.1)。不过,该研究不能确定雌激素剂量对脑卒中的分层风

险[17]。目前没有研究探讨有先兆偏头痛患者脑卒中风险与雌激素使用量的关系。虽然多项研究认为,有先兆偏头痛的女性患者使用含雌激素的口服避孕药后脑卒中的相对风险增加,但脑卒中的绝对风险较小。有一项研究发现,育龄期女性缺血性脑卒中的绝对风险仅为3.56/10万[18]。尽管目前的指南均建议有先兆偏头痛患者避免使用任何类型的CHC,但现在看来,还需要更多明确的证据来支持这一说法。

最后,对视觉先兆性偏头痛患者的脑卒中风险进行探讨时,还应考虑此类患者是否需要进行高凝状态检查和(或)开始使用抗血栓药物(如阿司匹林)。尽管相关数据有限,但美国头痛协会2017年最新的推荐意见认为,如果患者有血栓病史或家族史,或此前MRI检查证实患者存在脑部缺血(微血管或大血管),则需要进行高凝状态检查。对于个人及家族无明显的高凝性疾病史的有先兆偏头痛患者,可以考虑筛查内皮细胞活化相关标志物,如血管性血友病因子(vWF)、C反应蛋白(CRP)和纤维蛋白原。现有证据认为,它们与有先兆偏头痛存在一定关联。虽然应该控制相关危险因素,如高血压、高脂血症、糖尿病和血栓,但没有证据表明有先兆偏头痛患者应开始使用抗血栓药物[19]。

有先兆偏头痛患者的管理

尽管有先兆偏头痛和无先兆偏头痛被认为是不同的疾病,但它们的管理方法相似,因为除了单脉冲经颅磁刺激(sTMS),还没有发现任何疗法对有先兆偏头痛的疗效优于无先兆偏头痛。相关研究表明,sTMS特别适用于有先兆偏头痛的急性期止痛疗

法。值得注意的是,sTMS 已经获得 FDA 批准。建议在先兆发作期间使用 sTMS 阻断 CSD 的传播。一项随机对照试验表明,sTMS 组与假治疗组的 2 小时无头痛率分别为 39% 和 22%[20]。sTMS 已被批准可以每日使用,从而预防有先兆偏头痛及无先兆偏头痛发作。目前还没有获得 FDA 批准的专门用于预防有先兆偏头痛的疗法。

针对偏头痛先兆症状的药物治疗,部分研究已经取得了一定的进展。一项针对大鼠皮层和鸡视网膜的研究表明,神经元 N-甲基-D-天冬氨酸(NMDA)受体参与了 CSD 的产生和传播,因此,NMDA 拮抗剂可能用于偏头痛先兆的治疗[21]。氯胺酮、美金刚、托吡酯、拉莫三嗪和镁剂都是 NMDA 拮抗剂,相关研究表明,它们对于偏头痛先兆的治疗有一定的前景。但托吡酯还缺乏高级别的疗效证据。一项病例系列和一项回顾性研究显示,静脉注射氯胺酮可能对难治性偏头痛有益[22, 23]。另一项随机对照试验表明,氯胺酮鼻内给药有助于减轻伴有先兆延长的偏头痛患者的先兆症状[24]。缺乏明确有效的证据,加上患者给药困难和潜在的副作用,限制了 NMDA 拮抗剂的广泛使用。

美金刚是一种活性依赖的 NMDA 受体拮抗剂,同时被证实对 5HT3 受体和烟碱型乙酰胆碱受体的一个亚型也具有拮抗作用[25, 26]。一项观察性研究发现,接受美金刚治疗的患者,头痛及先兆症状都有所减轻[27]。有一项针对美金刚治疗偏头痛的随机、安慰剂对照研究,但该研究没有纳入有先兆偏头痛患者[28]。美金刚对先兆症状的疗效有待进一步研究。

镁离子不仅可以作用于离子通道和连接蛋白,还是活性依赖性 NMDA 受体拮抗剂。镁剂作为非处方药具有良好的耐受性,且极容易获取,被广泛用于偏头痛的预防性治疗和急性期治疗。有研究发现,偏头痛患者的脑脊液和血清中镁离子含量降低[29]。在一项随机、安慰剂对照的研究中,接受硫酸镁治疗的有先兆偏头痛患者的头痛及相关症状均较对照组显著改善。然而,接受硫酸镁治疗的无先兆偏头痛患者与安慰剂组的头痛程度并没有统计学差异[30]。目前还没有充足证据支持镁剂可以有效预防偏头痛。

也有人研究某些抗癫痫药物对有先兆偏头痛和无先兆偏头痛的疗效,尤其是托吡酯和拉莫三嗪对于偏头痛先兆症状的治疗。托吡酯和拉莫三嗪以多重机制作用于多种电压门控离子通道,包括突触前电压门控钙通道(VGCC)和电压门控钠通道(VGSC)[31]。相关研究已经证明,托吡酯和拉莫三嗪可以通过抑制 VGCC 和 VGSC 减少中枢神经系统中谷氨酸的释放,而达到治疗效果。

托吡酯广泛用于预防无先兆偏头痛,但同时也被证明对偏头痛的先兆症状有一定的疗效。多项大型随机试验表明,托吡酯治疗组患者偏头痛(无论有无先兆)的发作天数较安慰剂组显著减少[32, 33]。目前很少有研究对偏头痛的先兆症状进行亚组分析。有一项研究发现,托吡酯不能减少偏头痛总体的发作频率,但进行亚组分析后发现,托吡酯在对减少有先兆偏头痛的发作频率方面有统计学差异[34]。

至于拉莫三嗪,1999 年至 2005 年进行的 3 项开放性试点研究和 1 项回顾性研究均表明,拉莫三嗪可以显著减少有先兆偏头痛患者先兆症状的发作频率和持续时间[35-38]。

虽然上述研究表明拉莫三嗪对于预防先兆症状有一定的前景,但1997年的一项随机临床试验表明,与安慰剂相比,200mg拉莫三嗪并不能有效地降低偏头痛(无论有无先兆)的发作频率。值得注意的是,该研究没有对有先兆偏头痛和无先兆偏头痛进行亚组分析,而纳入的77例患者中仅有17例是有先兆偏头痛患者[39]。2007年的一项比较低剂量托吡酯(50mg)、拉莫三嗪(50mg)和安慰剂治疗偏头痛的交叉研究发现,低剂量拉莫三嗪不能达到主要终点(较安慰剂组偏头痛发作频率和强度降低≥50%),但次要终点分析表明,拉莫三嗪组每月偏头痛的平均发作频率的确降低了1.13次,结果有统计学差异[40]。同样,这项研究纳入的60例患者中,只有19例是有先兆偏头痛患者。拉莫三嗪作为一种预防偏头痛先兆症状的药物确实有一定的前景,但从多个针对偏头痛先兆症状的试点研究和随机交叉试验的结果来看,拉莫三嗪与安慰剂相比并不能显著降低偏头痛的发作频率和强度,尽管有先兆偏头痛在这些研究中的占比很少,几乎不具有代表性。

由于曲坦类药物具有缩血管作用,以及担心偏头痛性脑梗死的发生,许多医生都尽量避免给有先兆偏头痛患者开具曲坦类药物处方。然而,一项磁共振血管造影(MRA)研究发现,虽然证据表明曲坦类药物会使颅外动脉收缩,但并不会显著收缩颅内血管[41]。有先兆偏头痛患者使用曲坦类药物目前并没有明确的禁忌证。

总之,视觉先兆是一组具有异质性的症状,可见于多种情况,如偏头痛、缺血和局灶性癫痫发作。偏头痛是视觉先兆的最常见原因,如果患者的先兆症状符合典型的偏头痛先兆,一般无须进一步检查。在本节所讨论的这种非典型情况下,患者应进行进一步的脑部影像学检查,可能还需要EEG检查。有先兆偏头痛患者的脑卒中风险增加,具体原因尚不明了,而年轻女性、吸烟和使用CHC似乎会进一步增加这种风险。虽然长期以来,有先兆偏头痛一直是使用CHC的禁忌证,但证据质量参差不齐,且混杂因素众多,因此,对于该风险的争议也越来越多。应告知所有有先兆偏头痛患者使用CHC的潜在风险,同时应考虑到其他血管性危险因素。偏头痛视觉先兆的治疗基本同无先兆偏头痛,尽管有证据表明,氯胺酮可能对先兆延长的偏头痛患者更有益。sTMS是FDA唯一批准的专门用于有先兆偏头痛的急性期止痛疗法。

(孟阳　译)

参考文献

1. Viana M, Tronvik EA, Do TP, Zecca C, Hougaard A. Clinical features of visual migraine aura: a systematic review. J Headache Pain. 2019;20(1):64.
2. Schankin CJ, Viana M, Goadsby PJ. Persistent and repetitive visual disturbances in migraine: a review. Headache J Head Face Pain. 2017;57(1):1–16.
3. The International Classification of Headache Disorders, 3rd edition. Cephalalgia. 2013;33(9):629–808.
4. Russell M, Rasmussen B, Fenger K, Olesen J. Migraine without aura and migraine with aura are distinct clinical entities: a study of four hundred and eighty-four male and female migraineurs from the general population. Cephalalgia. 1996;16(4):239–45.
5. Leao AAP. Spreading depression of activity in the cerebral cortex. J Neurophysiol. 1944;7(6):359–90.

6. Hadjikhani N, Sanchez del Rio M, Wu O, Schwartz D, Bakker D, Fischl B, et al. Mechanisms of migraine aura revealed by functional MRI in human visual cortex. Proc Natl Acad Sci U S A. 2001;98(8):4687–92.

7. Cutrer FM, Sorensen AG, Weisskoff RM, Østergaard L, Rio MSD, Lee EJ, et al. Perfusion-weighted imaging defects during spontaneous migrainous aura. Ann Neurol. 1998;43(1):25–31.

8. Charles AC, Baca SM. Cortical spreading depression and migraine. Nat Rev Neurol. 2013;9(11):637–44.

9. Hartl E, Angel J, Rémi J, Schankin CJ, Noachtar S. Visual auras in epilepsy and migraine – an analysis of clinical characteristics. Headache J Head Face Pain. 2017;57(6):908–16.

10. Shams PN, Plant GT. Migraine-like visual aura due to focal cerebral lesions: case series and review. Surv Ophthalmol. 2011;56(2):135–61.

11. Mattle HP, Evers S, Hildick-Smith D, Becker WJ, Baumgartner H, Chataway J, et al. Percutaneous closure of patent foramen ovale in migraine with aura, a randomized controlled trial. Eur Heart J. 2016;37(26):2029–36.

12. Post MC, van Gent MWF, Plokker HWM, Westermann CJJ, Kelder JC, Mager JJ, et al. Pulmonary arteriovenous malformations associated with migraine with aura. Eur Respir J. 2009;34(4):882–7.

13. Sheikh HU, Pavlovic J, Loder E, Burch R. Risk of stroke associated with use of estrogen containing contraceptives in women with migraine: a systematic review. Headache J Head Face Pain. 2018;58(1):5–21.

14. Donaghy M, Chang C, Poulter N. Duration, frequency, recency, and type of migraine and the risk of ischaemic stroke in women of childbearing age. J Neurol Neurosurg Psychiatry. 2002;73(6):747–50.

15. Bousser M-G, Conard J, Kittner S, de Lignières B, MacGregor EA, Massiou H, et al. Recommendations on the risk of ischaemic stroke associated with use of combined oral contraceptives and hormone replacement therapy in women with migraine. Cephalalgia. 2000;20(3):155–6.

16. Champaloux SW, Tepper NK, Monsour M, Curtis KM, Whiteman MK, Marchbanks PA, et al. Use of combined hormonal contraceptives among women with migraines and risk of ischemic stroke. Am J Obstet Gynecol. 2017;216(5):489.e1–489.e7.

17. Nightingale AL, Farmer Richard DT. Ischemic stroke in young women. Stroke. 2004;35(7):1574–8.

18. Lipton RB, Dodick DW, Silberstein SD, Saper JR, Aurora SK, Pearlman SH, et al. Single-pulse transcranial magnetic stimulation for acute treatment of migraine with aura: a randomised, double-blind, parallel-group, sham-controlled trial. Lancet Neurol. 2010;9(4):373–80.

19. Tietjen GE, Collins SA. Hypercoagulability and migraine. Headache. 2018;58(1):173–83. https://doi.org/10.1111/head.13044.

20. Bu F, Du R, Li Y, Quinn JP, Wang M. NR2A contributes to genesis and propagation of cortical spreading depression in rats. Sci Rep [Internet]. 2016 [cited 2020 Jul 19];6.

21. Lauritsen C, Mazuera S, Lipton RB, Ashina S. Intravenous ketamine for subacute treatment of refractory chronic migraine: a case series. J Headache Pain [Internet]. 2016 [cited 2020 Jul 19];17(1).

22. Pomeroy JL, Marmura MJ, Nahas SJ, Viscusi ER. Ketamine infusions for treatment refractory headache. Headache J Head Face Pain. 2017;57(2):276–82.

23. Afridi SK, Giffin NJ, Kaube H, Goadsby PJ. A randomized controlled trial of intranasal ketamine in migraine with prolonged aura. Neurology. 2013;80(7):642–7.

24. Aracava Y, Pereira EFR, Maelicke A, Albuquerque EX. Memantine blocks $\alpha 7^*$ nicotinic acetylcholine receptors more potently than N-methyl-D-aspartate receptors in rat hippocampal neurons. J Pharmacol Exp Ther. 2005;312(3):1195–205.

25. Rammes G, Rupprecht R, Ferrari U, Zieglgänsberger W, Parsons CG. The N-methyl-D-aspartate receptor channel blockers memantine, MRZ 2/579 and other amino-alkylcyclohexanes antagonise 5-HT3 receptor currents in cultured HEK-293 and N1E-115 cell systems in a non-competitive manner. Neurosci Lett. 2001;306(1):81–4.

26. Charles A, Flippen C, Romero Reyes M, Brennan KC. Memantine for prevention of migraine: a retrospective study of 60 cases. J Headache Pain. 2007;8(4):248–50.

27. Noruzzadeh R, Modabbernia A, Aghamollaii V, Ghaffarpour M, Harirchian MH, Salahi S, et al. Memantine for prophylactic treatment of migraine without aura: a randomized double-blind placebo-controlled study. Headache J Head Face Pain. 2016;56(1):95–103.

28. Jain AC, Sethi NC, Babbar PK. A clinical electroencephalographic and trace element study with special reference to zinc, copper and magnesium in serum and cerebrospinal fluid (CSF) in cases of migraine. J Neurol. 1985;232(Supplement 1):161.

29. Bigal ME, Bordini CA, Tepper SJ, Speciali JG. Intravenous magnesium sulphate in the acute treatment of migraine without aura and migraine with aura. A randomized, double-blind, placebo-controlled study. Cephalalgia. 2002;22(5):345–53.

30. Orr SL. Diet and nutraceutical interventions for headache management: a review of the evidence. Cephalalgia. 2016;36(12):1112–33.

31. Macdonald RL, Kelly KM. Antiepileptic drug mechanisms of action. Epilepsia. 1995;36(s2):S2–12.

32. Brandes JL. Topiramate for migraine prevention: a randomized controlled trial. JAMA. 2004;291(8):965.

33. Silberstein SD. Topiramate in migraine prevention: results of a large controlled trial. Arch Neurol. 2004;61(4):490.

34. Silberstein SD, Hulihan J, Rezaul Karim M, Wu S-C, Jordan D, Karvois D, et al. Efficacy and tolerability of topiramate 200 mg/d in the prevention of migraine with/without aura in adults: a randomized, placebo-controlled, double-blind, 12-week pilot study. Clin Ther. 2006;28(7):1002–11.

35. D'Andrea G, Granella F, Cadaldini M, Manzoni G. Effectiveness of lamotrigine in the prophylaxis of migraine with aura: an open pilot study. Cephalalgia. 1999;19(1):64–6.

36. Lampl C, Buzath A, Klinger D, Neumann K. Lamotrigine in the prophylactic treatment of migraine aura—a pilot study. Cephalalgia. 1999;19(1):58–63.

37. Lampl C, Katsarava Z, Diener H, Limmroth V. Lamotrigine reduces migraine aura and migraine attacks in patients with migraine with aura. J Neurol Neurosurg Psychiatry. 2005;76(12):1730–2.

38. Pascual J, Caminero AB, Mateos V, Roig C, Leira R, García-Moncó C, et al. Preventing disturbing migraine aura with lamotrigine: an open study. Headache J Head Face Pain. 2004;44(10):1024–8.

39. Steiner TJ, Findley LJ, Yuen AWC. Lamotrigine versus placebo in the prophylaxis of migraine with and without aura: Cephalalgia [Internet]. 2016 [cited 2020 Sep 25].

40. Gupta P, Singh S, Goyal V, Shukla G, Behari M. Low-dose topiramate versus lamotrigine in migraine prophylaxis (the Lotolamp study). Headache J Head Face Pain. 2007;47(3):402–12.

41. Amin FM, Asghar MS, Hougaard A, Hansen AE, Larsen VA, de Koning PJ, et al. Magnetic resonance angiography of intracranial and extracranial arteries in patients with spontaneous migraine without aura: a cross-sectional study. Lancet Neurol. 2013;12(5):454–61.

第 5 部分
疼 痛

第 **20** 章

偏头痛

Matthew V. Purbaugh, Amrita-Amanda D. Vuppala

病例

一例24岁高加索人女性患者,因难治性偏头痛至诊所就诊。她从22岁开始就患有抑郁症、肥胖、心动过速和偏头痛。就诊时自诉偏头痛程度剧烈,且局限于左侧颞区,伴有畏光、恐声及恶心。她否认姿势改变与偏头痛相关。患者的偏头痛最初是可控的,随着病情进展,头痛的程度增加,并伴有眼痛。偏头痛的频率约为每周3次。初步检查:头颅MRI平扫+增强,未见明显异常。鉴于头痛的特点和MRI正常,初步诊断为发作性偏头痛。随后,患者开始服用阿米替林预防偏头痛恶化和舒马曲坦进行急性期的止痛治疗。阿米替林的起始剂量为每晚口服25mg,后逐渐增量至每晚口服150mg。服用此药将患者偏头痛的强度及严重程度降低了一半。医生还开具了舒马曲坦100mg的处方,用于其严重发作时的治疗。虽然此药在严重发作时服用有效,但患者经

常达到每月服用的剂量上限。该患者的神经系统和眼科检查均正常,双眼眼底正常。患者想进一步降低头痛的频率和严重程度,但想避免打针,而且她最近失去了保险。患者目前无妊娠计划,并且正在使用宫内节育器(IUD)作为避孕措施。

治疗该患者的发作性偏头痛下一步的最佳方案是什么?

(A)停用阿米替林,开始注射A型肉毒杆菌毒素(保妥适)。

(B)继续服用阿米替林,且每晚加入托吡酯50mg,逐渐增加至100mg,每天2次。

(C)停用阿米替林,开始服用丙戊酸500mg,每天2次。

(D)停用阿米替林,开始每晚使用托吡酯50mg,逐渐增加至每天200mg。

(E)继续服用阿米替林,且开始服用丙戊酸500mg,每天2次。

我们推荐选择方案(B),然而(D)也是一个合理的选择。口服阿米替林后,患者的

头痛频率和严重程度降低了一半,并且没有明显的副作用。因此,该药物的益处大于副作用的风险,建议继续用药。此外,患者患有抑郁症,阿米替林也可能有助于缓解她的抑郁症(即使该药物主要用作治疗偏头痛)。我们建议通过本章讨论的另一种基于循证医学的预防药物来进行综合治疗。在这种情况下,托吡酯是比丙戊酸更好的选择。尽管根据美国神经病学学会(AAN)的研究,这两种药物在预防偏头痛方面都有A级证据,但由于丙戊酸的致畸性副作用,即使患者采取了节育措施,通常仍然避免在育龄女性中使用该药物。托吡酯对超重的患者也有较多益处,它可通过抑制食欲导致患者体重减轻。托吡酯或任何预防剂的起始剂量应较低,然后根据病情需要和患者的耐受情况逐渐增加至较高剂量。我们将在本章的后面部分讨论以较低、可耐受的剂量使用多种药物综合疗法的益处。方案(D)也是一个合理的选择,因为目前多药联合治疗优于单药治疗的证据有限。由于缺乏大量多药联合治疗的对照试验,头痛协会目前倾向于推荐单药治疗。

疾病管理

偏头痛是美国最常见的疾病之一。在18岁及以上的成年人中,偏头痛的患病率为16.6%,是急诊就诊的第五大常见原因,占所有门诊就诊患者的1.2%[1]。偏头痛的发生率在女性中占17.6%,在男性中占5.7%,女性的发生率明显更高[1,2]。由于许多偏头痛患者伴有眼部不适,如眼痛、阳性视觉现象或畏光,对有神经科和眼科培训背景的神经

眼科医生来说,偏头痛也是在患者中常见到的症状。

根据国际头痛协会的最新指南,偏头痛的诊断需要至少5次头痛发作,如果不治疗,持续时间为4~72小时,并且至少具有以下常见疼痛特征中的两个:单侧性、搏动性、中至重度疼痛并加重,或影响身体活动。在头痛期间,必须存在以下情况之一:恶心或呕吐、畏光或恐声[3]。许多偏头痛患者需要预防治疗和止痛治疗(译者注:偏头痛发作的药物治疗分为急性期快速改善头痛症状的止痛治疗,以及缓解期的预防治疗)才能充分缓解疼痛。预防性药物的目的是避免头痛进一步加重。相反,当头痛发作或加重时,可根据需要偶尔使用止痛治疗。适当的偏头痛治疗和有效的预防性药物对于防止发作性偏头痛转变为慢性偏头痛很重要[4]。虽然许多初级保健医生认为偏头痛的初步诊断和一线药物的使用是很容易的,但如果第一次药物治疗失败,他们对于下一步该做什么却不够明确。大多数患者在看专科医生(神经科医生或眼科医生)前已经接受过一线预防性用药,因此,充分了解适当的治疗干预措施至关重要。

我们首先讨论如何最优地启动单一药物疗法。在选择预防性药物时,必须考虑以下几个方面。必须核对患者服用的药物清单和既往病史,以便医生了解其他合并症和可能产生相互作用的药物。考虑到患者可能对同类型其他药物产生不良反应也很重要。例如,有抑郁症病史的患者可能已经尝试过三环类抗抑郁药或血清素–去甲肾上腺素再摄取抑制剂(SNRI)。接下来,重要的是要遵循AAN、加拿大头痛协会和美国头

痛协会（AHS）推荐的基于循证医学的预防药物指南，以指导适当的药物治疗种类和剂量[1,5,6]。我们建议从证据级别最高的药物（A级）开始，每种药物都有推荐的治疗剂量。推荐的起始和最大药物剂量、可治疗的合并症、最常见的不良事件和证据级别见表20.1。不同患者的代谢和药物反应会有所不同，临床医生应从低剂量药物开始，并缓慢调整至治疗剂量，以提高患者的药物耐受性和用药依从性。应该注意，一些患者可能会对低于推荐剂量的药物产生反应，在这些情况下，只有当患者再次出现需要更高剂量的症状时，才应增加药物的剂量。临床医生也可能遇到患者不愿用药，但愿意尝试天然补充剂的情况。表20.2提供了由AAN评估的天然补充剂，以及相关的证据级别和不良反应。不幸的是，没有任何一种保健品具有用于治疗偏头痛的A级证据。有趣的是，在我们的机构中，镁剂的使用是最多的，我们观察到，虽然一些患者可从这类补充剂中受益，但大多数情况下，几个月后仍需要启动药物治疗。值得注意的是，一些制药公司提供了针对偏头痛的组合营养剂，如众所周知且经常被提到的"Migravent"。

这种补充剂可以从柜台购买，包括镁、核黄素和辅酶Q10的组合。一项包含130例偏头痛患者的随机、双盲、安慰剂对照的多中心临床试验发现，与安慰剂相比，服用Migravent的患者疾病负担和偏头痛频率有所改善[7]。对不愿尝试药物治疗的偏头痛患者进行天然补充剂的限时试验是合理的，无论是使用表20.2中的一种还是多种组合；然而，如果患者因偏头痛发作而虚弱无力，且不愿尝试药物预防性治疗，则应关注这些

依从性差的偏头痛患者从发作性偏头痛转变为慢性偏头痛的风险。

一种看似理想的药物不能充分缓解患者的头痛症状，这种情况并不少见。此时，临床医生必须制订下一个最佳治疗方案。如果患者对某种原先适合的药物产生了严重的副作用，医生应转而使用另一种循证预防药物[8]。如果给予的是亚治疗剂量的药物，医生应根据AAN/AHA指南，将药物的剂量增加到合适的水平[1,5,6]。如果患者至少3个月未服药，应延长治疗试验时间，鼓励患者继续服药，并给予充分的治疗时间。单一疗法包括选择一种循证药物，对该药物进行合理的治疗试验，并在后续随访中继续使用该药物，或选择不同的单一药物。如果第一种药物完全无效，那么应该停止使用该药物，并开始使用另一种药物。然而，在某些情况下，患者会从第一种药物中得到一些缓解，尽管症状没有完全改善，此时在第一种药物的基础上再添加另一种可能也是合适的（综合疗法）。过去，美国头痛协会倾向于推荐单一疗法[9,10]。2019年的AHS指南关于新疗法的方面提出，允许在开始使用新药物时考虑综合疗法[11]。尽管美国头痛协会倾向于建议单药治疗，且缺乏针对多药治疗的高质量证据，但多药治疗是临床实践中经常使用的一种策略，因为许多患者在使用单药治疗时会有治疗有效但不充分的表现，同时没有明显的药物副作用，正如本章开头的病例所示[8,10]。综合疗法的可用证据，以及何时考虑这种方法，将在以下段落中进一步讨论。

综合疗法被定义为同时使用两种或多种药物来治疗患者偏头痛的方法，并可进一

表 20.1　用于治疗慢性偏头痛的预防性药物

药物	AAN级别（如果有）或证据级别	每日起始剂量	治疗剂量	同时可治疗的合并症	最常见不良反应	黑框警告
心得安	A	40mg	80~240 mg	高血压、心动过速	疲劳,头晕,便秘,低血压,抑郁症	严重的心绞痛发作,心肌梗死,心绞痛患者在突然停药后可发生室性心律失常
美托洛尔	A	20mg	100~200mg	高血压、心动过速	疲劳,头晕,腹泻,呼吸困难,抑郁症,头晕,心动过缓	严重的心绞痛发作,心肌梗死,心绞痛患者在突然停药后可发生室性心律失常
噻吗洛尔	A	10 mg	20~60 mg	高血压、心动过速	心动过缓,疲劳,头晕,头痛,呼吸困难	严重的心绞痛发作,心肌梗死,心绞痛患者在突然停药后可发生室性心律失常
纳多洛尔	B	20mg	20~160mg	高血压、心动过速	心动过缓,疲劳,头晕,阳痿,瘙痒,皮疹	严重的心绞痛发作,心肌梗死,心绞痛患者在突然停药后可发生室性心律失常
阿替洛尔	B	25mg	50~200mg	高血压、心动过速	心动过缓,低血压,疲劳,头晕,四肢发冷,抑郁症,呼吸困难	严重的心绞痛发作,心肌梗死,心绞痛患者在突然停药后可发生室性心律失常
赖诺普利	C	5mg	10~40 mg	高血压	头晕,低血压,血清 BUN/Cr 升高,上呼吸道感染,咳嗽	妊娠期使用直接作用于肾素-血管紧张素系统的药物可能会导致胎儿、新生儿疾病、死亡
坎地沙坦	C	4 mg	16~32 mg	高血压	低血压,血清 Cr 升高,高钾血症,头晕,背痛,上呼吸道感染,背痛	妊娠期使用直接作用于肾素-血管紧张素系统的药物可能会导致胎儿、新生儿疾病、死亡
维拉帕米	U	120mg	120~480 mg	高血压	便秘,头晕,恶心,低血压,头痛,水肿	
阿米替林	B	10mg	10~200 mg	抑郁症	嗜睡,口干,头晕,便秘,视物模糊,心悸,心动过速	患有重度抑郁症或其他精神疾病的儿童、青少年和青壮年的自杀率增加
文拉法辛	B	37.5mg	75~225 mg	抑郁症	头痛,恶心,失眠,头晕,厌食,嗜睡	患有重度抑郁症或其他精神疾病的儿童、青少年和青壮年的自杀率增加
托吡酯	A	25 mg	50~200 mg	肥胖超重、癫痫发作	代谢性酸中毒,认知功能障碍,感觉异常,嗜睡,上呼吸道感染,头晕,高氨血症,疲劳共济失调,厌食,体重减轻,腹痛,致畸,肾结石,味觉障碍	

（待续）

表20.1(续)

药物	AAN级别(如果有)或证据级别	每日起始剂量	治疗剂量	同时可治疗的合并症	最常见不良反应	黑框警告
丙戊酸钠	A	250 mg	500~2000 mg	癫痫发作	头痛、恶心、呕吐、虚弱、嗜睡、血小板减少症、消化不良、头晕、腹泻、腹部疼痛、震颤、脱发	发生严重或致命的肝衰竭线粒体疾病患者的肝毒性增加。增加先天性畸形的风险,包括神经管缺陷和IQ得分降低。发生危及生命的胰腺炎,包括快速进展的出血性病例
加巴喷丁	U	100 mg	600~3600 mg	癫痫发作,神经疾病	头晕,嗜睡,共济失调,疲劳,发热,外周水肿,眼球震颤	
A型肉毒杆菌毒素	A	不适用	155 单位	无	头痛,偏头痛,面瘫,眼睑下垂,颈部疼痛,僵硬,肌无力,肌痛,注射部位疼痛	
埃伦单抗	双盲随机安慰剂对照试验	不适用	每28天皮下注射70mg或140mg	无	便秘,高血压,注射部位反应,抽筋,肌肉痉挛	
依替尼单抗	双盲随机安慰剂对照试验	不适用	每3个月输注100~300mg	无	鼻咽炎,血管性水肿,荨麻疹	
弗瑞曼珠单抗	双盲随机安慰剂对照试验	不适用	每3个月皮下注射225mg	无	荨麻疹	
加卡奈单抗	双盲随机安慰剂对照试验	每次240 mg	首次给药后每28天120mg	无	注射部位反应,荨麻疹,呼吸困难	

缩写:AAN,美国神经病学学会;HTN,高血压;BUN,血尿素氮;Cr,肌酐;URI,上呼吸道感染;IQ,智力。

表20.2　用于治疗偏头痛的营养补充剂

膳食补充剂（营养保健品）	AAN 类别（如果有）或证据级别	每日起始剂量	治疗剂量	合并症的潜在改善	最常见的不良反应
辅酶 Q10	C	300 mg	80～300 mg	他汀类药物引起的肌痛	恶心，腹泻
柠檬酸镁	B	400 mg	400～600 mg	便秘	腹泻
核黄素	B	400 mg	400 mg	维生素 B_2 缺乏	尿液变色
小白菊	B	50 mg	50～300 mg	不适用	恶心，腹泻
款冬	不再推荐				

步分为真假综合疗法。在真正的综合疗法中，两种或多种药物的治疗目标都是偏头痛，即使存在某种合并症[10]。假性综合疗法被定义为目前使用两种或多种可治疗偏头痛的药物，但其中一种或多种药物主要用于治疗癫痫或抑郁症等合并症，且具有治疗独立性[9, 10, 12]。遗憾的是，也许正是由于有大量的循证药物可用于治疗偏头痛，目前还缺乏针对多药联合治疗的双盲或具有显著统计学差异结果的研究。可能正因为如此，著名的美国头痛协会没有制定综合疗法的指南[10]。

几项小型双盲临床试验调查了各种治疗偏头痛的药物，并比较了单药治疗与多药综合治疗，得出了不同的结果。一项包含38 例患者的双盲研究结果显示，托吡酯和去甲替林的联合治疗优于任一药物的单一治疗，其差异具有统计学意义[13]。有趣的是，这项研究中使用的药物剂量低于偏头痛预防的最大推荐剂量，这似乎增加了药物耐受性[13]。第二项包含73 例受试者的双盲研究评估了托吡酯和阿米替林联合治疗与单药治疗的疗效[14]。在这项研究中，多药治疗组和单药治疗组均显著缓解了偏头痛，两组之间差异没有统计学意义。综合治疗组的患者满意度得分较高，使用的药物剂量较低，阿米替林的使用副作用也有所减少[14]。其他研究表明，单药疗法与多药疗法的疗效没有显著的统计学差异[15, 16]。一项小型开放标签研究对那些使用托吡酯或丙戊酸有治疗作用，但在治疗剂量下有难以忍受的副作用的患者进行了研究[17]。在这类患者中，采用低剂量托吡酯和丙戊酸的联合治疗可提高耐受性、减少副作用并维持抗偏头痛疗效[17]。尽管这些研究对治疗偏头痛的循证药物的不同组合进行了调查，并得出了不同的结果，但总体而言，共同的结论是综合治疗可降低单个药物剂量、增加耐受性和提高患者对治疗的满意度，并提供同时治疗偏头痛和其他合并症的额外益处[10, 12-14]。图20.1为何时考虑启动综合治疗提供了一种循序渐进的方法。

最近，用于急性期的止痛治疗、预防慢性和发作性偏头痛的新型口服、注射药物和神经刺激装置的出现，使单药疗法和多药疗法的临床决策变得复杂起来。这些新型药物或治疗装置包括降钙素基因相关肽（CGRP）抑制剂，和用于预防和治疗发作性偏头痛的电子设备。2018 年，FDA 批准首个 CGRP 抑制剂——人源化单克隆抗体

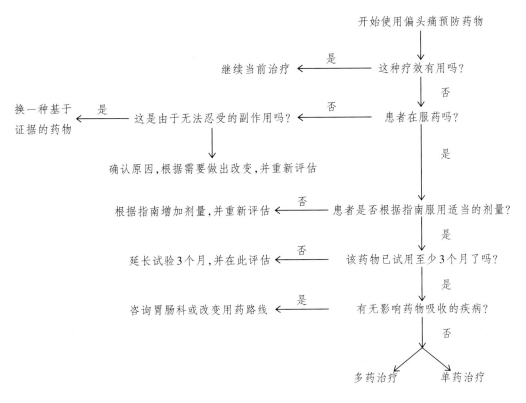

图20.1 偏头痛预防性治疗管理方法流程图。

Erenumab用于治疗偏头痛,因为在几项大型临床试验中发现,其与安慰剂相比,可有效预防发作性和慢性偏头痛[18, 19]。随后,其他几种靶向CGRP的人源化单克隆抗体也获得批准,包括Eptinezumab、Fremanezumab和Galcanezumab[20-23]。CGRP抑制剂由于在临床试验中显示出良好的疗效和较小的副作用,已被迅速广泛使用。CGRP抑制剂的用法是平均每28天使用一次,通过皮下注射给药,这可能对吸收不佳和(或)依从性差的患者特别有益。尽管文献中关于CGRP抑制剂与口服偏头痛药物联合使用的数据有限,但有趣的是,我们经常将CGRP抑制剂与口服偏头痛药物一起使用,并且发现患者可同时耐受这两种疗法。此外,2019年AHS建议,在开始使用CGRP抑制剂的同时,继续使用现有的口服抗偏头痛药,然后进一步决定改用单药治疗或继续多药治疗的方案是合理的[11]。除了这些可注射的抗CGRP药物外,另一种CGRP拮抗剂Gepants也已被研发出来,并在近期获得批准,专门用于偏头痛的急性期的止痛治疗。此前,急性期的止痛治疗的处方药选择大多仅限于曲坦类药物,这些药物具有麻木、刺痛、潮红、胃肠道不适、疲乏和胸痛等明显的副作用,并且此类药物在心血管疾病、偏瘫性偏头痛和有脑干先兆偏头痛的患者中禁用[24, 25]。此外,在有视觉先兆的女性患者中使用曲坦类药物也令人担忧,因为这类人群存在脑卒中风险[26]。这种新型Gepant类(译者注:CGRP受体拮抗剂)药物已被证明不会增加患有偏头痛和明显心脏病史的患者发生心血管副作用的风险[27, 28]。表20.3列出了可用于偏头痛急性中止治疗的药物、证据级别、常见不良反应和适用时的黑框警告。

新型神经刺激装置主要集中于刺激迷走神经和眶上神经。2017年，FDA通过一种名为gammaCore™的装置对迷走神经进行无创刺激，该装置可用于急性期的止痛治疗和预防偏头痛[29, 30]。另一种商品名为Cefaly®的刺激器使用经皮刺激眶上神经作为一种预防偏头痛的方法[31]。最后，经颅磁刺激技术（TMS）也已被FDA批准用于偏头痛预防和止痛治疗。TMS包括一种商业上被称为Cerena的便携式医疗设备，已被证明安全有效[8, 32]。

目前，这些单克隆抗体和神经刺激装置尚未被纳入指南。它们在单一疗法中作为单一药物或作为辅助治疗的作用尚未阐明。这些新型干预措施独特的作用机制和低副作用使其成为难治性偏头痛病例的单一疗法或综合疗法的绝佳选择。我们仍然建议从具有A级证据的口服药物开始，然后再考虑新的干预治疗措施。

总之，在考虑单药治疗或多药治疗时，可根据患者的特定因素，包括合并症、偏头痛的严重程度、先前尝试过的药物数量和患者的意愿提供最佳指导。单一疗法的主要优点是药物治疗对于医生和患者而言都很简单。对于医生而言，这简化了调整剂量、测试疗效和确定哪些药物可能引起副作用的过程[10]。对于患者来说，单一疗法减少了他们必须记住服用的药物总数，这通常是一个既定目标。当采用综合疗法时，目标应该是提高治疗效果，而不是治疗第一种抗偏头痛药物的副作用[8]。使用综合疗法时，最好选择具有不同作用机制并协同作用于不同神经递质系统的药物[13, 33]。对于单药和多药治疗，重要的是要考虑患者有哪些可能从偏头痛药物中受益的合并症[13]。例如，精神健康状况，如抑郁症，可能会受益于其中所添加的抗抑郁药物。对于有多种医疗问题的患者，应考虑多学科治疗，例如，让消化科医生参与治疗有吸收问题的患者，或者让精神科医生参与治疗合并有精神疾病的患者。尽管我们建议从经典的循证口服偏头痛药物开始进行预防，但使用较新的药物（例如，Gepant）而不是曲坦类药物进行止痛治疗可能更安全，因为它们具有较少的副作用和较高的安全性。对进行过不止一项口服抗偏头痛药物试验无效的患者，以及需要多方面治疗的严重偏头痛致残患者，我们建议考虑新的治疗干预措施，包括单克隆抗体和神经刺激装置。

表20.3　急性期的止痛治疗药物

药物	AAN类别(如果有)或证据级别	治疗偏头痛的剂型(口服,除非另有说明) 途径,除非另有说明	最常见的不良反应	黑框警告
对乙酰氨基酚	A	1000 mg	恶心,皮疹,头痛	
阿司匹林	A	500 mg	出血,消化不良,GI溃疡,恶心和呕吐	
布洛芬	A	200 mg 400 mg 800 mg	出血,GI不适,GI溃疡	NSAID增加严重和潜在致命的GI不良事件的风险。MSAID增加严重和潜在致命的心血管血栓事件的风险,包括MI和脑卒中
萘普生	A	500 mg	出血,消化不良,GI溃疡,恶心和呕吐	NSAID增加严重和潜在致命的GI不良事件的风险。NSAID增加严重和潜在致命的心血管血栓事件的风险,包括MI和脑卒中
阿莫曲坦	A	12.5 mg	嗜睡,头晕,恶心,头痛	
依立曲坦	A	20 mg 40 mg 80 mg	嗜睡,头晕,恶心,头痛	
夫罗曲坦	A	2.5 mg	嗜睡,头晕,恶心,头痛,感觉异常	
那拉曲坦	A	1 mg 2.5 mg	恶心,感觉异常,胸痛	
利扎曲坦	A	5 mg 10 mg	头晕,嗜睡,虚弱,疲劳,恶心	
舒马曲坦[a]	A	25 mg 50 mg 100 mg	感觉异常,灼热感,冰冷感,精神萎靡,疲倦,胸痛	
佐米曲坦[b]	A	2.5 mg 5 mg	恶心,头晕,感觉异常,颈部疼痛,下巴痛	
双氢麦角胺[c]	A	2 mg (鼻内给药)	头晕,感觉异常,面部潮红,呼吸困难,焦虑	与强效3A4抑制剂(包括蛋白酶抑制剂和大环内酯类抗生素)联合使用时,可能会出现严重、危及生命的外周缺血。血管痉挛等导致脑缺血的风险也可能增加

(待续)

表20.3（续）

药物	AAN类别(如果有)或证据级别	治疗偏头痛的剂型(口服途径,除非另有说明)	最常见的不良反应	黑框警告
乌布吉泮	随机双盲安慰剂对照试验	50 mg / 100 mg	恶心,嗜睡,口干	
瑞美吉泮	随机双盲安慰剂对照试验	75mg	恶心	

我们强烈建议，除非存在特殊情况，不要使用含有阿片片类和巴比妥类的药物治疗偏头痛。因此，尽管AAN已为这些药物指定了证据级别，但这些药物并未包含在此表中。

缩写：GI，胃肠道；NSAID，非甾体抗炎药；MI，心肌梗死；AAN，美国神经病学学会。

a 舒马曲坦也有10mg和20mg的鼻内给药剂型，也有4mg和6mg的皮下注射剂型。

b 佐米曲坦也有2.5mg和5mg的皮下注射剂型。

c 双氢麦角胺也有1mg的皮下注射剂型（B级AAN证据级别）和1mg的静脉注射剂型、肌内注射剂型（B级AAN证据级别）。

d 瑞美吉泮不能在24小时内重新给药。

（尤佳佳　译）

参考文献

1. Smitherman TA. The prevalence, impact, and treatment of migraine and severe headaches in the United States: a review of statistics from national surveillance studies. Headache. 2013;53(3):427–36. https://doi.org/10.1111/head.12074.

2. Younger DS. Epidemiology of migraine. Neurol Clin. 2016;34(4):849–61. https://doi.org/10.1016/j.ncl.2016.06.011.

3. Olesen J. The International Classification of Headache Disorders. ICHD-3; 2017.

4. Rothrock JF. Migraine "chronification". Headache. 2008;48(1):181–2. https://doi.org/10.1111/j.1526-4610.2007.00989.x.

5. Silberstein SD. Practice parameter: evidence-based guidelines for migraine headache (an evidence-based review): report of the Quality Standards Subcommittee of the American Academy of Neurology. Neurology. 2000;55(6):754–62. https://doi.org/10.1212/wnl.55.6.754.

6. Pringsheim T. Canadian Headache Society guideline for migraine prophylaxis. Can J Neurol Sci. 2012;39(2 suppl 2):S1–59.

7. Gaul C. Improvement of migraine symptoms with a proprietary supplement containing riboflavin, magnesium and Q10: a randomized, placebo-controlled, double-blind, multicenter trial. J Headache Pain. 2015;16(1):1–8. https://doi.org/10.1186/s10194-015-0516-6.

8. Schwedt TJ. Preventive therapy of migraine. Continuum (Minneapolis, Minn). 2018;24(4, headache):1052–65. https://doi.org/10.1212/CON.0000000000000635.

9. D'Amico D. Polytherapy for the prophylaxis of chronic migraine: an Italian survey. Neurol Sci. 2011;32(Suppl 1):185–8. https://doi.org/10.1007/s10072-011-0521-8.

10. D'Amico D. Controversies in migraine: monotherapy. Neurol Sci. 2012;33(Suppl 1):141–5. https://doi.org/10.1007/s10072-012-1059-0.

11. The American Headache Society position statement on integrating new migraine treatments into clinical practice. Headache. 2019;59(1):1–18. https://doi.org/10.1111/head.13456.

12. Silberstein SD. Pharmacological approaches to managing migraine and associated comorbidities--clinical considerations for monotherapy versus polytherapy. Headache. 2007;47(4):585–99.

13. Krymchantowski AV. Topiramate plus nortriptyline in the preventive treatment of migraine: a controlled study for nonresponders. J Headache Pain. 2012;13(1):53–9. https://doi.org/10.1007/s10194-011-0395-4.

14. Keskinbora K. A double-blind randomized controlled trial of topiramate and amitriptyline either alone or in combination for the prevention of migraine. Clin Neurol Neurosurg. 2008;110(10):979–84. https://doi.org/10.1016/j.clineuro.2008.05.025.

15. Bordini CA. Propranolol vs flunarizine vs flunarizine plus propranolol in migraine without aura prophylaxis. A double-blind trial. Arq Neuropsiquiatr. 1997;55(3b):536–41. https://doi.org/10.1590/s0004-282x1997000400003.

16. Domingues RB. A double-blind randomized controlled trial of low doses of propranolol, nortriptyline, and the combination of propranolol and nortriptyline for the preventive treatment of migraine. Arq Neuropsiquiatr. 2009;67(4):973–7. https://doi.org/10.1590/s0004-282x2009000600002.

17. Krymchantowski AV. Low-dose topiramate plus sodium divalproate for positive responders intolerant to full-dose monotherapy. Headache. 2012;52(1):129–32. https://doi.org/10.1111/j.1526-4610.2011.02035.x.

18. Goadsby PJ. Controlled trial of erenumab for episodic migraine. N Engl J Med. 2017;377(22):2123–32. https://doi.org/10.1056/NEJMoa1705848.

19. Tepper S. Safety and efficacy of erenumab for preventive treatment of chronic migraine: a randomised, double-blind, placebo-controlled phase 2 trial. Lancet Neurol. 2017;16(6):425–34. https://doi.org/10.1016/S1474-4422(17)30083-2.

20. Ashina M. Eptinezumab in episodic migraine: a randomized, double-blind, placebo-controlled study (PROMISE-1). Cephalalgia. 2020;40(3):241–54. https://doi.org/10.1177/0333102420905132.

21. Lipton RB. Efficacy and safety of eptinezumab in patients with chronic migraine: PROMISE-2. Neurology. 2020;94(13):e1365–77. https://doi.org/10.1212/WNL.0000000000009169.

22. Silberstein SD. Fremanezumab for the preventive treatment of chronic migraine. N Engl J Med. 2017;377(22):2113–22. https://doi.org/10.1056/NEJMoa1709038.

23. Detke HC. Galcanezumab in chronic migraine: The randomized, double-blind, placebo-controlled REGAIN study. Neurology. 2018;91(24):e2211–21. https://doi.org/10.1212/WNL.0000000000006640.

24. Nappi G. Tolerability of the triptans: clinical implications. Drug Saf. 2003;26(2):93–107. https://doi.org/10.2165/00002018-200326020-00003.

25. Mathew PG. A retrospective analysis of triptan and dhe use for basilar and hemiplegic migraine. Headache. 2016;56(5):841–8. https://doi.org/10.1111/head.12804.

26. Mathew PG. Getting to the heart of the matter: migraine, triptans, DHE, ditans, CGRP antibodies, first/second-generation gepants, and cardiovascular risk. Headache. 2016;59(8):1421–6. https://doi.org/10.1111/head.13601.

27. Chaitman BR. A randomized, placebo-controlled study of the effects of telcagepant on exercise time in patients with stable angina. Clin Pharmacol Ther. 2012;91(3):459–66. https://doi.org/10.1038/clpt.2011.246.

28. Ho TW. Randomized, controlled study of telcagepant in patients with migraine and coronary artery disease. Headache. 2012;52(2):224–35. https://doi.org/10.1111/j.1526-4610.2011.02052.x.

29. Diener H-C. Non-invasive vagus nerve stimulation (nVNS) for the preventive treatment of episodic migraine: The multicentre, double-blind, randomised, sham-controlled PREMIUM trial. Cephalalgia. 2019;39(12):1475–87. https://doi.org/10.1177/0333102419876920.

30. Tassorelli C. Noninvasive vagus nerve stimulation as acute therapy for migraine: the randomized PRESTO study. Neurology. 2018;91(4):e364–73. https://doi.org/10.1212/WNL.0000000000005857.

31. Schoenen JE. Migraine prevention with a supraorbital transcutaneous stimulator: a randomized controlled trial. Neurology. 2013;86(2):201–2. https://doi.org/10.1212/01.wnl.0000479686.32453.cc.

32. Lipton RB. Single-pulse transcranial magnetic stimulation for acute treatment of migraine with aura: a randomised, double-blind, parallel-group, sham-controlled trial. Lancet Neurol. 2010;9(4):373–80. https://doi.org/10.1016/S1474-4422(10)70054-5.

33. Krymchantowski AV. Polytherapy in the preventive and acute treatment of migraine: fundamentals for changing the approach. Expert Rev Neurother. 2006;6(3):283–9. https://doi.org/10.1586/14737175.6.3.283

第**21**章

三叉神经自主神经性头痛

Daniel Crespo,Amrita-Amanda D. Vuppala

病例1

一例55岁的男性患者,因出现发作性光敏感和头痛就诊。既往有无先兆的偏头痛、高血压、非胰岛素依赖型2型糖尿病和无后遗症的远端左小脑卒中。他服用托吡酯预防偏头痛、赖诺普利治疗高血压、阿司匹林和阿托伐他汀预防脑卒中。他自诉在过去的2个月,他出现短时间发作的右侧脑部剧烈刺痛,并伴有右眼畏光。头痛位于右侧颞部或右侧眶上部。他的配偶说他在发作时会因剧烈疼痛抓自己的脸。他的配偶还注意到,每次发作时他的右眼都会变红、流泪。每次发作时间最长达1分钟,然而一天内会发作多次。两周前,他的家庭医生增加了他的托吡酯剂量,但症状仍未见改善。患者曾尝试使用对乙酰氨基酚、萘普生和布洛芬,但他并不是在疼痛发作时服用的这些药物。除了咀嚼外,无其他诱因引起头痛。

神经眼科检查显示双眼视力为20/20,无相对性传入性瞳孔障碍,色觉正常。裂隙灯检查显示双眼前节及眼底正常。光学相干断层扫描和Humphrey视野显示双眼均未见异常。

该患者的主要鉴别诊断是什么?

(A)丛集性头痛。

(B)阵发性偏头痛。

(C)无先兆偏头痛。

(D)短暂性单侧神经痛样头痛发作伴结膜充血和流泪(SUNCT)。

(E)短暂性单侧神经痛样头痛伴脑自主神经症状(SUNA)。

(F)持续性偏侧头痛。

该患者的一线治疗是什么?

(A)吲哚美辛。

(B)皮下注射舒马曲坦。

(C)加巴喷丁。

(D)拉莫三嗪。

(E)吸氧。

由于短暂发作单侧剧烈头痛，且疼痛性质为刺痛，同时伴有流泪和结膜充血等自主神经症状，患者诊断为（D）SUNCT。SUNCT的最佳或一线治疗是（D）拉莫三嗪。

讨论

三叉神经自主神经性头痛（TAC）是指5种具有不同临床特征和发作时间的头痛综合征。这5种头痛被认为是原发性头痛，包括丛集性头痛（CH）、短暂性单侧神经痛样头痛发作伴结膜充血和流泪、短暂性单侧神经痛样头痛伴脑自主神经症状、阵发性偏头痛（PH）和持续性偏侧头痛（HC）[1]。这些头痛综合征的诊断和治疗对神经科医生和眼科医生来说都富有挑战。患者常因眶周疼痛、流泪、结膜充血、眼睑水肿、瞳孔缩小等眼部症状而就诊于神经眼科。这些眼部表现被认为继发于三叉神经自主神经激活[2]。正确的诊断对于开展正确的治疗至关重要，因为每种综合征的一线治疗药物可能各不相同。

病理生理学研究进展

TAC的病理生理很复杂，尚未被完全阐明。三叉神经自主神经激活推断有3个关键系统发挥作用：三叉神经血管系统，下丘脑和脑自主神经系统。这些系统通过三叉神经自主反射通路、下丘脑-自主神经通路和下丘脑-三叉神经连接[3,4]。第一个系统，三叉神经血管系统，是TAC中面部疼痛部分。三叉神经的眼支接受来自包括硬脑膜、眼、颅血管和前额等各种头部结构的疼痛传入。随后，三叉神经分支激活脑干和上颈脊髓（包括枕骨神经）的其他疼痛区域。这些疼痛区域最终投射到丘脑、整个大脑皮层和皮层下疼痛调节区域，被称为"疼痛神经矩阵"，引起面部疼痛[3]。另一个系统是下丘脑，与某些TAC患者出现的昼夜节律和躁动有关，因为昼夜节律系统和攻击区域由下丘脑控制[4]。支持下丘脑参与的还有PET扫描研究，在硝酸甘油诱导的丛集性头痛的急性疼痛阶段可观察到下丘脑激活[5]。最后，脑自主神经系统通过一条从脑干上泌涎核到蝶腭神经节的重要通路来参与TAC病理生理，使副交感神经过度激活和交感神经抑制[6]。蝶腭神经节支配泪腺和鼻旁窦，是TAC中出现自主症状（分别为流泪和鼻漏）的原因。人工激活蝶腭神经节可以触发和治疗丛集性头痛，这进一步证明了该通路的重要性[7]。三叉神经自身在自主激活中的作用只占一部分，因为切除三叉神经并不会中止头痛，也不会中止脑自主神经症状[8]。参与引起TAC自主途径的分子是血管活性肠肽（VIP）和钙素基因相关肽（CGRP），这两种分子均在发作时升高[4,9,10]。近期研究表明，刺激迷走神经可减轻丛集性头痛，因此推测TAC发病机制可能涉及迷走神经；然而，这种涉及的性质仍有待发现[11,12]。TAC不是孟德尔式遗传，到目前为止，没有公认的会增加易感性的特定基因突变[13]。

最新临床标准和治疗

TAC的最新诊断标准来自国际头痛学会（IHS），在2018年制定的《国际头痛疾病分类（ICHD-3）》第三版中有详细说明。TAC分为5类，包括CH、PH、短暂性单侧神经痛样头痛、HC和可能的TAC[14]。这些新标准最重要的更新之一是将 HC 纳入 TAC[14]。此外,所包括的脑自主神经症状特征列表不再包括同侧面部潮红或耳部闷胀感。最后,在慢性 TAC(HC 除外)的定义中,将缓解期延长到少于 3 个月(之前建议的缓解期少于 1 个月)。在下面的段落中,我们将简要回顾每个 TAC 头痛综合征相关治疗的新进展。表 21.1 详细列出了 TAC 的对比汇总表。

丛集性头痛

CH 是一种严重的头痛类型,通常中年男性多见。头痛可以是慢性的,但更多时候为阵发性的[15]。单侧头痛发作频率从隔日 1 次至每日 8 次,持续 15~180 分钟。CH 与脑自主神经症状和躁动相关[15,16]。发病可丛集(阵阵发作)或无缓解期[15-17]。CH 是唯一具有昼夜节律性的 TAC[15]。在最新的 ICHD-3 CH 诊断标准中,慢性 CH 的定义由缓解持续时间小于 1 个月,改为缓解持续时间小于 3 个月[14]。在 TAC 中,CH 是最使人衰弱的一种,因其具有严重的阵发性疼痛,相当于"分娩或排出肾结石"[9]。急性 CH 的一线治疗是高流量氧(100% 6~12L)联合舒马曲坦或佐米曲普坦[18]。虽然这一方案多年来一直是经典的一线治疗,但有几种新的二线治疗方法已成功用于 CH 的急性治疗。在一项随机安慰剂对照双盲交叉研究中,皮下注射奥曲肽的应答率为 52%,而安慰剂的应答率为 36%(P < 0.001)[19]。Robbins 等的[20]报告称,在 30 例 CH 患者使用 4% 的利多卡因鼻内给药后呈轻度或中度缓解。在另一项双盲安慰剂对照研究中,Costa 等[21]发现,在硝酸甘油诱导的 CH 患者中,在前鼻镜引导下将 10% 的利多卡因用于蝶腭窝区域,症状可完全缓解。在一项随机对照试验中,枕骨下类固醇注射也被证明对急性 CH 的短期预防和慢性 CH 的治疗有效[22]。

表 21.1 TAC 的种类

	SUNCT 和 SUNA	阵发性偏头痛	丛集性头痛	持续性偏侧头痛
流行病学	男性>女性,成年晚期发病	女性>男性,中年发病	男性>女性,中年发病	女性>男性,中年发病
头痛程度	重度	重度	重度	轻至中度伴有严重闪光感
头痛持续时间	1~600 秒	2~30 分钟	15~180 分钟	>3 月
发生频率	≥1 次/天	≥5 次/天	1~8 次/天	持续存在
烦躁不安	+++	+	+	+
自主症状	+++	++	++	+++
昼夜节律	无	无	++	无
头痛诱因	皮肤刺激、颈部运动	颈部运动、乙醇、硝酸甘油	乙醇、硝酸甘油	乙醇
一线治疗	拉莫三嗪	吲哚美辛	高流量氧和曲坦类药物	吲哚美辛
二线治疗	利多卡因、奥卡西平、卡马西平、度洛西汀、托吡酯、加巴喷丁、类固醇	后下丘脑刺激、维拉帕米、蝶腭骨的/颅骨的神经阻滞、塞来昔布、托吡酯	奥曲肽、鼻给利多卡因、迷走神经刺激、维拉帕米、锂、托吡酯、褪黑素、巴氯芬、丙戊酸	加巴喷丁、维拉帕米、非侵入性迷走神经的神经刺激、肉毒杆菌毒素、枕神经阻滞、褪黑素、塞来昔布

非药物干预,如经颅刺激和神经调节也已运用于临床试验。经颅直流电刺激(tDCS)治疗31例难治性慢性CH患者,发作频率和发作时间均明显降低[23]。一项随机假对照研究对蝶腭神经刺激进行了研究,在15分钟完整刺激的患者中,67.1%的患者急性疼痛得到缓解[24]。非侵入性迷走神经的神经刺激(nVNS)的神经调节也被证明是一种很有前景的治疗CH患者的方法。在英国的一项30例CH患者的回顾性研究中,马林等将nVNS用作难治性CH的辅助治疗,患者的攻击严重程度、频率和持续时间明显降低[25]。目前,FDA已批准nVNS用于发作性CH的紧急预防。枕神经刺激在医学难治性慢性丛集性头痛(ICON)中的临床疗效试验目前正在研究中[26]。

对于CH的预防性治疗,维拉帕米是首选药物。根据Leone等的双盲研究,最小有效剂量为每日360mg(分为3种剂量)[27]。更高剂量(高达每日1200mg)曾使用过,但考虑到有症状性心动过缓和房室传导阻滞的风险,建议在开始治疗前和增加剂量前进行心电监测[27]。CH的二线预防治疗包括锂盐、托吡酯,以及作为辅助治疗的褪黑激素[16,28,29]。最后,巴氯芬和丙戊酸也已被使用,但它们的有效性的证据仅限于病例报告和病例系列[3,30]。

阵发性偏头痛

PH更常见于中年女性[31]。患者通常主诉剧烈单侧头痛,持续2~30分钟,伴有单侧脑自主神经症状,少数伴有躁动[17,31,32]。发作的频率是每天至少5次。根据ICHD-3诊断标准,PH患者必须对吲哚美辛有反应[14]。

然而,这一说法受到Prakash等的质疑,他们报道了一例PH患者对吲哚美辛无反应的病例报告[31]。这种类型的头痛可以是发作性,也可以是无缓解期的慢性过程[2,14]。治疗PH首先要进行吲哚美辛的试验,它是一种非甾体抗炎药,与其他类似药物相比,能改善血脑屏障的穿透性[33]。吲哚美辛应缓慢滴定以减轻疼痛,然后逐渐减少到最低有效剂量,以防止常见的副作用[33]。组胺阻断剂和质子泵抑制剂可用于预防使用吲哚美辛引起的恶心和胃十二指肠溃疡[9,33]。有趣的是,吲哚美辛本身可导致一种新型头痛的发生[34]。PH的二线治疗方法已被尝试过,但其使用证据有限。Walcott和Morelli分别报道了下丘脑后部刺激和蝶腭内镜神经节阻滞可成功治疗PH患者[35,36]。虽然有病例报道,但使用阿司匹林、维拉帕米、托吡酯和罗非昔布的证据有限[35,37-39]。Antonaci等报道了一系列反复麻醉阻滞颅周神经治疗PH不成功的病例[40]。

持续性偏侧头痛

HC的特征是慢性的轻到中度疼痛,伴有与单侧脑自主神经症状相关的严重头痛[14]。HC多见于中年女性,表现为持续头痛至少3个月,伴单侧脑自主神经症状或躁动[14]。就像PH一样,HC必须对吲哚美辛有反应,才能按照ICHD-3标准分类。HC可出现偏头痛症状,这会混淆正确的诊断[32,41]。HC患者发作时有剧烈的头痛,可使人丧失能力,可持续数分钟至数天[31,41]。HC与PH的治疗相似,一线用药是吲哚美辛[33]。HC的二线治疗仅在病例系列和病例报告中有过研究。据斯皮尔斯报道,9例患者中,有4

例对加巴喷丁反应最佳[42]。也有报道褪黑素可部分或完全缓解症状[43]。HC对维拉帕米的反应似乎不如PH[44]。在一些病例报告中，托吡酯已被报道可缓解HC的症状[37,45,46]。Porta Etessam等报道了4例HC患者对COX-2抑制剂完全应答[47]。一组16例HC患者接受双侧枕神经刺激，应答率为50%[48]。nVNS对两例不耐受吲哚美辛的患者治疗成功[49]。使用肉毒杆菌毒素的证据很少[50,51]。

短暂性单侧神经痛样头痛

短暂性单侧神经痛样头痛的发作分为SUNCT和SUNA。SUNCT和SUNA在男性中比在女性中更多见，于晚年发病[3,32]。SUNCT和SUNA的发作通常呈阵发性中至重度单侧刺痛性头痛发作，持续1~600秒[14]。SUNCT患者会同时出现结膜充血和流泪症状，而SUNA患者只出现结膜充血或流泪其中一项或者都不出现[14,32]。虽然这两种症状的持续时间都很短，但它们是TAC中发作频率最高的，每天发作多达100次。SUNCT和SUNA的一线治疗是拉莫三嗪，它通常被滴定到50~100 mg，每天2次[3]。缓慢滴定拉莫三嗪对于预防皮肤并发症如Stevens-Johnson综合征至关重要[52]。最有效的药物是静脉输

注利多卡因，但它在使用时需要进行心电监测，并需要有经验的医生判读是否存在心律失常[9,53]。有病例报道，下丘脑后部刺激在顽固性SUNCT病例中起作用[54]。在一个回顾性病例系列报道中，1/2的SUNA患者对无感觉异常的颈髓10 kHz刺激应答良好[55]。枕神经注射在少数SUNCT和SUNA系列病例报道中已被证明有效[56,57]。短期的类固醇激素也显示出对急性加重期的缓解[32,58]。病例报告和系列报道建议的其他药物有卡马西平[58]、加巴喷丁[59]、托吡酯[60]和度洛西汀[61]。

结论

TAC是一种未被充分认识的、具有多种自主神经症状的原发性头痛性疾病，如果临床医生没有详细地询问病史，该疾病容易被忽视。对于涉及复杂病理生理过程的神经系统，可行药物靶向治疗和新兴的神经调节疗法，如tDCS、VNS和本章讨论的脊髓刺激。区分不同类型TAC的特点是必要的，因为不同类型TAC的治疗选择是不同的，只有采用合适有效的治疗才可能最大限度缓解患者的痛苦。

（吴秋艳 译）

参考文献

1. Wei DY, Yuan Ong JJ, Goadsby PJ. Overview of trigeminal autonomic cephalalgias: nosologic evolution, diagnosis, and management. Ann Indian Acad Neurol. 2018;21(Suppl 1):S39–44.
2. Goadsby PJ, Lipton RB. A review of paroxysmal hemicranias, SUNCT syndrome and other short-lasting headaches with autonomic feature, including new cases. Brain. 1997;120(Pt 1):193–209.
3. Burish MJ, Rozen TD. Trigeminal autonomic cephalalgias. Neurol Clin. 2019;37(4):847–69.
4. May A, Bahra A, Büchel C, Frackowiak RS, Goadsby PJ. Hypothalamic activation in cluster headache attacks. Lancet. 1998;352(9124):275–8.
5. Frese A, Evers S, May A. Autonomic activation in experimental trigeminal pain. Cephalalgia. 2003;23(1):67–8.
6. Alstadhaug KB, Ofte HK. Cluster headache. Tidsskr Nor Laegeforen. 2015;135(15):1361–4.

7. Schytz HW, Barløse M, Guo S, Selb J, Caparso A, Jensen R, et al. Experimental activation of the sphenopalatine ganglion provokes cluster-like attacks in humans. Cephalalgia. 2013;33(10):831–41.

8. Matharu MS, Goadsby PJ. Persistence of attacks of cluster headache after trigeminal nerve root section. Brain. 2002;125(Pt 5):976–84.

9. Burish M. Cluster headache and other trigeminal autonomic cephalalgias. Continuum (Minneap Minn). 2018;24(4, Headache):1137–56.

10. Goadsby PJ, Edvinsson L. Human in vivo evidence for trigeminovascular activation in cluster headache. Neuropeptide changes and effects of acute attacks therapies. Brain. 1994;117(Pt 3):427–34.

11. Gaul C, Diener HC, Silver N, Magis D, Reuter U, Andersson A, et al. Non-invasive vagus nerve stimulation for PREVention and Acute treatment of chronic cluster headache (PREVA): a randomised controlled study. Cephalalgia. 2016;36(6):534–46.

12. Akerman S, Simon B, Romero-Reyes M. Vagus nerve stimulation suppresses acute noxious activation of trigeminocervical neurons in animal models of primary headache. Neurobiol Dis. 2017;102:96–104.

13. Baumber L, Sjöstrand C, Leone M, Harty H, Bussone G, Hillert J, et al. A genome-wide scan and HCRTR2 candidate gene analysis in a European cluster headache cohort. Neurology. 2006;66(12):1888–93.

14. Headache Classification Committee of the International Headache Society (IHS). The International Classification of Headache Disorders, 3rd edition (beta version). Cephalalgia. 2013;33(9):629–808.

15. Hoffmann J, May A. Diagnosis, pathophysiology, and management of cluster headache. Lancet Neurol. 2018;17(1):75–83.

16. Leone M, Giustiniani A, Cecchini AP. Cluster headache: present and future therapy. Neurol Sci. 2017;38(Suppl 1):45–50.

17. Mitsikostas DD, Ashina M, Craven A, Diener HC, Goadsby PJ, Ferrari MD, et al. European headache federation consensus on technical investigation for primary headache disorders. J Headache Pain. 2015;17:5.

18. Robbins MS, Starling AJ, Pringsheim TM, Becker WJ, Schwedt TJ. Treatment of cluster headache: the American Headache Society evidence-based guidelines. Headache. 2016;56(7):1093–106.

19. Matharu MS, Levy MJ, Meeran K, Goadsby PJ. Subcutaneous octreotide in cluster headache: randomized placebo-controlled double-blind crossover study. Ann Neurol. 2004;56(4):488–94.

20. Robbins L. Intranasal lidocaine for cluster headache. Headache. 1995;35(2):83–4.

21. Costa A, Pucci E, Antonaci F, Sances G, Granella F, Broich G, et al. The effect of intranasal cocaine and lidocaine on nitroglycerin-induced attacks in cluster headache. Cephalalgia. 2000;20(2):85–91.

22. Leroux E, Valade D, Taifas I, Vicaut E, Chagnon M, Roos C, et al. Suboccipital steroid injections for transitional treatment of patients with more than two cluster headache attacks per day: a randomised, double-blind, placebo-controlled trial. Lancet Neurol. 2011;10(10):891–7.

23. Magis D, D'Ostilio K, Lisicki M, Lee C, Schoenen J. Anodal frontal tDCS for chronic cluster headache treatment: a proof-of-concept trial targeting the anterior cingulate cortex and searching for nociceptive correlates. J Headache Pain. 2018;19(1):72.

24. Schoenen J, Jensen RH, Lantéri-Minet M, Láinez MJ, Gaul C, Goodman AM, et al. Stimulation of the sphenopalatine ganglion (SPG) for cluster headache treatment. Pathway CH-1: a randomized, sham-controlled study. Cephalalgia. 2013;33(10):816–30.

25. Marin J, Giffin N, Consiglio E, McClure C, Liebler E, Davies B. Non-invasive vagus nerve stimulation for treatment of cluster headache: early UK clinical experience. J Headache Pain. 2018;19(1):114.

26. Wilbrink LA, Teernstra OP, Haan J, van Zwet EW, Evers SM, Spincemaille GH, et al. Occipital nerve stimulation in medically intractable, chronic cluster headache. The ICON study: rationale and protocol of a randomised trial. Cephalalgia. 2013;33(15):1238–47.

27. Leone M, D'Amico D, Frediani F, Moschiano F, Grazzi L, Attanasio A, et al. Verapamil in the prophylaxis of episodic cluster headache: a double-blind study versus placebo. Neurology. 2000;54(6):1382–5.

28. Leone M, Dodick D, Rigamonti A, D'Amico D, Grazzi L, Mea E, et al. Topiramate in cluster headache prophylaxis: an open trial. Cephalalgia. 2003;23(10):1001–2.

29. Steiner TJ, Hering R, Couturier EG, Davies PT, Whitmarsh TE. Double-blind placebo-controlled trial of lithium in episodic cluster headache. Cephalalgia. 1997;17(6):673–5.

30. Hering-Hanit R, Gadoth N. Baclofen in cluster headache. Headache. 2000;40(1):48–51.

31. Prakash S, Belani P, Susvirkar A, Trivedi A, Ahuja S, Patel A. Paroxysmal hemicrania: a retrospective study of a consecutive series of 22 patients and a critical analysis of the diagnostic criteria. J Headache Pain. 2013;14:26.
32. Baraldi C, Pellesi L, Guerzoni S, Cainazzo MM, Pini LA. Therapeutical approaches to paroxysmal hemicrania, hemicrania continua and short lasting unilateral neuralgiform headache attacks: a critical appraisal. J Headache Pain. 2017;18(1):71.
33. Lucas S. The pharmacology of indomethacin. Headache. 2016;56(2):436–46.
34. Jürgens TP, Schulte LH, May A. Indomethacin-induced de novo headache in hemicrania continua--fighting fire with fire? Cephalalgia. 2013;33(14):1203–5.
35. Walcott BP, Bamber NI, Anderson DE. Successful treatment of chronic paroxysmal hemicrania with posterior hypothalamic stimulation: technical case report. Neurosurgery. 2009;65(5):E997; discussion E.
36. Morelli N, Mancuso M, Felisati G, Lozza P, Maccari A, Cafforio G, et al. Does sphenopalatine endoscopic ganglion block have an effect in paroxysmal hemicrania? A case report. Cephalalgia. 2010;30(3):365–7.
37. Camarda C, Camarda R, Monastero R. Chronic paroxysmal hemicrania and hemicrania continua responding to topiramate: two case reports. Clin Neurol Neurosurg. 2008;110(1):88–91.
38. Lisotto C, Maggioni F, Mainardi F, Zanchin G. Rofecoxib for the treatment of chronic paroxysmal hemicrania. Cephalalgia. 2003;23(4):318–20.
39. Cohen AS, Goadsby PJ. Paroxysmal hemicrania responding to topiramate. BMJ Case Rep. 2009;2009:bcr06.2009.2007.
40. Antonaci F, Pareja JA, Caminero AB, Sjaastad O. Chronic paroxysmal hemicrania and hemicrania continua: anaesthetic blockades of pericranial nerves. Funct Neurol. 1997;12(1):11–5.
41. Tepper SJ, Tepper DE. The Cleveland Clinic Manual of Headache Therapy. 2nd ed. Switzerland: Springer International Publishing; 2014.
42. Spears RC. Is gabapentin an effective treatment choice for hemicrania continua? J Headache Pain. 2009;10(4):271–5.
43. Rozen TD. Melatonin responsive hemicrania continua. Headache. 2006;46(7):1203–4.
44. Rajabally YA, Jacob S. Hemicrania continua responsive to verapamil. Headache. 2005;45(8):1082–3.
45. Prakash S, Husain M, Sureka DS, Shah NP, Shah ND. Is there need to search for alternatives to indomethacin for hemicrania continua? Case reports and a review. J Neurol Sci. 2009;277(1–2):187–90.
46. Brighina F, Palermo A, Cosentino G, Fierro B. Prophylaxis of hemicrania continua: two new cases effectively treated with topiramate. Headache. 2007;47(3):441–3.
47. Porta-Etessam J, Cuadrado M, Rodríguez-Gómez O, García-Ptacek S, Valencia C. Are Cox-2 drugs the second line option in indomethacin responsive headaches? J Headache Pain. 2010;11(5):405–7.
48. Miller S, Watkins L, Matharu MS. Treatment of intractable hemicrania continua by occipital nerve stimulation. J Neurol Neurosurg Psychiatry. 2017;88(9):805–6.
49. Nesbitt A, Marin J, Goadsby P. Treatment of hemicrania continua by non-invasive vagus nerve stimulation in 2 patients previously treated with occipital nerve stimulation. J Headache Pain. 2013;14(Suppl 1):P230-P.
50. Khalil M, Ahmed F. Hemicrania continua responsive to botulinum toxin type a: a case report. Headache. 2013;53(5):831–3.
51. Garza I, Cutrer FM. Pain relief and persistence of dysautonomic features in a patient with hemicrania continua responsive to botulinum toxin type A. Cephalalgia. 2010;30(4):500–3.
52. Parveen S, Javed MA. Stevens Johnson syndrome associated with lamotrigine. Pak J Med Sci. 2013;29(6):1450–2.
53. Matharu MS, Cohen AS, Goadsby PJ. SUNCT syndrome responsive to intravenous lidocaine. Cephalalgia. 2004;24(11):985–92.
54. Wei DY, Jensen RH. Therapeutic approaches for the management of trigeminal autonomic cephalalgias. Neurotherapeutics. 2018;15(2):346–60.
55. Lambru G, Trimboli M, Palmisani S, Smith T, Al-Kaisy A. Safety and efficacy of cervical 10 kHz spinal cord stimulation in chronic refractory primary headaches: a retrospective case series. J Headache Pain. 2016;17(1):66.
56. Porta-Etessam J, Cuadrado ML, Galán L, Sampedro A, Valencia C. Temporal response to bupivacaine bilateral great occipital block in a patient with SUNCT syndrome. J Headache Pain. 2010;11(2):179.
57. Weng HY, Cohen AS, Schankin C, Goadsby PJ. Phenotypic and treatment outcome data on SUNCT and SUNA, including a randomised placebo-controlled trial. Cephalalgia.

2018;38(9):1554–63.

58. Pareja JA, Kruszewski P, Sjaastad O. SUNCT syndrome: trials of drugs and anesthetic blockades. Headache. 1995;35(3):138–42.

59. Graff-Radford SB. SUNCT syndrome responsive to gabapentin (Neurontin). Cephalalgia. 2000;20(5):515–7.

60. Rossi P, Cesarino F, Faroni J, Malpezzi MG, Sandrini G, Nappi G. SUNCT syndrome successfully treated with topiramate: case reports. Cephalalgia. 2003;23(10):998–1000.

61. Lambru G, Matharu MS. SUNCT and SUNA: medical and surgical treatments. Neurol Sci. 2013;34(Suppl 1):S75–81.

第 **22** 章

脑震荡后综合征中的畏光

Meleha T. Ahmad, Eric L. Singman

病例

一例30岁的女性患者,由于近期发生脑震荡来进行神经眼科评估。她是一名商船保修经理,在2个月前一次迅速起身时,头部不慎撞到了一艘帆船的底部。在事故发生前,她没有任何病史。事故发生后,她出现了一系列症状,包括晕车、阅读时恶心、"脑雾"(译者注:指大脑难以形成清晰的思维和记忆的现象)、言语迟缓,最终出现口吃的症状,同时伴有持续的头胀和间歇性头痛。最令她痛苦的症状是持续畏光,严重影响了她的工作能力。无论在室内还是室外,她一直戴着深色太阳镜,而且她更愿意待在黑暗的环境下。眼科检查显示,她的双眼远视力为20/20,双眼近视力为J1+。色觉、眼外肌运动和面对面视野检查均正常,双眼瞳孔等大、等圆,对光反射灵敏,RAPD阴性;然而,患者在瞳孔测试中表现出明显的不适,视近时有0.5棱镜度外斜,但斜视检查正

常。裂隙灯检查正常,视神经正常,未见苍白水肿。由于患者严重畏光,推迟进行散瞳检查。

这例患者最合适的治疗方案是什么?
(A)观察。
(B)佩戴有色眼镜和安装变色车窗膜。
(C)加巴喷丁药物治疗。
(D)颈神经节阻滞。

疾病管理

这例患者在轻度创伤性脑损伤(mTBI)后出现了使人衰弱的畏光症状,影响到了她的日常生活。虽然对于TBI后的畏光还没有明确的治疗方法,选项(B)有色眼镜有助于减轻她的一些症状,佩戴有色眼镜也是这例患者最合适的治疗选择。

mTBI,俗称脑震荡,占美国每年发生的颅脑损伤的70%~80%[1],可导致急性和慢性视力改变[2]。TBI被美国国立卫生研究院

183

(NIH)定义为"头部受到突然外伤所导致的获得性脑组织损伤"[3]。虽然mTBI尚没有公认的诊断标准，其表现通常包括创伤后短暂意识丧失（<30分钟）和暂时的创伤后失忆（<24小时），伤后24小时内格拉斯哥昏迷量表评分（GCS）13~15分，以及神经影像正常[4]。mTBI的常见症状包括头痛、意识不清、头昏、头晕、疲劳或嗜睡、睡眠障碍或情绪变化、注意力难以集中或记忆力减退[5]。钝挫伤是引起mTBI的最常见原因，穿透性脑损伤多属于中度或重度TBI，通常会导致结构异常，并有神经影像学的异常表现[4]。

mTBI与视觉功能障碍有关是因为大脑中有多个视觉功能区[6]。mTBI是由大脑撞击颅骨造成的直接或间接损伤。在细胞水平上，损伤与轴突牵拉及细胞内钙浓度增加引起的无菌性炎症有关，随后出现蛋白水解和神经元去极化[2]。局部的酸中毒和水肿可进一步加重轴突病变，继而导致神经元损伤[2]。虽然大多数患者在30~45天恢复到受伤前神经生理状态[7]，但高达15%的患者存在持续损伤[8]，甚至有些患者的持续细胞损伤可达数年之久[9]。mTBI对视功能的影响包括多方面，包括传入功能中的视力、色觉、耐光性、立体视、对比敏感度和视野，传出功能中的调节、传导、扫视和瞳孔功能，以及视觉联合区域的功能，如视觉记忆和阅读[2]。

畏光，也称为光敏感或光眼痛，定义为"个体在正常光线水平下出现的轻至重度视觉不适"[10]。它是一种常见症状，与多种病因有关，包括眼病、神经病和精神病。畏光的眼部病因包括干眼、角膜神经病变、葡萄膜炎和视网膜退行性疾病。引起畏光的最常见神经眼科疾病是偏头痛或自主性头痛、良性原发性眼睑痉挛（BEB）和TBI[11]。引起畏光少见但极为严重的神经系统疾病包括垂体瘤、进行性核上性麻痹和脑膜炎[11]。偏头痛患者在头痛时经常伴有畏光，也有一些人伴有慢性光敏感[12]。三叉神经自主性头痛与单眼畏光有关，这在传统偏头痛中罕见[13]。BEB患者常抱怨光敏感增强，然而，因BEB常与干眼共存，目前尚不清楚这种症状是否与干眼存在部分关联[14]。过去，有些人认为畏光是源于功能性，而非器质性病因[15]，然而，最近的研究表明，畏光存在生理学基础[10, 16, 17]。

畏光的病理生理学机制尚不清楚，但可能与三叉传入神经有关，三叉神经与眼球和眼眶血管密切相关，是头部痛觉的主要调控者[10]。可能存在多种神经回路激活畏光，包括目前尚未发现的神经回路。功能性磁共振成像（fMRI）和正电子发射断层成像（PET）评估显示，由不同神经系统疾病引起畏光的患者，其三叉神经核[18]、上丘[19]和大脑皮层[20]活性增加。目前已证实存在3种潜在的神经回路可以将光信号转换为痛觉。更具体地说，是光的激活通路：

1. 光线到达视网膜光感受器会有序激活视网膜神经节细胞，并投射到上泌涎核。随后，这些核团将信号发送到眼部血管，引起血管舒张和这些血管中痛觉神经元的激活[21]。

2. 含有黑视素的光敏视网膜神经节细胞（ipRGC）可以将光信号投射到丘脑的疼痛中枢[22]。

3. 视网膜神经节细胞（RGC）与三叉神经传入通路直接联系。这些RGC不将轴突信号传递到视神经和中枢视觉系统[23]。

关于畏光的生化信号通路，至少包含两

种三叉神经血管系统神经肽,即降钙素基因相关肽(CGRP)和垂体腺苷酸环化酶活化多肽(PACAP)[24]。对TBI和畏光患者的生理学研究显示,在无可识别的视网膜功能障碍情况下,患者暗适应阈值增加,这可能与皮层损伤引起高兴奋性反应导致皮质性适应不良的机制有关[25]。

畏光和TBI之间存在联系是无可争议的,在患有多发性创伤和TBI的退伍军人中,有高达59%的人存在畏光[26,27]。在因爆炸受伤而患有mTBI的退伍军人中,畏光患者同样高达50%~55%,而对照组为10%[8,28]。TBI患者在闭合性脑损伤后1~3周,平均亮度的主观耐受性较健康对照组低[16],这种差异似乎在轻度脑损伤后6个月伴有脑震荡症状的患者中持续存在[17]。头部外伤后初次评估中的畏光可能是预测持续存在脑震荡后遗症的因素之一[29]。此外,畏光对患者心理的影响也会很明显。在一项111例成年畏光患者的研究中,50%的人无业,25%的人表示畏光极大地影响了他们的生活质量[30]。工作时持续畏光会导致一天结束时疲劳、头痛和恶心,并会严重影响屏幕工作和阅读[31]。尽管有证据表明,TBI后的畏光可能会在第一年改善[30],但对有明显症状的患者应给予治疗,而不是单纯观察(A)。

畏光被称为治疗上最具挑战性的神经眼科疾病之一,部分原因是缺乏严格的数据来支持治疗方案[10]。令人惊讶的是,目前还没有治疗畏光的随机对照试验研究。大多数临床证据来自病例报告和小队列研究。对任何畏光患者的治疗,无论是否伴有mT-BI,首先要进行全面的眼科检查,以确定潜在的眼部疾病,如干眼和BEB。应特别注意

患者对症状的描述,因为观察者根据患者对光的反应来判断是否存在畏光和畏光程度,已被证明与患者描述的主观症状相关性较差[32]。已有多个团队研发了畏光问卷,然而这些问卷通常只用于研究[33-35]。若在检查中没有发现畏光的明确病因,则应采取姑息治疗。

光学治疗因其无创性而成为畏光的一线治疗方法(B)。其包括佩戴中性密度透镜(如太阳镜)或滤光透镜(如彩色镜片)。虽然中性密度透镜具有易于购买的优点,但其因遮挡所有波长的光,会导致亮度显著降低。此外,也有人认为佩戴深色眼镜,尤其在室内佩戴,长远来看会导致暗适应延长,进一步加剧畏光[10, 11]。事实上,据报道,持续佩戴室内太阳镜是mTBI后发生持续畏光的危险因素之一[30]。当使用中性密度透镜时,随使用时间延长重新标定镜片颜色密度是非常重要的。然而,光治疗可降低季节性抑郁症患者的光敏感性[36],在mTBI患者中探索这种方法是合理的。值得一提的是,比起一直佩戴眼镜,患者可能更愿意把家里和汽车的窗户着色。虽然大多数州都对车窗的颜色和密度有限定,但许多州提供了可由医生代为填写的豁免表格[37]。

彩色镜片也被用来治疗畏光[31,38]。彩色镜片的作用之一是能改变入射光光谱组成。例如,由于蓝光聚焦于视网膜前,优先传输蓝光的滤光片可以满足调节不足患者的调节需求。此外,研究表明,偏头痛患者对某些波长的耐受性可能比其他波长差[39]。一种商业上流行的用于治疗偏头痛引起的畏光的镜片色调是FL-41色调,是20世纪80年代在英国伯明翰制定的[40]。FL-41是

一种玫瑰色，能过滤80%的短波长光[10]。FL-41彩色眼镜已被证实有助于BEB患者偏头痛的治疗[41]，能减少患者的瞬目次数和强度（畏光的一种客观测量指标）[42]。此外，相较于灰色（中性色调）镜片，BEB患者更喜欢FL-41色调[42]。也有研究探讨TBI患者对于不同颜色眼镜的佩戴感受[31,38]。Clark等发现，在mTBI后畏光的患者中，85%佩戴至少一种有色眼镜后症状缓解[38]，其中蓝色镜片最易缓解症状，其次是绿色、红色和紫色镜片。有趣的是，在33例患者中，黄色眼镜无缓解作用。另一项研究也支持蓝色镜片对畏光的缓解作用[43]。没有证据表明彩色镜片对mTBI患者的其他视觉症状有效，一项研究据报道，无论是红色、蓝色还是中性密度的镜片都无法改善患者降低的阅读速度[31]。此外，当患者使用"直观色度计系统"来选择出他们阅读时感到舒适的色调时，他们选择的彩色镜片并没有让他们获益[31]。

针对TBI特有的畏光的治疗尚无广泛研究。然而，mTBI患者畏光与偏头痛的治疗类似[44]。应用β受体阻滞剂、钙通道阻滞剂和抗惊厥药物治疗偏头痛已被证实可缓解与偏头痛发作相关的畏光，但尚未被广泛应用于TBI患者[45]。一项随机临床试验给偏头痛患者静脉滴注高剂量镁，结果表明，这种干预减少了偏头痛发作时的畏光[46]，但尚未推广到持续性畏光患者。

加巴喷丁（C）和褪黑激素据报道能减少畏光相关不适[10]；然而，尚缺乏支持将其作为基础治疗的证据。在小鼠模型中，发现CGRP与畏光有关，CGRP单克隆抗体目前已被批准用于慢性偏头痛的治疗[47,48]。因此，理论上可考虑探索CGRP单克隆抗体治疗畏光的方案。

也有通过局部神经阻滞治疗畏光的报道。眼眶上神经注射[49]、触痛点注射[50]和肉毒素A（Botox™）[51,52]已被用于治疗偏头痛和创伤后头痛引起的畏光。此外，已证明使用麻醉药阻滞交感神经（D）可以改善一些前节损伤伴畏光患者的光敏感性[53]，然而，这种缓解仅维持几个小时到数天。

结论

综上所述，畏光是mTBI后的常见症状，然而，其病理生理机制尚不清楚。许多患者mTBI后畏光会在数周到数月自发改善，但也有相当一部分患者会残留使人衰弱的畏光症状。虽然目前还不知道这种情况下畏光的确切治疗方法，但有色镜片，尤其是室内使用的彩色镜片（如FL-41或蓝色色调镜片）和室外使用的中性密度滤光片（如太阳镜）可以无创地帮助一些患者缓解症状。对难治性病例可考虑药物治疗。

（吴秋艳 译）

参考文献

1. National Center for Injury Prevention and Control, Centers for Disease Control and Prevention (CDC) (2003) Report to Congress on Mild Traumatic Brain Injury in the United States: Steps to Prevent a Serious Public Health Problem.
2. Barnett BP, Singman EL. Vision concerns after mild traumatic brain injury. Curr Treat Options Neurol. 2015;17:329.
3. https://www.ninds.nih.gov/Disorders/All-Disorders/Traumatic-Brain-Injury-Information-Page

4. Hoffer ME, Balaban CD. Neurosensory disorders in mild traumatic brain injury. Neurosensory Disord Mild Trauma Brain Inj. 2019; https://doi.org/10.1016/C2016-0-03480-0.
5. Katz DI, Cohen SI, Alexander MP. Mild traumatic brain injury. Handb Clin Neurol. 2015;127C:131–56.
6. Press LJ. Vision rehabilitation: multidisciplinary care of the patient following brain injury. Optom – J Am Optom Assoc. 2011;82:724–5.
7. Iverson GL, Gaetz M, Lovell MR, Collins MW. Cumulative effects of concussion in amateur athletes. Brain Inj. 2004;18:433–43.
8. Magone MT, Kwon E, Shin SY. Chronic visual dysfunction after blast-induced mild traumatic brain injury. J Rehabil Res Dev. 2014;51:71–80.
9. Johnson VE, Stewart W, Smith DH. Axonal pathology in traumatic brain injury. Exp Neurol. 2013;246:35–43.
10. Digre KB, Brennan KC. Shedding light on photophobia. J Neuroophthalmol. 2012;32:68–81.
11. Katz BJ, Digre KB. Diagnosis, pathophysiology, and treatment of photophobia. Surv Ophthalmol. 2016;61:466–77.
12. Vincent AJP, Spierings ELH, Messinger HB. A controlled study of visual symptoms and eye strain factors in chronic headache. Headache J Head Face Pain. 1989;29:523–7.
13. Irimia P, Cittadini E, Paemeleire K, Cohen AS, Goadsby PJ. Unilateral photophobia or phonophobia in migraine compared with trigeminal autonomic cephalalgias. Cephalalgia. 2008;28:626–30.
14. Adams WH, Digre KB, Patel BCK, Anderson RL, Warner JEA, Katz BJ. The evaluation of light sensitivity in benign essential blepharospasm. Am J Ophthalmol. 2006;142:82–7.
15. Bengtzen R, Woodward M, Lynn MJ, Newman NJ, Biousse V. The "sunglasses sign" predicts nonorganic visual loss in neuro-ophthalmologic practice. Neurology. 2008;70:218–21.
16. Waddell PA, Gronwall DMA. Sensitivity to light and sound following minor head injury. Acta Neurol Scand. 1984;69:270–6.
17. Bohnen N, Twijnstra A, Wijnen G, Jolles J. Tolerance for light and sound of patients with persistent post-concussional symptoms 6 months after mild head injury. J Neurol. 1991;238:443–6.
18. Moulton EA, Becerra L, Borsook D. An fMRI case report of photophobia: activation of the trigeminal nociceptive pathway. Pain. 2009;145:358–63.
19. Emoto H, Suzuki Y, Wakakura M, Horie C, Kiyosawa M, Mochizuki M, Kawasaki K, Oda K, Ishiwata K, Ishii K. Photophobia in essential blepharospasm – a positron emission tomographic study. Mov Disord. 2010;25:433–9.
20. Denuelle M, Boulloche N, Payoux P, Fabre N, Trotter Y, Géraud G. A PET study of photophobia during spontaneous migraine attacks. Neurology. 2011;76:213–8.
21. Okamoto K, Thompson R, Tashiro A, Chang Z, Bereiter DA. Bright light produces Fos-positive neurons in caudal trigeminal brainstem. Neuroscience. 2009;160:858–64.
22. Noseda R, Kainz V, Jakubowski M, Gooley JJ, Saper CB, Digre K, Burstein R. A neural mechanism for exacerbation of headache by light. Nat Neurosci. 2010;13:239–45.
23. Dolgonos S, Ayyala H, Evinger C. Light-induced trigeminal sensitization without central visual pathways: another mechanism for photophobia. Investig Ophthalmol Vis Sci. 2011;52:7852–8.
24. Albilali A, Dilli E. Photophobia: when light hurts, a review. Curr Neurol Neurosci Rep. 2018;18:4–9.
25. Mysona B, Dun Y, Duplantier J, Ganapathy V, Smith SB. Effects of hyperglycemia and oxidative stress on the glutamate transporters GLAST and system xc- in mouse retinal Müller glial cells. Cell Tissue Res. 2009;335:477–88.
26. Lew HL, Poole JH, Vanderploeg RD, Goodrich GL, Dekelboum S, Guillory SB, Sigford B, Cifu DX. Program development and defining characteristics of returning military in a VA Polytrauma Network Site. J Rehabil Res Dev. 2007;44:1027–34.
27. Stelmack JA, Frith T, Van Koevering D, Rinne S, Stelmack TR. Visual function in patients followed at a Veterans Affairs polytrauma network site: an electronic medical record review. Optometry. 2009;80:419–24.
28. Capó-Aponte JE, Urosevich TG, Temme LA, Tarbett AK, Sanghera NK. Visual dysfunctions and symptoms during the subacute stage of blast-induced mild traumatic brain injury. Mil Med. 2012;177:804–13.
29. Wojcik SM. Predicting mild traumatic brain injury patients at risk of persistent symptoms in the Emergency Department. Brain Inj. 2014;28:422–30.
30. Truong JQ, Ciuffreda KJ, Han MHE, Suchoff IB. Photosensitivity in mild traumatic brain injury (mTBI): a retrospective analysis. Brain Inj. 2014;28:1283–7.
31. Fimreite V, Willeford KT, Ciuffreda KJ. Effect of chromatic filters on visual performance in individuals with mild traumatic brain injury (mTBI): a pilot study. J Optom. 2016;9:231–9.

32. Yuhas PT, Shorter PD, McDaniel CE, Earley MJ, Hartwick ATE. Observer-perceived light aversion behaviour in photophobic subjects with traumatic brain injury. Clin Exp Optom. 2019;102:621–6.

33. Wu Y, Hallett M. Photophobia in neurologic disorders. Transl Neurodegener. 2017;6:1–6.

34. Evans RW, Seifert T, Kailasam J, Mathew NT. The use of questions to determine the presence of photophobia and phonophobia during migraine. Headache. 2008;48:395–7.

35. Choi JY, Oh K, Kim BJ, Chung CS, Koh SB, Park KW. Usefulness of a photophobia questionnaire in patients with migraine. Cephalalgia. 2009;29:953–9.

36. Gallin PF, Terman M, Reme CE, Rafferty B, Terman JS, Burde RM. Ophthalmologic examination of patients with seasonal affective disorder, before and after bright light therapy. Am J Ophthalmol. 1995;119:202–10.

37. Car Tinting Laws: Window Tint Laws in United States. https://www.tinting-laws.com. Accessed 3 Feb 2020.

38. Clark J, Hasselfeld K, Bigsby K, Divine J. Colored glasses to mitigate photophobia symptoms posttraumatic brain injury. J Athl Train. 2017;52:725–9.

39. Main A, Vlachonikolis I, Dowson A. The wavelength of light causing photophobia in migraine and tension-type headache between attacks. Headache. 2000;40:194–9.

40. Wilkins AJ, Nimmo-Smith I, Slater AI, Bedocs L. Fluorescent lighting, headaches and eyestrain. Light Res Technol. 1989;21:11–8.

41. Good PA, Taylor RH, Mortimer MJ. The use of tinted glasses in childhood migraine. Headache J Head Face Pain. 1991;31:533–6.

42. Blackburn MK, Lamb RD, Digre KB, Smith AG, Warner JEA, McClane RW, Nandedkar SD, Langeberg WJ, Holubkov R, Katz BJ. FL-41 tint improves blink frequency, light sensitivity, and functional limitations in patients with benign essential blepharospasm. Ophthalmology. 2009;116:997–1001.

43. Peters M, Price J. The Peters/Price (see to play) vision concussion protocol: diagnosis and treatment? Optom Vis Perform. 2015;3:126–38.

44. Mares C, Dagher JH, Harissi-Dagher M. Narrative review of the pathophysiology of headaches and photosensitivity in mild traumatic brain injury and concussion. Can J Neurol Sci. 2019;46:14–22.

45. Sprenger T, Goadsby PJ. Migraine pathogenesis and state of pharmacological treatment options. BMC Med. 2009;7:71.

46. Bigal ME, Bordini CA, Tepper SJ, Speciali JG. Intravenous magnesium sulphate in the acute treatment of migraine without aura and migraine with aura. A randomized, double-blind, placebo-controlled study. Cephalalgia. 2002;22:345–53.

47. Kaiser EA, Kuburas A, Recober A, Russo AF. Modulation of CGRP-induced light aversion in wild-type mice by a 5-HT1B/D agonist. J Neurosci. 2012;32:15439–49.

48. Recober A, Kaiser EA, Kuburas A, Russo AF. Induction of multiple photophobic behaviors in a transgenic mouse sensitized to CGRP. Neuropharmacology. 2010;58:156–65.

49. Lebensohn JE. Photophobia: mechanism and implications. Am J Ophthalmol. 1951;34:1294–300.

50. Freeman MD, Nystrom A, Centeno C. Chronic whiplash and central sensitization; an evaluation of the role of a myofascial trigger points in pain modulation. J Brachial Plex Peripher Nerve Inj. 2009;4:2.

51. Shoari M, Katz BJ. Treatment of the photo-oculodynia syndrome with botulinum toxin A. Neuro-Ophthalmology. 2007;31:105–9.

52. Diener HC, Dodick DW, Aurora SK, Turkel CC, Degryse RE, Lipton RB, Silberstein SD, Brin MF. OnabotulinumtoxinA for treatment of chronic migraine: results from the double-blind, randomized, placebo-controlled phase of the PREEMPT 2 trial. Cephalalgia. 2010;30:804–14.

53. Fine PG, Digre KB. A controlled trial of regional sympatholysis in the treatment of photo-oculodynia syndrome. J Neuroophthalmol. 1995;15:90–4.

第 **6** 部分

系统性疾病

第23章

巨细胞动脉炎

Andrew R. Carey

病例

一例67岁高加索人男性患者,因发热、乏力和腿疼挛2周于风湿免疫科就诊。患者无头部或视觉症状。他重要的疾病史为2型糖尿病。实验室检查显示ESR为119 mm/h,CRP为20.1 mg/dL(正常值上限为0.5),血小板为523×10⁹/L,血红蛋白正常。眼科检查正常,双侧1.5 cm TAB活检阴性。风湿免疫科每天给予80 mg泼尼松,逐渐减量,到5个月时为20mg时加用甲氨蝶呤。在每天给予20 mg泼尼松时,ESR从57 mm/h增加到98 mm/h,CRP从2.8mg/dL增加到10.7 mg/dL;当泼尼松减到每天13 mg时,他出现了眼部疼痛,并反复出现一过性黑蒙。此时眼科检查仍然正常。

患者下一步最合适的诊治方案是什么?

(A)增加甲氨蝶呤的剂量。

(B)增加泼尼松的剂量,其他治疗不变。

(C)将甲氨蝶呤换成麦考酚酯。

(D)加用皮下注射托珠单抗。

(E)加用静脉滴注托珠单抗。

疾病管理

患者可能的诊断是伴颅脑受累的GCA,高剂量泼尼松治疗后复发。3期随机对照GiACTA试验显示,与单用泼尼松相比,加用托珠单抗治疗GCA在1年时有更高的缓解率,同时有更低的累积泼尼松剂量。根据此结果,FDA在2017年批准皮下注射托珠单抗用于GCA的治疗。托珠单抗是第一个被FDA批准用于治疗GCA的药物[1, 2]。

GCA是一种累及大中型肌肉动脉的血管炎,几乎完全发生在50岁及以上人群,在女性中多见,女性与男性比为(3~5):1[3]。50岁以上人群的年发病率为每100 000人中就有2~29例(丹麦的一个县报道的是77例)GCA患者。世界各地GCA的发病率不同,北欧人发病率最高。发病率以10年为单位增加(在挪威,50~60岁人群的发病率为2/100 000,而70岁以上为34.5/100 000)[3,4]。GCA可累及任何肌肉动脉,但主动脉、主动脉分支和颅脑血管更易受累。超过25%的GCA患者会出现视力症状,8%~15%的患者会出现至少一只眼永久性视力受损,其中前部缺血性视神经病变占7%(85%的患者视力下降)、视网膜中央动脉阻塞占2%(20%的患者出现视力丧失)和睫状视网膜动脉阻塞占0.4%(5%的患者出现视力丧失)[5]。后部缺血性视神经病变引起GCA患者视力丧失罕见,但对GCA来说具有高度特异性,患者可以同时发生一种以上眼部缺血性损害[3,5]。

因为不存在真正的诊断试验金标准,GCA的诊断具有挑战性。美国风湿病学会(ACR)颁布了分类标准,但这个标准是用来鉴别不同的血管炎,而不是用于GCA的诊断[6]。按照ACR的标准,可能会漏诊高达25%视力下降且TAB阳性的患者[7]。许多临床医生依靠TAB诊断,但由于跳跃性病变不连续,其敏感性有限。2019年的一篇系统综述显示其敏感性为77%,而GiACTA研究报道的敏感性只有62%[8,9]。双侧TAB可将敏感性提高3%~5%[10]。一项系统综述发现,活检长度的重要性的数据不一,其间存在高度异质性。病理标本长度的临界值为15mm,活检长度越长,获得阳性结果的可能性更大。大多数外科医生的目标是取得20~30mm的活检标本[11,12]。基于14个医疗中心的1200个活检标本开发了一个TAB阳性的风险计算器,以评估哪些患者会受益于TAB。使用交互式网络工具,将年龄、性别、是否存在新的头痛、颞动脉压痛或搏动减弱、下颌或舌运动障碍、缺血性视神经病变或视网膜中央动

脉阻塞导致的永久性视力丧失、复视、ESR、CRP和血小板等输入其中,为每一例患者计算GCA的估计风险。该模型的曲线下面积为0.86,另外,计算器根据每例患者的个体特点给出95%和99%的敏感性[13,14]。一项前瞻性试验将颞动脉超声(TAUS)与TAB进行比较,显示诊断准确率类似,分别为0.44和0.46,加入查体和临床特点后分别为0.77和0.71;另一项纳入20项研究的系统综述将TAUS与TAB进行比较,发现TAUS的敏感性为68%,特异性为81%。随着TAUS的检查经验变丰富,特异性也会增加,新的研究报道了特异性为90%~100%[15-17]。TAUS的优点包括可评估较大样本量的颞动脉和其他颅外动脉,且易于重复评估复发情况。

GiACTA研究中纳入的患者,在基线时,20%的患者伴有多肌痛症状而无颅脑表现,37%的患者通过断层影像的特点而不是阳性TAB诊断[9]。除了TAUS,几种其他影像学手段也用于GCA及其并发症的诊断。GCA早期,临床诊断的GCA患者,颅内动脉MRI具有78%的敏感性和90%的特异性;但在阳性TAB的患者中,仅有57%的敏感性[18]。一项前瞻性、双盲研究显示,与TAB相比,PET-CT具有92%的敏感性和85%的特异性,当与临床诊断相比时,具有71%的敏感性和91%的特异性,在TAB阳性的患者中诊断了42%的主动脉炎患者,同时,可疑诊断包括10%的感染和8%的恶性肿瘤。另外,基线时,PET阳性主动脉炎阳性患者的主动脉并发症风险增高[19,20]。胸部MRA可识别其他炎症区域(报道的受累率从10%到70%不等),且可识别PET未发现的其他受累部位[21,22]。截至2018年,欧洲抗风湿

联盟建议使用基线影像学检查(超声或MRI)评估颅外受累情况。虽然对于随诊没有明确推荐的影像学检查,但该建议在疑似复发病例中可能是有用的[23]。

长期以来,皮质类固醇一直是GCA的主要治疗手段。类固醇保留免疫治疗通常用于慢性炎症疾病,以减少类固醇的用量、降低类固醇并发症。但一项有关大血管炎的Meta分析显示,与单独用类固醇相比,其他治疗没有显示任何改善,且隔天类固醇、羟基氯喹、英夫利昔单抗、阿达木单抗和氨苯砜可能有害。此外,与口服相比,静脉滴注类固醇也无确切优势[24]。有关甲氨蝶呤的研究数据参差不齐,一部分研究表明有效,能减少约33%的类固醇用量,复发率降低40%,但此结果可能因其对多肌痛有效而引入了混杂偏倚[25]。Meta分析显示,阿司匹林与皮质类固醇联用可降低严重缺血事件的发生风险[26]。尽管缺乏强有力的证据,许多临床医生赞成在GCA伴视力下降的患者中使用至少单次剂量静脉滴注类固醇,一部分医生主张持续静脉滴注类固醇,直到基线ESR、CRP显著下降(减半)。

如前所述,GiACTA研究是一项3期随机对照试验,目的是评估托珠单抗(一种抗IL-6单克隆抗体)的疗效,即在26周减量服用泼尼松时,加用每周或每2周皮下注射托珠单抗,与单用泼尼松26周减量或单用泼尼松52周减量进行比较。泼尼松的起始剂量是60 mg(或之前在复发组时的剂量),每周减量[2]。共有251例患者入组。在研究1年时,在托珠单抗组,52%~56%的患者维持缓解(泼尼松减量未引起任何疾病发作或转化),而在单用泼尼松组为14%~18%;同时,

托珠单抗组泼尼松的累积剂量是单用泼尼松组的49%~56%[2]。131例患者在入组时出现GCA复发,在这一亚组中,与单用泼尼松组相比,每周使用托珠单抗而不是每两周使用托珠单抗降低了疾病的发生率(HR 0.23);在120例新诊断的GCA亚组中,与单用泼尼松26周减量组(而不是52周减量组)相比,每周1次和每两周1次使用托珠单抗都能降低疾病的发生率(HR 0.20~0.25)[2]。研究中,在病情发作的过程中,1例患者因前部缺血性视神经病变出现视力下降,该患者位于每两周托珠单抗组;2例患者在疾病发作过程中出现复视,2例患者均位于单用泼尼松组(其中1例为每次减1片的方案);在26周减量组中,1例患者在疾病发作过程中发生一过性黑矇;7例患者在疾病发作过程中出现视物模糊(1例位于每两周托珠单抗组,4例位于单用泼尼松52周减量组,2例位于单用泼尼松26周减量组);在每周托珠单抗组,没有患者在病情发作过程中出现任何视力症状[2]。托珠单抗与单用激素组相比,副作用和感染的发生率相似[2]。

有关托珠单抗在临床中的应用,使用托珠单抗的患者应监测全血细胞中的中心粒细胞和肝功能检查中的转氨酶。虽然托珠单抗降低了疾病发作的风险、全面减少了泼尼松的用量,但仍然不能消除疾病的发作风险,在GiACTA研究中,仍然有23%的患者有临床发作,其中64%发生在使用泼尼松时。因此,托珠单抗可能不适合起始治疗,从更为实际的点出发,需要用托珠单抗治疗时保险获批需要数周,因此,仍然建议起始用泼尼松治疗[2]。此外,尚不清楚在成功停用泼尼松后如何使用托珠单抗。一项包含20例

患者的小样本研究表明,停用托珠单抗后50%的患者复发,平均复发时间为6.3个月,中位复发时间为5个月(2~14个月)[27]。

虽然托珠单抗有很多优势,但不是所有GCA患者都需要使用。许多患者单用泼尼松效果很好,正如GiACTA研究中描述的,51%的患者在单用泼尼松52周减量时没有复发,且无患者出现永久性视力丧失[2]。应权衡托珠单抗的益处与价格(在无保险情况下,每次治疗大约花费1050美元,按照每周1次计算,第一年总费用约为54 600美元)。然而,某些患者发生泼尼松相关并发症风险高,尤其是血糖控制欠佳的糖尿病患者、精神疾病患者和有液体超量风险患者,如充血性心力衰竭或肾衰竭患者。

在泼尼松减量期间和停药后监测患者的复发或发作至关重要,而且具有挑战性,因为治疗会掩盖一些临床医生用于判断疾病活动性的典型症状。尤其是托珠单抗抑制了CRP升高相关的炎症通路[28]。若复发,提示需要加强免疫抑制治疗,通常是再次开始使用泼尼松或增加泼尼松的剂量。

至今尚无任何治疗方法可以恢复GCA引起的视力丧失。因此,GCA仍然是一种临床诊断,早期诊断是关键,其次是积极治疗,防止视觉并发症,在免疫抑制治疗逐渐减量期间进行密切监测。

病例治疗及转归

患者开始了每周1次的托珠单抗治疗。他的一过性黑蒙和晨起头痛得到了缓解,1周内,他的ESR从57 mm/h降至13 mm/h,CRP从2.8 mg/dL降至0.2 mg/dL。风湿免疫科医生随后让患者将泼尼松减为2.5 mg/d,由于转氨酶升高停用了甲氨蝶呤。在托珠单抗减为每两周1次时,患者出现头痛复发和持续数分钟视物模糊,当再次改为每周1次托珠单抗后,患者的症状得到缓解。

(陈婷 译)

参考文献

1. https://www.accessdata.fda.gov/drugsatfda_docs/label/2017/125276s114lbl.pdf
2. Stone JH, Tuckwell K, Dimonaco S, et al. Trial of tocilizumab in giant-cell arteritis. N Engl J Med. 2017;377(4):317–28.
3. Gonzalez-Gay MA, Vazquez-Rodriguez TR, Lopez-Diaz MJ, et al. Epidemiology of giant cell arteritis and polymyalgia rheumatica. Arthritis Rheum. 2009;61(10):1454–61.
4. Brekke LK, Diamantopoulos AP, Fevang BT, Aβmus J, Esperø E, Gjesdal CG. Incidence of giant cell arteritis in Western Norway 1972–2012: a retrospective cohort study [published correction appears in Arthritis Res Ther. 2018 Dec 7;20(1):271]. Arthritis Res Ther. 2017;19(1):278.
5. Chen JJ, Leavitt JA, Fang C, Crowson CS, Matteson EL, Warrington KJ. Evaluating the incidence of arteritic ischemic optic neuropathy and other causes of vision loss from giant cell arteritis. Ophthalmology. 2016;123(9):1999–2003.
6. Hunder GG, Bloch DA, Michel BA, et al. The American College of Rheumatology 1990 criteria for the classification of giant cell arteritis. Arthritis Rheum. 1990;33(8):1122–8.
7. Murchison AP, Gilbert ME, Bilyk JR, et al. Validity of the American College of Rheumatology criteria for the diagnosis of giant cell arteritis. Am J Ophthalmol. 2012;154(4):722–9.
8. Rubenstein E, Maldini C, Gonzalez-Chiappe S, Chevret S, Mahr A. Sensitivity of temporal artery biopsy in the diagnosis of giant cell arteritis: a systematic literature review and meta-analysis. Rheumatology. 2019;59(5):1011–20.
9. Tuckwell K, Collinson N, Dimonaco S, et al. Newly diagnosed vs. relapsing giant cell arteritis: baseline data from the GiACTA trial. Semin Arthritis Rheum. 2017;46(5):657–64.

10. Durling B, Toren A, Patel V, Gilberg S, Weis E, Jordan D. Incidence of discordant temporal artery biopsy in the diagnosis of giant cell arteritis. Can J Ophthalmol. 2014;49(2):157–61.

11. Oh LJ, Wong E, Gill AJ, McCluskey P, Smith JEH. Value of temporal artery biopsy length in diagnosing giant cell arteritis. ANZ J Surg. 2018;88(3):191–5. https://doi.org/10.1111/ans.13822.

12. Ing EB, Wang DN, Kirubarajan A, et al. Systematic review of the yield of temporal artery biopsy for suspected giant cell arteritis. Neuroophthalmology. 2018;43(1):18–25. https://doi.org/10.1080/01658107.2018.1474372.

13. https://goo.gl/THCnuU

14. Ing EB, Lahaie Luna G, Toren A, et al. Multivariable prediction model for suspected giant cell arteritis: development and validation. Clin Ophthalmol. 2017;11:2031–42. https://doi.org/10.2147/OPTH.S151385.

15. Zou Q, Ma S, Zhou X. Ultrasound versus temporal artery biopsy in patients with giant cell arteritis: a prospective cohort study. BMC Med Imaging. 2019;19(1):47.

16. Rinagel M, Chatelus E, Jousse-Joulin S, et al. Diagnostic performance of temporal artery ultrasound for the diagnosis of giant cell arteritis: a systematic review and meta-analysis of the literature. Autoimmun Rev. 2019;18(1):56–61.

17. Schmidt WA. Ultrasound in the diagnosis and management of giant cell arteritis. Rheumatology. 2018;57(suppl_2):ii22–31.

18. Klink T, Geiger J, Both M, et al. Giant cell arteritis: diagnostic accuracy of MR imaging of superficial cranial arteries in initial diagnosis-results from a multicenter trial. Radiology. 2014;273(3):844–52.

19. Sammel AM, Hsiao E, Schembri G, et al. Diagnostic accuracy of positron emission tomography/computed tomography of the head, neck, and chest for giant cell arteritis: a prospective, double-blind, cross-sectional study. Arthritis Rheumatol. 2019;71(8):1319–28.

20. de Boysson H, Liozon E, Lambert M, et al. 18F-fluorodeoxyglucose positron emission tomography and the risk of subsequent aortic complications in giant-cell arteritis: a multicenter cohort of 130 patients. Medicine (Baltimore). 2016;95(26):e3851.

21. Reichenbach S, Adler S, Bonel H, et al. Magnetic resonance angiography in giant cell arteritis: results of a randomized controlled trial of tocilizumab in giant cell arteritis. Rheumatology (Oxford). 2018;57(6):982–6.

22. Quinn KA, Ahlman MA, Malayeri AA, et al. Comparison of magnetic resonance angiography and ^{18}F-fluorodeoxyglucose positron emission tomography in large-vessel vasculitis. Ann Rheum Dis. 2018;77(8):1165–71.

23. Dejaco C, Ramiro S, Duftner C, et al. EULAR recommendations for the use of imaging in large vessel vasculitis in clinical practice. Ann Rheum Dis. 2018;77(5):636–43.

24. Osman M, Pagnoux C, Dryden DM, Storie D, Yacyshyn E. The role of biological agents in the management of large vessel vasculitis (LVV): a systematic review and meta-analysis. PLoS One. 2014;9(12):e115026.

25. Buttgereit F, Dejaco C, Matteson EL, Dasgupta B. Polymyalgia rheumatica and giant cell arteritis: a systematic review. JAMA. 2016;315(22):2442–58.

26. Martínez-Taboada VM, López-Hoyos M, Narvaez J, Muñoz-Cacho P. Effect of antiplatelet/anticoagulant therapy on severe ischemic complications in patients with giant cell arteritis: a cumulative meta-analysis. Autoimmun Rev. 2014 Aug;13(8):788–94. https://doi.org/10.1016/j.autrev.2014.02.006.

27. Adler S, Reichenbach S, Gloor A, Yerly D, Cullmann JL, Villiger PM. Risk of relapse after discontinuation of tocilizumab therapy in giant cell arteritis. Rheumatology (Oxford). 2019;58(9):1639–43.

28. Rossi JF, Lu ZY, Jourdan M, Klein B. Interleukin-6 as a therapeutic target. Clin Cancer Res. 2015;21(6):1248–57.

第 **24** 章

重症肌无力

Andrew R. Carey

病例

一例54岁男性患者,患有疲劳性上睑下垂和复视,乙酰胆碱受体抗体阴性,胸部CT阴性,每天服用泼尼松15mg后病情得到控制,但在9个月内逐渐将泼尼松减量至10～13mg后复发。他从未出现吞咽困难、呼吸困难、疲劳或全身无力。

为了控制症状,下一步最合适的处理措施是什么?

(A)持续每天15mg泼尼松终生服药。

(B)添加溴吡斯的明30~60mg,3~4次/天。

(C)添加IVIG输注或血浆置换。

(D)添加利妥昔单抗滴注。

(E)添加依库珠单抗滴注。

(F)添加霉酚酸酯或硫唑嘌呤。

(G)转诊行胸腺切除术。

疾病管理

该患者很可能患有血清阴性的眼肌型重症肌无力(OMG),考虑到类固醇副作用的风险,不可能长期使用维持剂量的类固醇。虽然IVIG、血浆置换、利妥昔单抗、依库珠单抗和胸腺切除术等可用于治疗抗体阳性全身重症肌无力,但它们对抗体阴性OMG的疗效尚未得到证实。未来的研究可能会证实这些治疗的有效性。OMG不会危及生命,因此需要对这些疗法权衡利弊和成本效益。溴吡斯的明对复视几乎没有改善。因此,正确的选择是(F)添加霉酚酸酯或硫唑嘌呤。

重症肌无力是一种自身免疫性疾病,包括全身型、延髓肌型和眼肌型。它是一种以自身抗体为特征的2型自身免疫性疾病[1]。乙酰胆碱受体抗体是最常见的,其次是肌肉特异性激酶(MuSK)抗体,较少见的是脂蛋白受体相关蛋白4(LRP-4)、抗横纹肌抗体和聚集蛋白[1]。虽然93%的全身型肌无力患者都具有可识别的抗体,但在OMG中通常只有50%可以识别出抗体[1]。2012年的一项研究发现,在50%的血清阴性OMG患者中存在针对聚集的乙酰胆碱受体蛋白的补体激活抗体,这表明"血清阴性"病例具有尚未识别的自身抗体[2]。

OMG可进展为全身型肌无力,但概率尚不清楚。一些单中心研究发现,未进行免疫抑制治疗的患者进展为全身型的概率高达50%~80%[3,4],但2015年的一项多中心研究显示,免疫抑制和非免疫抑制混合组的概率为21%,而非免疫抑制组的2年发病率为19%[5]。确诊后3年和5年内的进展为全身型概率分别为90%和95%[4]。进展为全身型的风险因素尚不清楚,单纤维肌电图(sf-EMG)阳性和抗体血清阳性的患者转归结果不尽相同[6,7]。

溴吡斯的明于1954年用于治疗MG[8]。EPITOME研究是一项随机对照试验,比较了溴吡斯的明+泼尼松与溴吡斯的明+安慰剂治疗OMG的疗效。该试验未能达到其入组目标,仅对计划的88例患者中的11例进行了随机分组。这个小组的结果显示,安慰剂组的治疗失败率为100%,而泼尼松组的治疗失败率为17%(开始每隔1天10mg,持续1周;然后每天10mg,持续1周;滴定至每隔1天10mg(每周),直到达到最轻的症状,每天最多40mg),$P=0.02$[9]。据报道,对类固醇治疗的平均应答时间为2~3周,症状完全消退的患者,在类固醇停药6个月内复发率为21%[10]。尽管没有前瞻性研究,多项回顾性研究仍表明类固醇治疗可以延缓或降低进展为全身型肌无力的风险,2年时的优势比为0.13~0.26,绝对发生率为9%~13%[7,11-13]。类固醇治疗的最佳剂量和持续时间尚未确定。一些医生选择让患者维持每天5~7.5mg的泼尼松剂量(或隔日1次方案中的等效剂量)进行预防。

有关类风湿性关节炎的研究表明,当每日剂量超过10mg时,长期使用类固醇会增加不良事件,包括骨折、胃肠道出血或穿孔和感染(OR 32)。虽然风险随着剂量低于10mg时降低,并在低于8mg时进一步降低,但在低于5mg之前,风险并没有消失[14]。当泼尼松剂量为每天8mg或累积剂量为40g时,死亡率将会增加[15]。与不使用类固醇相比,每日剂量为7.5mg或以下时一些较轻的副作用,包括库欣征、瘀斑、脚踝水肿、敏感皮肤、白内障、流鼻血和体重增加等的发生率仍然是不使用类固醇的两倍多[16]。Bruce和Kupersmith观察了使用泼尼松至少1个月的OMG患者的不良事件,发现35%的患者出现轻度并发症,并发症的发生率为6.6/100人年,严重并发症的发生率为0.7/100人年;遗憾的是没有对照组[17]。长期使用泼尼松的另一个问题是肌肉萎缩。大多数患者可在3个月内逐渐减量至每天7.5mg泼尼松(或等效的隔日给药),从而降低他们发生类固醇相关不良事件的风险。对于无法维持足够低剂量泼尼松以限制不良后果或副作用的患者,应进行类固醇保留免疫治疗。

乙酰胆碱酯酶抑制剂

在EPITOME试验中,所有患者在随机

分组前均接受了溴吡斯的明单药治疗。在最初入组的15例患者中,27%对单用溴吡斯的明有反应[9]。在一项大型回顾性队列研究中,57%接受溴吡斯的明治疗的OMG患者仍有复视现象[11]。来自泰国的一项回顾性研究表明,溴吡斯的明更有可能在仅出现上睑下垂的患者中起作用,在仅出现复视的患者中成功率较低,而在同时出现复视和上睑下垂的患者中有显著的失败率(6.3倍)[18]。溴吡斯的明治疗的主要限制因素是胃肠道副作用,包括腹泻和腹胀。缓释剂可能更容易耐受[19]。

胸腺切除术

胸腺切除术治疗肌无力的证据来自肌无力与胸腺瘤的关联。一项随机对照试验显示,经胸胸腺切除术对病理类型为非胸腺瘤的全身型肌无力有益,可改善症状,降低泼尼松剂量,减少对类固醇保留免疫治疗的需求,并减少因病情加重而住院的次数[20]。一项回顾性比较表明,经胸腔镜和视频辅助胸腔镜手术方法都是有益的,尽管胸腔镜方法对术后通气的需求较低,入院时间较短,并且泼尼松停用率较高[21]。一项纳入了1996年至2014年发表的非胸腺瘤性OMG胸腺切除术研究的META分析表明完全缓解率为50%[22]。然而,最近一项关于泼尼松与胸腺切除术治疗OMG的回顾性比较研究未能显示出益处[23]。OMG药物治疗与手术治疗的风险和益处比较仍需要随机对照试验来证实,但对于手术风险低且无法通过可接受剂量的泼尼松获得症状控制的患者,胸腺切除术仍然是一个合理的选择[24]。

静脉滴注免疫球蛋白和血浆置换

静脉滴注免疫球蛋白(IVIG)可以稀释自身抗体,并降低疾病的严重程度,用于治疗2型自身免疫(自身抗体)疾病。一项随机对照试验评估了使用IVIG超过2天的全身型肌无力患者,结果显示,在14天和28天疾病的严重程度均有统计学意义和临床意义的改善,且更严重的患者获益更大。然而,同一研究中OMG患者的症状并没有改善[25]。目前IVIG用于需要快速诱导治疗的全身型肌无力和急性加重患者,特别是因肌无力恶化或其他全身副作用而不能使用类固醇的高风险患者。血浆置换术,也称为血浆交换,是一种过滤患者血液的操作,常用于自身免疫性疾病,以去除致病分子(通常是自身抗体)。虽然在基于对全身型肌无力的Meta分析中,血浆置换疗效等同于IVIG[26],但尚无其治疗OMG的研究。

口服类固醇保留免疫治疗

因潜在的健康状况或缓解肌无力症状而需要高剂量泼尼松时,类固醇保留免疫疗法可能使无法耐受类固醇的患者和类固醇治疗产生不良反应高风险的患者获益。使用类固醇保留免疫疗法可以通过较低剂量的泼尼松控制症状,有时甚至完全停用泼尼松。在OMG患者开始使用类固醇保留免疫疗法时,可能会考虑几种药物,但没有强有力的证据支持某种药物有优越性。甲氨蝶呤在治疗另一种自身抗体疾病类风湿性关节炎方面非常有效。然而,一项每周20mg甲氨蝶呤与安慰剂对比的随机对照试验显示,其在12个月内对全身型肌无力无明显益处。没有任何专门针对OMG的甲氨蝶呤研究[27]。硫唑嘌呤和吗替麦考酚酯均已用于治疗肌无力，并取得了一些成功。硫唑嘌呤已在美国使用了50多年。它通常以每天50~100 mg的剂量开始，逐渐滴定至每天150~300 mg，同时监测血细胞计数，以观察白细胞减少和包括转氨酶代谢在内的代谢功能[24]。在开始使用硫唑嘌呤之前，应对硫嘌呤甲基转移酶基因进行基因检测，因其可增加骨髓抑制及其他副作用的风险[24]。作为类固醇保留免疫疗法，吗替麦考酚酯的耐受性可能优于硫唑嘌呤。霉酚酸酯的通常起始剂量为每天500~1000 mg，滴定至每天1500~3000mg，同时监测血细胞计数、骨髓抑制和转氨酶代谢，这比肾功能损害更常见[24]。他克莫司未能显示出显著的类固醇节制效果，但对全身型肌无力的日常生活活动评分有轻微改善，其在OMG中的效用尚未得到证实[28]。环孢素和环磷酰胺均无针对OMG的专门研究[24, 29]。

类固醇保留免疫疗法的一个主要限制因素是起效时间，通常需要3~10个月；因此，这些药物不适于疾病起始治疗。然而，对于使用类固醇存在高风险副作用的患者和在使用类固醇期间病情复发的患者，应考虑在泼尼松治疗中添加类固醇保留免疫制剂，因此，提示需要额外的治疗或更高的类固醇剂量。霉酚酸酯可能比硫唑嘌呤起效更快[24]。回顾性数据表明，硫唑嘌呤和霉酚酸酯均可降低OMG进展为全身型肌无力的风险[24]。值得注意的是，免疫抑制疗法与癌症风险的小幅增加有关，这可能是由于免疫监视减少[29]。在OMG患者开始使用类固醇保留免疫抑制治疗之前，应权衡这种风险。

利妥昔单抗和依库珠单抗

利妥昔单抗是一种靶向CD-20的单克隆抗体（CD-20存在于产生抗体的B细胞表面上），已被用于多种自身抗体疾病，并已证明对抗体阳性全身型肌无力有效[30]；然而，尚无其用于血清阳性率较低的OMG的研究。组织病理学研究表明，补体途径和膜攻击复合物在全身型肌无力的病理发展中起重要作用[31]。依库珠单抗是一种靶向补体级联中C5的单克隆抗体，在3期随机对照REGAIN研究中显示，可降低肌无力恶化的发生率并减少抢救治疗，尽管与安慰剂相比，抗体阳性的全身型肌无力患者日常活动改善方面没有差异[32]。一项针对大环肽类补体C5抑制剂zilucoplan与安慰剂对照的2期研究结果显示，对全身型肌无力有剂量递增反应[33]。依库珠单抗和zilucoplan均未在OMG中进行专门研究。

生活方式的改变

在一项横断面研究中，吸烟与OMG患者的日常生活功能较差相关[34]。此外，与对照组相比，呼吸暂停和白天过度嗜睡的阻塞性睡眠在肌无力患者中更为常见[35, 36]。全身肌无力和延髓肌无力所导致的呼吸无力可能会加重睡眠呼吸障碍，反之亦然，缺氧和高碳酸血症可能会加重肌无力症状。虽然有病例报告显示治疗睡眠呼吸暂停可改善肌无力[37, 38]，治疗肌无力也可改善睡眠呼吸暂停[39]，但仍然需要进一步的研究来证实。

特殊情况

妊娠

患者在妊娠期可能会出现肌无力加重,通常发生在妊娠早期或产后第一个月,这可能与细胞和体液免疫的变化、呼吸的生物力学变化、感染、药物和分娩压力有关[40]。妊娠期常用的药物会加重肌无力,包括拉贝洛尔,它是妊娠期高血压的首选药物;镁,用于先兆子痫和高血压;抗生素;和用于剖宫产的麻醉剂[40]。此外,许多用于治疗肌无力的药物在妊娠期间是禁忌的。甲氨蝶呤是妊娠X类;硫唑嘌呤、霉酚酸酯和环磷酰胺属于D类药物,尽管硫唑嘌呤在欧洲是妊娠期的首选药物;环孢素、利妥昔单抗、IVIG和类固醇为C类;溴吡斯的明是B类[40]。此外,自身抗体可在子宫内从母亲传给新生儿,导致先天性肌无力[40]。

儿童

OMG约占儿童肌无力的80%[41]。62例患者中,15岁以下患者的平均发病年龄为4岁,其中97%发生上睑下垂,45%发生异常眼外运动(最常见的是全眼麻痹,发生在24%的运动障碍患者中)[41]。儿童可用溴吡斯的明治疗,但最大剂量为7mg/kg[19]。虽然上面讨论的所有治疗方法都已用于儿科OMG,但儿童使用类固醇的风险增加,包括骨矿化减少和生长障碍[42]。OMG可引起斜视或上睑下垂,儿童有弱视的风险,因此,需要监测视功能,并在弱视发生时对其进行治疗[42]。即使OMG得到控制,儿童也可能残留斜视,可能需要手术治疗[42]。

癌症相关的肌无力

肌无力可能由副肿瘤性原因引起,最常见于胸腺瘤,而Lambert-Eaton综合征(很少有眼部受累,几乎从无孤立的眼部受累)更常见于小细胞肺癌[43]。在卵巢癌[44]和淋巴瘤[45]时,也会出现典型的肌无力情况。除肌联蛋白和兰尼碱受体抗体外,纹状体和神经节苷脂抗体可提示副肿瘤进展,尤其是高滴度时[46]。如果在出现肌无力症状时已知癌症,则建议使用乙酰胆碱酯酶抑制剂进行初始治疗,同时避免免疫抑制,直到癌症对治疗有最低限度的反应,并尽可能切除[46]。如果乙酰胆碱酯酶抑制剂治疗没有减轻显著症状,则考虑使用低剂量类固醇(每天少于20mg)[46]。然而,相关癌症的发现可能比肌无力诊断滞后长达2年[46]。

病例治疗及转归

该患者开始服用霉酚酸酯,滴定至500mg,每天2次。2个月后,患者症状消退,泼尼松逐渐停药。保持稳定1年后,霉酚酸酯在逐渐减量后停用。18个月后,上睑下垂复发。重新开始泼尼松和霉酚酸酯治疗后症状成功缓解。患者仅使用霉酚酸酯维持。

结论

有许多治疗方案可用于治疗OMG,并且可根据患者的严重程度、合并症和偏好个性化选择。溴吡斯的明是间歇性上睑下垂患者的首选。然而,大多数复视患者对溴吡斯的明没有反应,需要免疫抑制治疗。

OMG 对皮质类固醇高度敏感，即使低剂量也在几周内有快速反应。使用低剂量类固醇无法控制的患者应考虑使用类固醇减量免疫疗法，包括硫唑嘌呤、霉酚酸酯或胸腺切除术。患者有向全身型进展的风险，可能会危及生命。戒烟及睡眠呼吸暂停的评估和治疗有助于控制OMG。儿童和妊娠或癌症患者需要特别注意。

（苏钰 译）

参考文献

1. Hehir MK, Silvestri NJ. Generalized myasthenia gravis: classification, clinical presentation, natural history, and epidemiology. Neurol Clin. 2018;36(2):253–60.
2. Jacob S, Viegas S, Leite MI, et al. Presence and pathogenic relevance of antibodies to clustered acetylcholine receptor in ocular and generalized myasthenia gravis. Arch Neurol. 2012;69(8):994–1001. https://doi.org/10.1001/archneurol.2012.437.
3. Grob D, Brunner N, Namba T, Pagala M. Lifetime course of myasthenia gravis. Muscle Nerve. 2008;37(2):141–9. https://doi.org/10.1002/mus.20950.
4. Kamarajah SK, Sadalage G, Palmer J, Carley H, Maddison P, Sivaguru A. Ocular presentation of myasthenia gravis: a natural history cohort. Muscle Nerve. 2018;57(4):622–7. https://doi.org/10.1002/mus.25971.
5. Nagia L, Lemos J, Abusamra K, Cornblath WT, Eggenberger ER. Prognosis of ocular myasthenia gravis: retrospective multicenter analysis. Ophthalmology. 2015;122(7):1517–21. https://doi.org/10.1016/j.ophtha.2015.03.010.
6. Hendricks TM, Bhatti MT, Hodge DO, Chen JJ. Incidence, epidemiology, and transformation of ocular myasthenia gravis: a population-based study. Am J Ophthalmol. 2019;205:99–105. https://doi.org/10.1016/j.ajo.2019.04.017.
7. Kupersmith MJ, Moster M, Bhuiyan S, Warren F, Weinberg H. Beneficial effects of corticosteroids on ocular myasthenia gravis. Arch Neurol. 1996;53(8):802–4. https://doi.org/10.1001/archneur.1996.00550080128020.
8. Westerberg MR, Magee KR. Mestinon in the treatment of myasthenia gravis. Neurology. 1954;4:762.
9. Benatar M, Mcdermott MP, Sanders DB, et al. Efficacy of prednisone for the treatment of ocular myasthenia (EPITOME): a randomized, controlled trial. Muscle Nerve. 2016;53(3):363–9. https://doi.org/10.1002/mus.24769.
10. Lee YG, Kim US. Efficacy and safety of low-to-moderate dose oral corticosteroid treatment in ocular myasthenia gravis. J Pediatr Ophthalmol Strabismus. 2018;55(5):339–42. https://doi.org/10.3928/01913913-20180620-01.
11. Kupersmith MJ. Ocular myasthenia gravis: treatment successes and failures in patients with long-term follow-up. J Neurol. 2009;256(8):1314–20. https://doi.org/10.1007/s00415-009-5120-8.
12. Kupersmith MJ, Latkany R, Homel P. Development of generalized disease at 2 years in patients with ocular myasthenia gravis. Arch Neurol. 2003;60(2):243–8. https://doi.org/10.1001/archneur.60.2.243.
13. Monsul NT, Patwa HS, Knorr AM, Lesser RL, Goldstein JM. The effect of prednisone on the progression from ocular to generalized myasthenia gravis. J Neurol Sci. 2004;217(2):131–3. https://doi.org/10.1016/j.jns.2003.08.017.
14. Saag KG, Koehnke R, Caldwell JR, et al. Low dose long-term corticosteroid therapy in rheumatoid arthritis: an analysis of serious adverse events. Am J Med. 1994;96(2):115–23. https://doi.org/10.1016/0002-9343(94)90131-7.
15. Rau R. Glucocorticoid treatment in rheumatoid arthritis. Expert Opin Pharmacother. 2014;15(11):1575–83. https://doi.org/10.1517/14656566.2014.922955.
16. Kavanaugh A, Wells AF. Benefits and risks of low-dose glucocorticoid treatment in the patient with rheumatoid arthritis. Rheumatology (Oxford). 2014;53(10):1742–51. https://doi.org/10.1093/rheumatology/keu135.
17. Bruce BB, Kupersmith MJ. Safety of prednisone for ocular myasthenia gravis. J Neuroophthalmol. 2012;32(3):212–5. https://doi.org/10.1097/WNO.0b013e3182536558.
18. Chirapapaisan N, Tanormrod S, Chuenkongkaew W. Factors associated with insensitivity to pyridostigmine therapy in Thai patients with ocular myasthenia gravis. Asian Pac J Allergy

Immunol. 2007;25(1):13–6.

19. Maggi L, Mantegazza R. Treatment of myasthenia gravis: focus on pyridostigmine. Clin Drug Investig. 2011;31(10):691–701. https://doi.org/10.2165/11593300-000000000-00000.

20. Wolfe GI, Kaminski HJ, Aban IB, et al. Long-term effect of thymectomy plus prednisone versus prednisone alone in patients with non-thymomatous myasthenia gravis: 2-year extension of the MGTX randomised trial. Lancet Neurol. 2019;18(3):259–68. https://doi.org/10.1016/S1474-4422(18)30392-2.

21. Meyer DM, Herbert MA, Sobhani NC, et al. Comparative clinical outcomes of thymectomy for myasthenia gravis performed by extended transsternal and minimally invasive approaches. Ann Thorac Surg. 2009;87(2):385–91. https://doi.org/10.1016/j.athoracsur.2008.11.040.

22. Zhu K, Li J, Huang X, et al. Thymectomy is a beneficial therapy for patients with non-thymomatous ocular myasthenia gravis: a systematic review and meta-analysis. Neurol Sci. 2017;38(10):1753–60. https://doi.org/10.1007/s10072-017-3058-7.

23. Hamedani AG, Pistilli M, Singhal S, et al. Outcomes after transcervical thymectomy for ocular myasthenia gravis: a retrospective cohort study with inverse probability weighting. J Neuroophthalmol. 2020;40(1):8–14. https://doi.org/10.1097/WNO.0000000000000814.

24. Kerty E, Elsais A, Argov Z, Evoli A, Gilhus NE. EFNS/ENS Guidelines for the treatment of ocular myasthenia. Eur J Neurol. 2014;21(5):687–93. https://doi.org/10.1111/ene.12359.

25. Zinman L, Ng E, Bril V. IV immunoglobulin in patients with myasthenia gravis: a randomized controlled trial. Neurology. 2007;68(11):837–41. https://doi.org/10.1212/01.wnl.0000256698.69121.45.

26. Ortiz-Salas P, Velez-Van-Meerbeke A, Galvis-Gomez CA, Rodriguez QJH. Human immunoglobulin versus plasmapheresis in Guillain-Barre syndrome and myasthenia gravis: a meta-analysis. J Clin Neuromuscul Dis. 2016;18(1):1–11. https://doi.org/10.1097/CND.0000000000000119.

27. Pasnoor M, He J, Herbelin L, et al. A randomized controlled trial of methotrexate for patients with generalized myasthenia gravis. Neurology. 2016;87(1):57–64. https://doi.org/10.1212/WNL.0000000000002795.

28. Wang L, Zhang S, Xi J, et al. Efficacy and safety of tacrolimus for myasthenia gravis: a systematic review and meta-analysis. J Neurol. 2017;264(11):2191–200. https://doi.org/10.1007/s00415-017-8616-7.

29. Gotterer L, Li Y. Maintenance immunosuppression in myasthenia gravis. J Neurol Sci. 2016;369:294–302. https://doi.org/10.1016/j.jns.2016.08.057.

30. Tandan R, Hehir MK 2nd, Waheed W, Howard DB. Rituximab treatment of myasthenia gravis: a systematic review. Muscle Nerve. 2017;56(2):185–96. https://doi.org/10.1002/mus.25597.

31. Phillips WD, Vincent A. Pathogenesis of myasthenia gravis: update on disease types, models, and mechanisms. F1000Res. 2016;5:F1000. https://doi.org/10.12688/f1000research.8206.1.

32. Howard JF Jr, Utsugisawa K, Benatar M, et al. Safety and efficacy of eculizumab in anti-acetylcholine receptor antibody-positive refractory generalised myasthenia gravis (REGAIN): a phase 3, randomised, double-blind, placebo-controlled, multicentre study. Lancet Neurol. 2017;16(12):976–86. https://doi.org/10.1016/S1474-4422(17)30369-1.

33. Howard JF Jr, Nowak RJ, Wolfe GI, et al. Clinical effects of the self-administered subcutaneous complement inhibitor zilucoplan in patients with moderate to severe generalized myasthenia gravis: results of a phase 2 randomized, double-blind, placebo-controlled, multicenter clinical trial. JAMA Neurol. 2020;77(5):582–92. https://doi.org/10.1001/jamaneurol.2019.5125.

34. Gratton SM, Herro AM, Feuer WJ, Lam BL. Cigarette smoking and activities of daily living in ocular myasthenia gravis. J Neuroophthalmol. 2016;36(1):37–40. https://doi.org/10.1097/WNO.0000000000000306.

35. Nicolle MW, Rask S, Koopman WJ, George CF, Adams J, Wiebe S. Sleep apnea in patients with myasthenia gravis. Neurology. 2006;67(1):140–2. https://doi.org/10.1212/01.wnl.0000223515.15691.26.

36. Tascilar NF, Saracli O, Kurcer MA, Ankarali H, Emre U. Is there any relationship between quality of life and polysomnographically detected sleep parameters/disorders in stable myasthenia gravis? Acta Neurol Belg. 2018;118(1):29–37. https://doi.org/10.1007/s13760-017-0787-6.

37. Ji KH, Bae JS. CPAP therapy reverses weakness of myasthenia gravis: role of obstructive sleep apnea in paradoxical weakness of myasthenia gravis. J Clin Sleep Med. 2014;10(4):441–2. https://doi.org/10.5664/jcsm.3626.

38. Naseer S, Kolade VO, Idrees S, Naseer S, Chandra A. Improvement in ocular myasthenia gravis during CPAP therapy for sleep apnea. Tenn Med. 2012;105(9):33–4.

39. Morgenstern M, Singas E, Zleik B, Greenberg H. Resolution of severe obstructive sleep apnea after treatment of anti-muscle kinase receptor-positive myasthenia gravis despite 60-pound

weight gain. J Clin Sleep Med. 2014;10(7):813–4. https://doi.org/10.5664/jcsm.3884.

40. Bansal R, Goyal MK, Modi M. Management of myasthenia gravis during pregnancy. Indian J Pharmacol. 2018;50(6):302–8. https://doi.org/10.4103/ijp.IJP_452_17.

41. Vanikieti K, Lowwongngam K, Padungkiatsagul T, Visudtibhan A, Poonyathalang A. Juvenile ocular myasthenia gravis: presentation and outcome of a large cohort. Pediatr Neurol. 2018;87:36–41. https://doi.org/10.1016/j.pediatrneurol.2018.06.007.

42. Fisher K, Shah V. Pediatric ocular myasthenia gravis. Curr Treat Options Neurol. 2019;21(10):46. https://doi.org/10.1007/s11940-019-0593-y.

43. Kesner VG, Oh SJ, Dimachkie MM, Barohn RJ. Lambert-Eaton myasthenic syndrome. Neurol Clin. 2018;36(2):379–94. https://doi.org/10.1016/j.ncl.2018.01.008.

44. Simonsen M, Miyabe MM, Ouki HT, et al. Myasthenia as a paraneoplastic manifestation of ovarian cancer. Gynecol Oncol Rep. 2018;25:35–6. https://doi.org/10.1016/j.gore.2018.05.008.

45. Nanni L, Broccoli A, Nanni C, Argnani L, Cavo M, Zinzani PL. Hodgkin lymphoma presenting with paraneoplastic myasthenia: a case report. Leuk Lymphoma. 2018;59(12):2990–3. https://doi.org/10.1080/10428194.2018.1443336.

46. Skeie GO, Romi F. Paraneoplastic myasthenia gravis: immunological and clinical aspects. Eur J Neurol. 2008;15(10):1029–33. https://doi.org/10.1111/j.1468-1331.2008.02242.x.

第 **25** 章

Graves眼病

Emma C. McDonnell，Timothy J. McCulley

病例

一例70岁女性患者因视力丧失来诊。她于3年前诊断为甲状腺功能亢进症,最近接受了甲状腺的放射性碘(RAI)消融术。她主诉眼部肿胀、复视和进行性视力模糊6周。

该患者右眼视力为20/30,左眼视力为20/150。右眼眼压16mmHg,左眼眼压19mmHg。双侧瞳孔对光反射迟缓,左侧RAPD2+。色觉为6.5/10和1/10。眼球各方向运动受限,最明显为上转受限,左眼为甚。值得注意的是,双眼上下睑均退缩伴明显眼球突出。裂隙灯检查显示角膜下方浅的点状上皮病变伴中度水肿。双侧视盘饱满伴轻度充血。

自动视野计提示双侧视野缺损,下方显著,左眼为甚。通过OCT测量的平均视盘周围视网膜神经纤维层厚度双眼均略大于正常值(图25.1)。眼眶CT显示双侧眼外肌扩大增粗(图25.2),伴有眶尖拥挤,导致视神经受压。

该患者下一步的最佳治疗是什么?

(A)皮质类固醇。

(B)放疗。

(C)眼眶减压术。

(D)静脉滴注替妥木单抗。

疾病管理

当该患者Graves眼病(GO)出现压迫性视神经病变的表现时,(A)应紧急开始使用皮质类固醇。眼眶放疗、手术减压和替妥木单抗治疗,可能更适合疾病的长期控制。

在管理GO患者时,了解疾病的病理生理学对拟定治疗策略非常重要。GO是免疫系统潜在异常的结果。自身抗体靶向攻击包括甲状腺在内的各种组织,通常会导致各类激素水平异常,最常见的是甲状腺功能亢进[1,2]。靶向攻击皮肤的抗体可能会导致黏液性水肿,眼眶组织受累时出现相应眼部异常。虽然眼眶疾病和甲状腺异常经常并存,但眼眶疾病是自身抗体异常的直接后果,眼部异常表现的严重程度与甲状腺激素水平没有直接关系。我们的患者甲状腺激素水

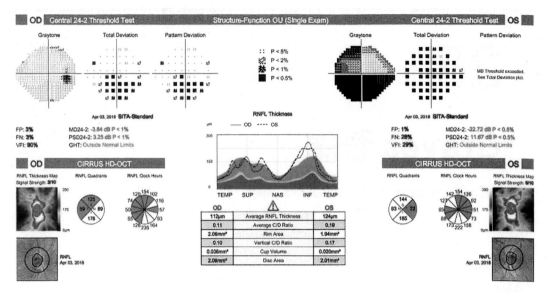

图25.1 24-2Humphrey视野和双眼Cirrus HD-OCT显示左侧视野缺损大于右侧视野缺损，下方更显著，双侧视网膜神经纤维层增厚。（© TJ McCulley 2020. All Rights Reserved.）

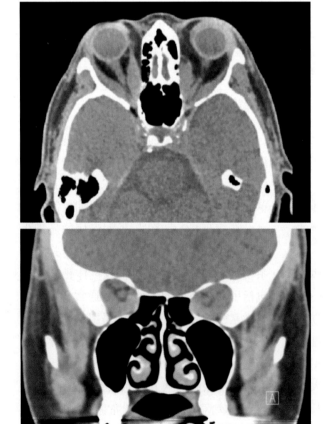

图25.2 计算机断层扫描（CT）：轴位和冠状位显示双侧眼外肌明显增大，肌腱不受影响，眶尖视神经受压。（© TJ Mc-Culley 2020. All Rights Reserved.）

平在RAI治疗和口服左甲状腺素后恢复正常。澄清这种常见的误解有助于为甲状腺功能正常或经过治疗甲状腺功能正常但仍有眼眶症状的患者提供诊断和治疗。尽管GO的自然病程是多种多样的，但大多数人遵循先经历"活跃"或"炎症"阶段，严重程度达到顶峰，进展减缓，然后最终平静的过程。该疾病最终稳定于通常所说的"纤维化"阶段。临床表现将不再发生变化。然而，患者不会恢复到最初外观或功能状态（图25.3）[3]。

术语缺乏统一性可能会让患者和医生感到困惑。Graves病一词最常用于描述与促甲状腺免疫球蛋白(TSI)相关的自身免疫性甲状腺功能亢进症。眼眶受累有许多同义词：Graves眼眶病、甲状腺眼病和甲状腺相关眼病(TAO)。我们的首选是"Graves眼病"。避免使用"甲状腺"一词会降低眼眶疾病与甲状腺激素水平的语义关联。

Graves甲状腺功能亢进症影响全世界1%~2%的成年人，女性的发病率约为男性的6倍。任何年龄均可发病，但最常见于30~50岁[4]。在Graves甲状腺功能亢进症患者中，约25%会出现眼病[5-7]。眼眶疾病的表现是多样化的，大约5%的疾病严重到足以导致永久性视力丧失[8,9]。

在GO中，抗体被认为"激活"眼眶成纤维细胞，导致眼眶软组织扩张。胰岛素样生长因子1受体(IGF-1R)和促甲状腺激素受体的表达上调，以及对这些自身抗原的耐受性丧失，被认为是该病的主要发病机制[10]。这些眼眶变化可导致眼表疾病、眼外肌运动异常、视神经病变和外观异常。表25.1总结了常见的GO相关临床表现的相对发生频率。治疗分为三大类：对症治疗、解决免疫系统潜在异常和由此产生的抗感染治疗，以及免疫重建疗法。

眼表疾病，表现为结膜充血、结膜水肿和干眼症，是眼球突出、眼睑退缩和眼球运动受限共同作用的结果。GO最常见的表现是上睑退缩[11]。眼睑退缩是一种常见的表现，无眼睑退缩的患者应考虑其他原因的眼眶疾病或并发重症肌无力。眼球突出是眼

表25.1 Graves眼病的临床特点

临床表现	相对频率
眼睑退缩	90.8%
突眼 a	62.4%
眼外肌运动受限	42.5%
眼外肌增粗	54.5%
视神经病变	5.8%
甲状腺功能障碍的临床证据	92.5%

a 突眼定义为 Hertel>20mm。Cited from: Bartley[1]。Bartley et al.[11]

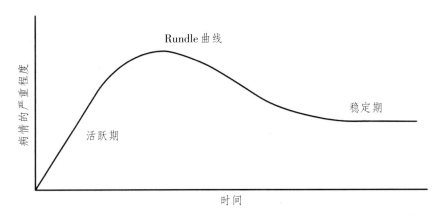

图25.3 使用Rundle曲线对疾病活动进行建模。(Adapted from Mourits et al.[16])

眶组织肿胀的结果，导致了眼表组织暴露。下直肌受限时Bell现象消失是常被忽视的导致角膜干燥的另一因素。另值得一提的是，眼睑赘皮更常见于亚洲人群，据报道，约有15%的亚洲GO患者出现这种情况[12]。治疗眼表疾病的保守措施包括局部润滑和湿房镜。眼球迟滞和Bell现象消失会在睡眠时带来眼部隐患，因此，强烈建议使用软膏。加湿器也可以减轻夜间角膜干燥。眼睑退缩通常在疾病稳定后进行手术矫正，但如果严重的角膜病威胁到视力，则可能需要紧急修复[13]。眼睑赘皮通常也需要紧急手术矫正。

眼球运动异常可导致复视及眼表疾病。眼外肌的纤维化和瘢痕形成会引起相关眼外肌运动受限。眼球转动时眼外肌不能松弛可能会导致眼压升高，向转动受限方向注视时尤甚。在下直肌受累时，尝试抬眼而出现眼压升高，提示GO可能[14]。记录凝视的受限程度有助于监测疾病活动。在疾病活动阶段，GO的复视很难控制。疾病和眼肌失调程度的进展通常会妨碍棱镜的使用，主要使用单眼遮挡作为临时措施。对于戴眼镜的患者，首选在一个镜片上贴上磨砂胶带。不戴眼镜的患者可以佩戴"海盗"贴片或绷带。复视患者在等待病情稳定期间常会感到沮丧，所以应告知患者，一旦病情稳定6个月以上，可选择斜视手术矫正复视。

视神经病变是GO最严重的并发症，发生于6%的GO患者，根据我们的经验更常见于吸烟者[1]。其有3种发病机制：①眶尖处眼外肌的压迫；②严重眼球突出导致视神经拉伸；③眼眶压力增加导致视神经沿其长轴方向受压。通过敏锐度、色觉、传入性瞳孔反应、临床检眼镜检查和视野检查来监测视神经病变，并积极治疗视神经功能障碍对于避免GO患者的永久性视力丧失至关重要。

GO对外观的影响不容小觑。眼球突出和眼睑退缩会形成令人惊讶的"虫眼"外观。结膜充血、结膜水肿和眼球移位都会让人震惊。眼眶脂肪肥大会导致"眼袋"，但脂肪肥大不仅限于眼眶。眼睛周围不同程度的脂肪肥大可能包括皮下眉毛脂肪；多个部位的脂肪受累可能会影响容貌，妨碍患者在社会和家庭中正常工作的能力。

已有一些分级系统用于量化疾病的严重程度[14, 15, 16]。这些分级系统可以帮助临床医生监测疾病的进展，但不一定能说明何时需要治疗或需要什么治疗。根据我们的经验，临床活动评分（CAS）是最实用和有用的。表25.2显示了CAS的组成和计算。

根据表25.1所示的体征，GO仍然是基于临床而得名的。如果诊断有问题，眼眶成像有助于评估特征性的肌腱不受累的眼外肌增粗，并排除其他病变。虽然诊断不一定需要影像学检查，但在计划行眼眶减压手术时是必要的。人们对于超声检查的作用有不同的看法。我们发现超声检查的作用微乎其微，甚至偶尔会产生误导。在没有已知的甲状腺疾病的情况下，对促甲状腺激素（TSH）和游离甲状腺素（T4）的血清学评估对于识别和治疗激素异常是非常重要的。如果标准检测结果正常，或者为了确诊和建立基线水平以量化疾病活动，可以进行抗体检测。血清评估中出现的甲状腺刺激性免疫球蛋白升高对Graves病有很强的预测性[17,18]。在高达98%的GO患者中可检测到TSI水平的升高[17,19]。在非典型病例中，评估TSI对诊断有帮助，但我们认为监测血清水平对治疗没有帮助。

戒烟是必要的治疗措施之一。无论疾病处于哪个阶段，所有患者都应接受戒烟的指导。有资料显示，吸烟会使病程恶化。目前尚缺乏关于大麻和电子烟的数据，但我们

表25.2　临床活动评分的组成部分

疼痛
　自发的眼眶疼痛(1)
　疼痛伴 EOM(1)
充血
　眼睑(1)
　结膜(1)
水肿
　眼睑水肿(1)
　球结膜水肿(1)
　肿胀的泪阜(1)
1~3个月的测量变化
　突眼增加≥2mm(1)
　VA 丧失1行或更多(1)
　EOM 受限＞5°(1)

缩写:EOM,外眼运动;VA,视力。

也建议不要使用它们[20, 21]。

　　硒是一种具有抗氧化作用的微量元素。来自欧洲人群的数据表明,补充硒可以减轻GO的严重程度[22]。如果土壤和食物供应中硒的含量更丰富,则不清楚这一治疗是否仍然适用。我们告知活动期患者这可能有一些好处。由于多种维生素可能含有硒,应询问患者已经服用的补充剂,以避免无意中药物过量可能引起的腹泻、疲劳、脱发、关节疼痛、指甲变色或变脆和恶心。

　　免疫抑制和免疫调节是管理潜在的自身免疫性疾病的选择。糖皮质激素通常用于治疗中至重度活动性GO。类固醇可以口服(PO)、静脉滴注或局部注射[23, 24]。近年来,口服类固醇的使用已不再受到青睐。尽管大多数患者享有某种程度的短期益处,但数据表明,几乎没有长期持续的益处。尽管如此,口服类固醇在我们的实践中仍然发挥着特殊的作用。口服类固醇可用于接受甲状腺切除术的患者,无论是手术还是RAI。同时使用类固醇已被证明可以减少此类患者的疾病激活或恶化的速度。在安排手术或更明确的抗感染治疗时,口服泼尼松也可作为威胁视力疾病患者的临时性治疗措施。

　　静脉滴注类固醇可能对缩短活动期更有效,并可长期获益[23, 24]。关于最佳的给药方案没有明确的共识;然而,大多数临床医生遵循欧洲Graves眼病小组(EUGOGO)的方案,每周静脉滴注500~1000mg甲泼尼龙,持续4~8周。对于如前所述有活动性疾病和进行性视力丧失的患者而言,经典方案是口服泼尼松(每天1mg/kg)治疗,直至可静脉滴注激素后停止。

　　眼眶类固醇注射可以避免全身激素的副作用,被一些学者倡导使用。然而,除了经验之谈,几乎没有其他证据支持使用局部类固醇注射[23, 24]。

　　靶向免疫疗法是临床医学中最有影响力的最新发展之一。市售的重组单克隆抗体被设计成针对特定的抗原,最常见于肿瘤或炎症细胞。例如,针对CD-20的单克隆抗体利妥昔单抗在治疗淋巴增生性疾病方面发挥了宝贵作用。利妥昔单抗在治疗包括GO在内的其他疾病方面也取得了一些成功[25-27]。Tocilizumab是一种白细胞介素-6(IL-6)单克隆抗体,于2017年被批准作为巨细胞动脉炎的治疗药物,也被用于GO的研究,结果不一[28, 29]。Teprotumumab是一种靶向IGF-IR的单克隆抗体,在减少GO患者的眼眶受累方面显示出良好的前景[25, 30-33]。在一项随机安慰剂对照的双盲临床试验中,使用Teprotumumab治疗的活动性GO患者的CAS平均得到改善,甚至可以减少突眼[32]。我们的早期临床经验基本上支持这些结论。

　　眼眶放疗被认为可以抑制成纤维细胞激活后的炎症级联反应。许多出版物,主要研究非随机化的特定部位的治疗经验,认为放疗 GO 有好处。在 2004 年的一项前瞻性研究报告中,放疗在 GO 的治疗中得到了广泛的应用,但在治疗和未治疗的眼眶之间没有临床或统计学上的显著差异[33]。对该研究的评论认为其包括了不在活动期的患者,因此不可能从放疗中获益。这项研究尽管有局限性,但在发表后,放疗变得不那么流行。近年来,放疗重新受到欢迎,最近的数据表明,放疗与静脉滴注甲泼尼龙同时进行时更有益处[34-40]。在著者的临床实践中,对静脉滴注甲泼尼龙后仍持续进展的活动性疾病患者才使用放疗。

除非有威胁视力的问题,如角膜暴露或压迫性视神经病变,否则重建性手术治疗通常要推迟到疾病稳定后进行。对于仅靠药物治疗不能充分控制的角膜暴露,在活动期可能需要进行眼睑缝合术。由于担心眼睑位置可能因活动性疾病和未来的重建手术而继续改变,所以在活动期通常避免更多的"永久性"眼睑闭合手术。对于因眶尖视神经受压而引起的视神经病变,在内侧眶壁减压术术前和术后使用类固醇治疗可能有助于防止永久性视力丧失。这种手术引起的炎症反应比外路手术少得多,而且可以直接进入眶尖。尽管存在不同观点,著者建议仅当疾病在 9 个月内均无进展时,才考虑择期手术。传统上,首先进行眼眶减压手术,然后进行斜视手术,再进行眼睑手术以解决眼睑退缩问题[41-43]。

病例治疗及转归

我们使用口服泼尼松作为临时治疗措施,同时给患者安排眼眶减压和静脉滴注甲基泼尼松龙。减压术后一周,患者的视力、视野和 OCT 即出现改善(图 25.4)。甲泼尼龙输液持续了 8 周。患者两年后视力仍然稳定,双眼视力为 20/25。

(苏钰 译)

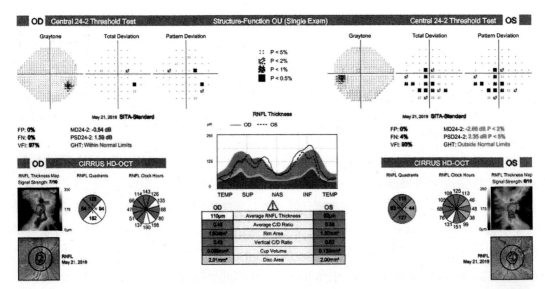

图 25.4 24-2Humphrey 视野和 Cirrus HD-OCT 显示术后一周双眼视野缺损改善,左眼颞侧 RNFL 轻度变薄。(© TJ McCulley 2020. All Rights Reserved.)

参考文献

1. Bartley GB. The epidemiologic characteristics and clinical course of ophthalmopathy associated with autoimmune thyroid disease in Olmsted County, Minnesota. Trans Am Ophthalmol Soc. 1994;92:477–588.
2. Bartalena L, Baldeschi L, Boboridis K, et al. The 2016 European Thyroid Association/European Group on Graves' Orbitopathy guidelines for the management of Graves' orbitopathy. Eur Thyroid J. 2016;5(1):9–26.
3. Bartley GB. Rundle and his curve. Arch Ophthalmol. 2011;129(3):356–8.
4. Sahli E, Gunduz K. Thyroid-associated ophthalmopathy. Turk J Ophthalmol. 2017;47(2):94–105.
5. Minakaran N, Ezra DG. Rituximab for thyroid-associated ophthalmopathy. Cochrane Database Syst Rev. 2013;5:CD009226.
6. Mohyi M, Smith TJ. IGF1 receptor and thyroid-associated ophthalmopathy. J Mol Endocrinol. 2018;61(1):T29–43.
7. Abraham-Nordling M, Byström K, Törring O, Lantz M, Berg G, Calissendorff J, Nyström HF, Jansson S, Jörneskog G, Karlsson FA, Nyström E. Incidence of hyperthyroidism in Sweden. Eur J Endocrinol. 2011;165(6):899–905.
8. Tanda ML, et al. Prevalence and natural history of Graves' orbitopathy in a large series of patients with newly diagnosed Graves' hyperthyroidism seen at a single center. J Clin Endocrinol Metab. 2013;98(4):1443–9.
9. Dolman PJ. Evaluating Graves' orbitopathy. J Clin Endocrinol Metab. 2012;26(3):229–48.
10. Shan SJC, Douglas RS. The pathophysiology of thyroid eye disease. J Neuroophthalmol. 2014;34(2):177–85.
11. Bartley GB, Fatourechi V, Kadrmas EF, et al. Clinical features of Graves' ophthalmopathy in an incidence cohort. Am J Ophthalmol. 1996;121(3):284–90.
12. Zhao J, et al. Thyroid eye disease-related epiblepharon: a comparative case study. Asia-Pacific J Ophthal. 2020;9(1):44–7.
13. Victores AJ, Takashima M. Thyroid eye disease: optic neuropathy and orbital decompression. Int Ophthalmol Clin. 2016;56(1):69–79.
14. Fishman DR, Benes SC. Upgaze intraocular pressure changes and strabismus in Graves' ophthalmopathy. J Clin Neuroophthalmol. 1991;11(3):162–5.
15. Bothun ED, et al. Update on thyroid eye disease and management. Clin Ophthalmol. 2009;3:543–51.
16. Mourits MP, et al. Clinical activity score as a guide in the management of patients with Graves' ophthalmopathy. Clin Endocrinol (Oxf). 1997;47(1):9–14.
17. Ponto KA, et al. Clinical relevance of thyroid-stimulating immunoglobulins in Graves' ophthalmopathy. Ophthalmology. 2011;118(11):2279–85.
18. Diana T, Ponto KA, Kahaly GJ. Thyrotropin receptor antibodies and Graves' orbitopathy. J Endocrinol Invest. 2020;44(4):703–12. https://doi.org/10.1007/s40618-020-01380-9.
19. Takasu N, Oshiro C, Akamine H, et al. Thyroid-stimulating antibody and TSH-binding inhibitor immunoglobulin in 277 Graves' patients and in 686 normal subjects. J Endocrinol Investig. 1997;20(8):452–61.
20. Planck T, et al. Smoking induces overexpression of immediate early genes in active Graves' ophthalmopathy. Thyroid. 2014;24(10):1524–32.
21. Nita M, Grzybowski A. Smoking and eye pathologies. A systemic review. Part II. Retina diseases, uveitis, optic neuropathies, thyroid-associated orbitopathy. Curr Pharm Des. 2017;23(4):639–54.
22. Marcocci C, Kahaly GJ, et al. Selenium and the course of mild Graves' orbitopathy. N Engl J Med. 2011;364(20):1920–31.
23. Kahaly GJ, Pitz S, Hommel G, et al. Randomized, single blind trial of intravenous versus oral steroid monotherapy in Graves' orbitopathy. J Clin Endocrinol Metab. 2003;90(9):5234–40.
24. Aktaran S, Akarsu E, Erbagci I, et al. Comparison of intravenous methylprednisolone therapy vs. oral methylprednisolone therapy in patients with Graves' ophthalmopathy. Int J Clin Pract. 2007;61(1):45–51.
25. Wang Y, Patel A, Douglas RS. Thyroid eye disease: how a novel therapy may change the treatment paradigm. Ther Clin Risk Manag. 2019;15:1305–18.
26. Salvi M, Vannucchi G, Curro N, et al. Efficacy of B-cell targeted therapy with rituximab in patients with active moderate to severe Graves' orbitopathy: a randomized controlled study. J

Clin Endocrinol Metab. 2015;100(2):422–31.

27. Stan MN, Garrity JA, Carranza Leon BG, et al. Randomized controlled trial of rituximab in patients with Graves' orbitopathy. J Clin Endocrinol Metab. 2015;100(2):432–41.

28. Slowik M, Urbaniak-Kujda D, Bohdanowicz-Pawlak A, et al. CD8+CD28-lymphocytes in peripheral blood and serum concentrations of soluble interleukin 6 receptor are increased in patients with Graves' orbitopathy and correlate with disease activity. Endocr Res. 2012;37(2):89–95.

29. Russell DJ, Wagner LH, Seiff SR. Tocilizumab as a steroid sparing agent for the treatment of Graves' orbitopathy. Am J Ophthalmol Case Rep. 2017;7:146–8.

30. Perez-Moreiras JV, Gomez-Reino JJ, Maneiro JR, et al. Efficacy of tocilizumab in patients with moderate-to-severe corticosteroid-resistant Graves orbitopathy: a randomized clinical trial. Am J Ophthalmol. 2018;195:181–90.

31. Smith TJ, Kahaly GJ, Ezra DG, et al. Teprotumumab for thyroid-associated ophthalmopathy. N Engl J Med. 2017;376(18):1748–61.

32. Douglas RS, Sile S, Thompson EHZ, et al. Teprotumumab treatment effect on proptosis in patients with active thyroid eye disease: results from a phase 3, randomized, double-masked, placebo-controlled, parallel-group, multicenter study. Proceedings American Association of Clinical Endocrinologists. Endocr Pract. 2019;25.

33. Douglas RS, et al. Teprotumumab for the treatment of active thyroid eye disease. N Engl J Med. 2020;382:341–52.

34. Gorman CA, Garrity JA, Fatourechi V, et al. A prospective, randomized, double-blind, placebo-controlled study of orbital radiotherapy for Graves' ophthalmopathy. Ophthalmology. 2001;108:1523–34.

35. Tanda ML, Bartalena L. Efficacy and safety of orbital radiotherapy for Graves' orbitopathy. J Clin Endocrinol Metab. 2012;97(11):3857–65.

36. Bradley EA, Gower EW, Bradley DJ, et al. Orbital radiation for Graves ophthalmopathy: a report by the American Academy of Ophthalmology. Ophthalmology. 2008;115(2):398–409.

37. Mourits MP, et al. (2000) Radiotherapy for Graves' orbitopathy: randomised placebo-controlled study. Lancet. 2000;355(9214):1505–9.

38. Marcocci C, Bartalena L, Bogazzi F, et al. Orbital radiotherapy combined with high dose systemic glucocorticoids for Graves' ophthalmopathy is more effective than radiotherapy alone: results of a prospective randomized study. J Endocrinol Investig. 1991;14(10):853–60.

39. Ng CM, Yuen HK, Choi KL, et al. Combined orbital irradiation and systemic steroids compared with systemic steroids alone in the management of moderate-to-severe Graves' ophthalmopathy: a preliminary study. Hong Kong Med J. 2005;11(5):322–30.

40. Shams PN, Ma R, Pickles T, Rootman J, et al. Reduced risk of compressive optic neuropathy using orbital radiotherapy in patients with active thyroid eye disease. Am J Ophthalmol. 2014;157(6):299–1305.

41. Rootman DB, Golan S, Pavlovich P, et al. Postoperative changes in strabismus, ductions, exophthalmometry, and eyelid retraction after orbital decompression for thyroid orbitopathy. Ophthalmic Plast Reconstr Surg. 2017;33(4):289–93.

42. Yoon MK, McCulley TJ. Autologous dermal grafts as posterior lamellar spacers in the management of lower eyelid retraction. Ophthal Plast Reconstr Surg. 2014;30:64–8.

43. Fichter N, Guthoff RF, Schittkowski MP. Orbital decompression in thyroid eye disease. ISRN Ophthalmol. 2012;2012:739236.

第 **26** 章

结节病

Amanda D. Henderson

病例

一例 65 岁的男性患者,因双眼视力丧失 2 周就诊。既往史有 2 型糖尿病、高血压、单次发作的单眼前葡萄膜炎。右眼视力为数指,左眼视力为手动,无相对传入性瞳孔阻滞。眼部检查和光学相干断层扫描均正常,没有发现视力丧失的原因。颅脑和眼眶的磁共振成像显示右侧海绵窦壁上小的硬脑膜肿块。但无缺血和视神经强化征象,也无周围组织压迫性改变(图 26.1)。因为红细胞沉降率升高,初诊怀疑是巨细胞动脉炎,患者被紧急送入医院进行相关评估,并使用静脉注射甲泼尼龙进行治疗。然而,单侧颞动脉活检和血清实验室检测并未发现感染性和炎症性问题。胸部 X 线片显示没有异常。在类固醇治疗期间,他的双眼视力提高到 20/20,色觉和视野恢复正常。复查磁共振成像显示,硬脑膜病灶的范围缩小。

哪项检查最有可能确定他视力丧失的根本原因?

(A)腰椎穿刺与脑脊液研究。

(B)血清血管紧张素转换酶。

(C)脊髓磁共振检查。

(D)胸部 CT。

(E)对侧颞动脉活检。

疾病管理

患者对类固醇药物反应良好,视功能能得以明显改善,MRI 上硬脑膜肿块范围也有所减小,结合患者前葡萄膜炎的病史,本病例高度怀疑为结节病。选择(D)胸部 CT 可显示支持结节病的影像表现,同时显示肝脏和(或)纵隔淋巴结,并可指导对病灶进行活检。虽然 ACE 水平升高可能提示结节病,但该指标敏感性不高。

结节病是一种特发性、多系统的疾病,病理特征是非干酪样肉芽肿性炎症。5%~15% 的结节病患者会有中枢神经系统受累,

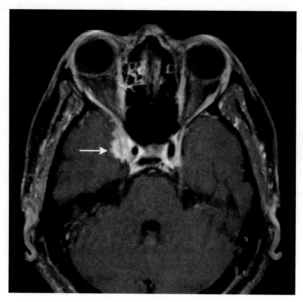

图26.1 轴位T1WI增强MRI显示一硬脑膜肿块，边界欠清（箭头所示），位于右侧海绵窦壁。(Reprinted with permission from:Solyman et al. [49]. https://journals.lww.com/jneuro-ophthalmology/pages/default.aspx)

其中约一半的病例发病初期会出现神经系统症状[1-4]。伴有神经性结节病的患者在发病早期可出现视觉症状，包括视力丧失或复视。之前对神经-眼结节病的研究报告称，31%~88%的患者最终确诊为原发性结节病，即使在无结节病史的患者中也是如此，这强调了考虑结节病这一诊断的重要性[2,5-9]。结节病诊疗的关键是避免漏诊及误诊。该疾病的临床表现与其他炎症性、感染性和肿瘤性疾病类似。磁共振检查结果与其他中枢神经系统疾病也有相似之处，如脑膜瘤、感染性或癌性脑膜炎、脱髓鞘疾病、结核病、多发性肉芽肿病、淋巴瘤，或其他肿瘤性疾病[10]。因此，结节病的诊断有一定的难度。然而，某些临床特征有助于神经性结节病的确诊。例如，MRI上可强化型肿物（如疑诊脑膜瘤）出现非典型生物学表现，如加速生长、少见的影像表现（如羽毛状边缘）或经类固醇治疗后体积缩小，应高度怀疑炎症类疾病。

视神经结节病通常有（不仅有）视盘水肿，这可能是神经性结节病的特征之一。无光感在结节病中不少见，但并不意味着无法恢复[6,8,11]。结节病可出现不同类型的视野缺损，如生理盲点扩大、鼻侧阶梯、弓形暗点、中心和哑铃状暗点、旁中心暗点、上方视野受损、垂直视野缺损、弥漫性和半侧视野缺损[2,8,11,12]。因此，视神经结节病没有特异性的视野改变。视神经结节病进展缓慢，可呈现亚急性或慢性病程[11,12]。其他的临床表现还包括一种或多种脑神经麻痹、埃迪瞳孔、眼球震颤、Parinaud综合征、海绵窦综合征、Horner综合征、因视束或枕叶受累而导致的同侧视野缺损，以及视觉感知异常[2,6-8,13-16]。第七脑神经麻痹是最常报道的神经结节病的表现[4]。脑神经受累可能是由于直接或间接的肉芽肿性脑膜炎或颅内压增高引起[17]。

22%~60% 的结节病可合并眼部受累[17]。因此,全面的眼部检查可以为结节病患者增加有价值的临床诊断线索。常见的眼部问题包括继发于泪腺受累的干眼症、结膜结节、肉芽肿性前葡萄膜炎、黄斑囊样水肿、脉络膜病变(可表现为溃疡类病变或肉芽肿形成)和静脉周围炎[17,18](图26.2)。

任何不明原因的视神经病变,以及基于其他临床检查和辅助临床试验无法解释的神经眼科体征,应尽早进行MRI检查。尽管神经结节病没有特异的MRI征象,但是钆增强的MRI序列可以提供有价值的诊断线索以辅助临床诊断。已报道的神经眼结节病患者的MRI表现包括视神经、视神经鞘、视交叉、视放射、海绵窦、硬脑膜、软脑膜和脑皮质增强[2,6,7,11,19-24]。此外,结节病的眼眶MRI可能显示出与其他肿瘤或炎症相似的影像,如脑膜瘤、胶质瘤和眼眶假性肿瘤[11,19,22,23,25]。虽然在前部视路受累的情况下,平扫MRI可以显示视神经增宽,但使用钆增强扫描可以显著增加MRI对神经性结节病的敏感性。除非对钆的使用有强烈的禁忌证,通常都应

列入常规检查[19,26]。MRI还可以用来监测对治疗的反应[23]。据报道,43%~95%的神经眼结节病患者的脑部影像异常[2,5-9]。随着MRI技术的改进,特别是更强的磁场强度和更高的3D分辨率,可使脑神经病变的影像质量得以改善[27]。

由于结节病是一种全身性疾病,诊断需结合临床表现和神经影像学特征。熟悉神经眼结节病的典型特征及MRI上可能的影像表现,了解结节病在其他疾病中也能出现的相关症状,能避免误诊,并及时进行适当的治疗。

由于神经性眼结节病的受累部位往往不能进行活检,因此,需要寻找其他受累部位以进行组织病理学诊断,如肺部、眼部或皮肤[28]。全面评估需要多学科协作进行。肺部系统在结节病中最常受累,因此,胸部影像学检查可以通过了解肺门淋巴结病受累情况来确定进行支气管镜活检的部位[29]。在神经结节病患者中,约60%的患者胸部X线检查结果提示有肺结节病,70%的患者胸部CT检查有可疑发现[3]。当发现

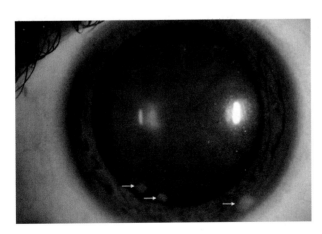

图26.2 裂缝灯图像显示"羊脂状"角膜后沉积物(箭头所示),患有肉芽肿性前葡萄膜炎,经活组织检查证实为结节病。(© AD Henderson 2021. All Rights Reserved.)

有肺门或纵隔淋巴结病时,可通过支气管镜或纵隔镜对受累淋巴结进行活检[30]。此外,支气管肺泡灌洗液可分析CD4/CD8比率,该比值在肺结节病中升高[31]。如果胸部CT检查无异常,但依然高度怀疑结节病,则可进行氟脱氧葡萄糖正电子发射计算机断层扫描术(FDG-PET)。FDG-PET扫描可能是评估患者其他部位结节病受累情况的更敏感的方法,并有可能找到活跃的炎症部位以进行活检。FDG-PET也可用于检测结节性心肌病。该病可导致危及生命的心律失常,但在胸部CT中可能会被漏诊[3]。虽然既往是通过镓扫描来评估结节病的活动性,但FDG-PET因更加敏感已作为检查首选[32]。

皮肤和眼部也是结节病的常见受累部位。20%~35%的结节病出现皮肤病变[33]。虽然结节病的皮肤病变没有典型的临床表现,但是可提供一个低风险的活检部位。通常不直接对眼部结节病进行眼球病理切片检查。当眼部受累严重时,玻璃体切割术可能有助于诊断,还可同时治疗有临床意义的玻璃体混浊或视网膜前膜。与肺结节病的支气管肺泡灌洗液中CD4/CD8比值的增加相似,有报道称,玻璃体中CD4/CD8比值的增加,高度提示眼结节病[34]。由于诊断率较低,在无结膜结节的情况下,不推荐进行盲目的结膜活检[35]。但是,如果在临床检查中发现了结膜肉芽肿,则可对其进行活检[36]。

尽管组织病理学是结节病诊断的金标准,但有时无法确定可行的活检部位。在这种情况下,辅助检查有助于确诊。尽管血清中的ACE升高时提示结节病,但其敏感性不高,因而临床价值有限[3,6,7,23,35,37-39]。血清

溶菌酶缺乏敏感性和特异性,不建议用于诊断[28]。虽然CSF分析不能提供结节病的病理依据,但它对排除感染性和肿瘤性疾病很有帮助[28]。当怀疑有神经结节病时,脑脊液分析有助于确诊鞘内炎症。尽管当CSF正常时并不能排除神经性结节病的诊断,但单核细胞增多、高蛋白、IgG指数升高、寡克隆带和ACE升高是神经性结节病的常见临床征象[3,28]。可对CSF进行病毒滴度、聚合酶链反应(PCR)、细菌和真菌培养、莱姆病和梅毒等检测,以排除感染性疾病和伪装成炎症的肿瘤性疾病[28]。此外,对于没有可行活检部位的可疑病例,在充分排除感染性疾病之后,可用类固醇进行诊断性治疗。若使用类固醇治疗后,患者症状和MRI结果迅速改善,更倾向于结节病这一诊断。

涉及视路的神经结节病需要用类固醇治疗,通常要加用免疫抑制剂,以降低视功能损伤的概率[6]。类固醇治疗的选择包括口服泼尼松或静脉注射甲泼尼龙,初始治疗后应缓慢减量[6]。药物治疗效果通常较为明显,在几天到几周内即可看到[40]。有治疗反应的疑诊患者提示结节病。对于不能耐受类固醇副作用的患者或容易复发的患者,免疫抑制或免疫调节治疗可与类固醇一起使用,或代替类固醇药物。类固醇保留免疫治疗的一线治疗方案包括霉酚酸酯、硫唑嘌呤、甲氨蝶呤和来氟米特,以及使用环磷酰胺、利妥昔单抗或肿瘤坏死因子(TNF)-α单克隆抗体。对于难治性疾病,可以考虑使用英夫利昔单抗和阿达木单抗[18,41-45]。然而,尽管进行了治疗,复发的风险仍然很高[46]。虽然目前尚无神经结节病的最佳治疗方案,但在难治性病例中,英夫利昔单抗

疗效较好[47, 48]。

病例治疗及转归

该患者接受了胸部CT检查,结果显示双侧肺门淋巴结肿大和肺部周围结节。此外,他的额部皮肤出现了病变。对皮损处进行活检,发现有多核巨细胞的肉芽肿性炎症,符合皮肤结节病。患者接受了泼尼松和霉酚酸酯的治疗,并曾有复发。

结论

由于神经性眼结节病的临床表现不一,而且可以模仿许多其他的感染性、炎症性和肿瘤性疾病。因此,熟悉结节病的神经系统、眼部、肺部、皮肤和其他系统受累临床表现,以及相应部位的诊断检查,对于结节病的诊疗至关重要。通过适当的治疗,可使患者的眼部症状恢复,甚至无光感患者也可能有视觉改善。

(张露 译)

参考文献

1. Stern BJ, Krumholz A, Johns C, Scott P, Nissim J. Sarcoidosis and its neurological manifestations. Arch Neurol. 1985;42:909–17.
2. Heuser K, Kerty E. Neuro-ophthalmological findings in sarcoidosis. Acta Ophthalmol Scand. 2004;82(6):723–9. https://doi.org/10.1111/j.1600-0420.2004.00348.x.
3. Fritz D, van de Beek D, Brouwer MC. Clinical features, treatment and outcome in neurosarcoidosis: systematic review and meta-analysis. BMC Neurol. 2016;16(1):220. https://doi.org/10.1186/s12883-016-0741-x.
4. Lower EE, Broderick JP, Brott TG, Baughman RP. Diagnosis and management of neurological sarcoidosis. Arch Intern Med. 1997;157:1864–8.
5. Lamirel C, Badelon I, Gout O, Berthet K, Heran F, Laloum L, Cochereau I, Gaudric A, Bousser M-G, Vignal-Clermont C. Neuro-ophthalmologic initial presentation of sarcoidosis. J Fr Ophtalmol. 2006;29(3):241–9.
6. Koczman JJ, Rouleau J, Gaunt M, Kardon RH, Wall M, Lee AG. Neuro-ophthalmic sarcoidosis: the University of Iowa experience. Semin Ophthalmol. 2008;23(3):157–68. https://doi.org/10.1080/08820530802007382.
7. Frohman LP, Grigorian R, Bielory L. Neuro-ophthalmic manifestations of sarcoidosis: clinical spectrum, evaluation, and management. J Neuroophthalmol. 2001;21(2):132–7.
8. Frohman LP, Guirgis M, Turbin RE, Bielory L. Sarcoidosis of the anterior visual pathway: 24 new cases. J Neuroophthalmol. 2003;23:190–7.
9. Henderson AD, Tian J, Carey AR. Neuro-ophthalmic manifestations of sarcoidosis. J Neuroophthalmol. 2020; https://doi.org/10.1097/WNO.0000000000001108.
10. Ginat DT, Dhillon G, Almast J. Magnetic resonance imaging of neurosarcoidosis. J Clin Imaging Sci. 2011;1:15. https://doi.org/10.4103/2156-7514.76693.
11. Kidd DP, Burton BJ, Graham EM, Plant GT. Optic neuropathy associated with systemic sarcoidosis. Neurol Neuroimmunol Neuroinflamm. 2016;3(5):e270. https://doi.org/10.1212/NXI.0000000000000270.
12. Graham EM, Ellis CJK, Sanders MD, McDonald WI. Optic neuropathy in sarcoidosis. J Neurol Neurosurg Psychiatry. 1986;49:756–63.
13. Chang CS, Chen WL, Li CT, Wang PY. Cavernous sinus syndrome due to sarcoidosis: a case report. Acta Neurol Taiwanica. 2009;18:37–41.
14. Christofordis GA, Spickler EM, Reccio MV, Mehta BM. MR of CNS sarcoidosis: correlation of imaging features to clinical symptoms and response to treatment. AJNR Am J Neuroradiol. 1999;20:655–9.
15. Tadayonnejad R, Gomoll BP, May A, Hosseini MB, Caserta MT. A case study of delusional perception and tilted vision in a patient with confirmed neurosarcoidosis. J Neuropsychiatry Clin Neurosci. 2014;26(3):E13–4.
16. Zhang J, Waisbren E, Hashemi N, Lee AG. Visual hallucinations (Charles Bonnet syndrome) associated with neurosarcoidosis. Middle East Afr J Ophthalmol. 2013;20(4):369–71. https://doi.org/10.4103/0974-9233.119997.

17. Phillips YL, Eggenberger ER. Neuro-ophthalmic sarcoidosis. Curr Opin Ophthalmol. 2010;21(6):423–9. https://doi.org/10.1097/ICU.0b013e32833eae4d.

18. Stern BJ, Corbett J. Neuro-ophthalmologic manifestations of sarcoidosis. Curr Treat Options Neurol. 2007;9:63–71.

19. Carmody RF, Mafee MF, Goodwin JA, Small K, Haery C. Orbital and optic pathway sarcoidosis: MR findings. Am J Neuroradiol. 1994;15:775–83.

20. Anthony J, Esper GJ, Ioachimescu A. Hypothalamic-pituitary sarcoidosis with vision loss and hypopituitarism: case series and literature review. Pituitary. 2016;19(1):19–29. https://doi.org/10.1007/s11102-015-0678-x.

21. Dash D, Puri I, Tripathi M, Padma MV. Neurosarcoidosis presenting as a large dural mass lesion. BMJ Case Rep. 2016;2016 https://doi.org/10.1136/bcr-2016-216793.

22. Elia M, Kombo N, Huang J. Neurosarcoidosis masquerading as a central nervous system tumor. Retin Cases Brief Rep. 2017;11:S166–9.

23. Pickuth D, Spielmann RP, HeywangKöbrunner SH. Role of radiology in the diagnosis of neurosarcoidosis. Eur Radiol. 2000;10:941–4.

24. Tanyildiz B, Dogan G, Zorlutuna Kaymak N, Tezcan ME, Kilic AK, Sener Comert S, Karatay Arsan A. Optic neuropathy and macular ischemia associated with neurosarcoidosis: a case report. Turk J Ophthalmol. 2018;48(4):202–5. https://doi.org/10.4274/tjo.49799.

25. Ing EB, Garrity JA, Cross SA, Ebersold MJ. Sarcoid masquerading as optic nerve sheath meningioma. Mayo Clin Proc. 1997;72(1):38–43.

26. Seltzer S, Mark AS, Atlas SW. CNS sarcoidosis: evaluation with contrast-enhanced MR imaging. AJR Am J Roentgenol. 1992;158:391–7.

27. Blitz AM, Aygun N, Herzka DA, Ishii M, Gallia GL. High resolution three-dimensional MR imaging of the skull base: compartments, boundaries, and critical structures. Radiol Clin N Am. 2017;55(1):17–30. https://doi.org/10.1016/j.rcl.2016.08.011.

28. Stern BJ, Royal W 3rd, Gelfand JM, Clifford DB, Tavee J, Pawate S, Berger JR, Aksamit AJ, Krumholz A, Pardo CA, Moller DR, Judson MA, Drent M, Baughman RP. Definition and consensus diagnostic criteria for neurosarcoidosis: from the neurosarcoidosis consortium consensus group. JAMA Neurol. 2018;75(12):1546–53. https://doi.org/10.1001/jamaneurol.2018.2295.

29. Lynch JP 3rd, Ma YL, Koss MN, White ES. Pulmonary sarcoidosis. Semin Respir Crit Care Med. 2007;28(1):53–74. https://doi.org/10.1055/s-2007-970333.

30. Ibitoye RT, Wilkins A, Scolding NJ. Neurosarcoidosis: a clinical approach to diagnosis and management. J Neurol. 2017;264(5):1023–8. https://doi.org/10.1007/s00415-016-8336-4.

31. Costabel U, Ohshimo S, Guzman J. Diagnosis of sarcoidosis. Curr Opin Pulm Med. 2008;14(5):455–61.

32. Treglia G, Annunziata S, Sobic-Saranovic D, Bertagna F, Caldarella C, Giovanella L. The role of 18F-FDG-PET and PET/CT in patients with sarcoidosis: an updated evidence-based review. Acad Radiol. 2014;21(5):675–84. https://doi.org/10.1016/j.acra.2014.01.008.

33. Karadag AS, Parish LC. Sarcoidosis: a great imitator. Clin Dermatol. 2019;37(3):240–54. https://doi.org/10.1016/j.clindermatol.2019.01.005.

34. Kojima K, Maruyama K, Inaba T, Nagata K, Yasuhara T, Yoneda K, Sugita S, Mochizuki M, Kinoshita S. The CD4/CD8 ratio in vitreous fluid is of high diagnostic value in sarcoidosis. Ophthalmology. 2012;119(11):2386–92. https://doi.org/10.1016/j.ophtha.2012.05.033.

35. Pichler MR, Flanagan EP, Aksamit AJ, Leavitt JA, Salomão DR, Keegan BM. Conjunctival biopsy to diagnose neurosarcoidosis in patients with inflammatory nervous system disease of unknown etiology. Neurol Clin Pract. 2015;5(3):216–23.

36. Lynch JP. Neurosarcoidosis: how good are the diagnostic tests? J Neuroophthalmol. 2003;23:187–9.

37. Hosoya S, Kataoka M, Nakata Y, Maeda T, Nishizaki H, Hioka T, Mori Y, Ejiri T, Shiomi K, Ueoka H, Numata T, Nishii K, Kodani T, Moritani Y, Ohnoshi T, Kimura I. Clinical features of 125 patients with sarcoidosis: Okayama University Hospital review of a recent 10-year period. Acta Med Okayama. 1992;46(1):31–6.

38. Prior C, Barbee RA, Evans PM, Townsend PJ, Primett ZS, Fyhrquist F, Gronhagen-Riskat C, Haslam PL. Lavage versus serum measurements of lysozyme, angiotensin converting enzyme and other inflammatory markers in pulmonary sarcoidosis. Eur Respir J. 1990;3:1146–54.

39. Marangoni S, Argentiero V, Tavolato B. Neurosarcoidosis. Clinical description of 7 cases with a proposal for a new diagnostic strategy. J Neurol. 2006;253(4):488–95. https://doi.org/10.1007/s00415-005-0043-5.

40. Reed LD, Abbas S, Markivee CA, Fletcher JW. Neurosarcoidosis responding to steroids. Am J Roentgenol. 1986;146(4):819–21.

41. Earle B, Wolf DS, Ramsay ES. Novel use of rituximab in treatment of refractory neurosarcoid-osis in an 11-year-old girl. J Clin Rheumatol. 2019;25(6):e101–3.

42. Bomprezzi R, Pati S, Chansakul C, Vollmer T. A case of neurosarcoidosis successfully treated with rituximab. Neurology. 2010;75(6):568–70.

43. Maust HA, Foroozan R, Sergott RC, Niazi S, Weibel S, Savino PJ. Use of methotrexate in sarcoid-associated optic neuropathy. Ophthalmology. 2003;110(3):559–63. https://doi.org/10.1016/s0161-6420(02)01889-4.

44. Riller Q, Cotteret C, Junot H, Benameur N, Haroche J, Mathian A, Hie M, Miyara M, Tilleul P, Amoura Z, Cohen Aubart F. Infliximab biosimilar for treating neurosarcoidosis: tolerance and efficacy in a retrospective study including switch from the originator and initiation of treat-ment. J Neurol. 2019;266(5):1073–8. https://doi.org/10.1007/s00415-019-09234-y.

45. Voortman M, Drent M, Baughman RP. Management of neurosarcoidosis: a clinical challenge. Curr Opin Neurol. 2019;32(3):475–83. https://doi.org/10.1097/WCO.0000000000000684.

46. Bitoun S, Bouvry D, Borie R, Mahevas M, Sacre K, Haroche J, Psimaras D, Pottier C, Mathian A, Hie M, Boutin DL, Papo T, Godeau B, Valeyre D, Nunes H, Amoura Z, Cohen Aubart F. Treatment of neurosarcoidosis: a comparative study of methotrexate and mycophenolate mofetil. Neurology. 2016;87(24):2517–21.

47. Gelfand JM, Bradshaw MJ, Stern BJ, Clifford DB, Wang Y, Cho TA, Koth LL, Hauser SL, Dierkhising J, Vu N, Sriram S, Moses H, Bagnato F, Kaufmann JA, Ammah DJ, Yohannes TH, Hamblin MJ, Venna N, Green AJ, Pawate S. Infliximab for the treatment of CNS sarcoidosis: a multi-institutional series. Neurology. 2017;89(20):2092–100.

48. Cohen Aubart F, Bouvry D, Galanaud D, Dehais C, Mathey G, Psimaras D, Haroche J, Pottier C, Hie M, Mathian A, Devilliers H, Nunes H, Valeyre D, Amoura Z. Long-term outcomes of refractory neurosarcoidosis treated with infliximab. J Neurol. 2017;264(5):891–7. https://doi.org/10.1007/s00415-017-8444-9.

49. Solyman OM, Vizcaino MA, Fu R, Henderson AD. Neurosarcoidosis masquerading as giant cell arteritis with incidental meningioma. J Neuroophthalmol. 2020;41(1):e122–4.

索 引